Textbook of Clinical Nutrition

これだけはおさえたい！

臨床栄養学テキスト

|編集| 保坂利男　新井英一

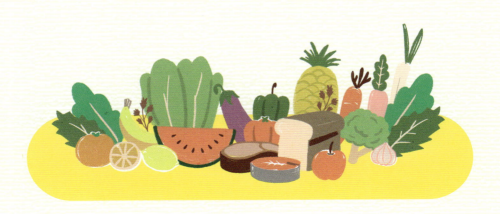

南江堂

執筆者一覧

●編集

保坂　利男	静岡県立大学食品栄養科学部栄養生命科学科	教授
新井　英一	静岡県立大学食品栄養科学部栄養生命科学科	教授

●執筆（執筆順）

片桐　義範	福岡女子大学国際文理学部食・健康学科	教授
川上　由香	静岡県立大学食品栄養科学部栄養生命科学科	助教
新井　英一	静岡県立大学食品栄養科学部栄養生命科学科	教授
白神　俊幸	長野県立大学健康発達学部食健康学科	准教授
花香　博美	昭和女子大学食健康科学部健康デザイン学科	教授
保坂　利男	静岡県立大学食品栄養科学部栄養生命科学科	教授
樹山　敦子	京都女子大学家政学部食物栄養学科	講師
内田　耕一	セントヒル病院消化器内科	部長
吉村　耕一	山口県立大学看護栄養学部看護学科	教授
髙鶴　裕介	東洋大学食環境科学部健康栄養学科	教授
川村　千波	聖徳大学人間栄養学部人間栄養学科	准教授
首藤　恵泉	岡山県立大学保健福祉学部栄養学科	准教授

序　文

　2023 年 5 月に医療従事者の人員配置の報告職種に管理栄養士・栄養士が追加され，医療施設において高い専門知識を活かして患者を健康にすることがより一層求められるようになりました．臨床におけるこの数十年での病態解明・診断・治療の進歩は著しいものです．それらに対応した最新のエビデンスに基づいて，最良と思われる医療への支援として，20 年ほど前より診療・治療ガイドラインが作成・改定されるようになりました．管理栄養士においてもそれぞれのガイドラインに沿った EBN（evidence based nutrition）に基づいて栄養管理を実践することが求められています．

　日常生活においては，ICT（information and communication technology）の急激な発展により，DX（デジタルトランスフォーメーション）としてオンライン・オンデマンドで世界中から，いつでも，あふれるほどの情報・知識を映像などで得ることができるようになりました．その弊害として，最近では管理栄養士を志す方々においても，以前と比べて長い文章を読んで知識を得ることに苦手意識を抱く方が増えていると日々感じています．

　このような時代に管理栄養士を志す方々にふさわしい臨床栄養学の教科書として，『これだけはおさえたい！ 臨床栄養学テキスト』をこのたび刊行することとなりました．本テキストの特徴として，

・「管理栄養士養成のための栄養学教育モデル・コア・カリキュラム」に沿って，2023 年改定の管理栄養士国家試験出題基準に準拠した内容となっている．
・ミニマムエッセンスとして，なるべく文章は短く箇条書きを目指して記載している．
・医師と管理栄養士の分担執筆とし，各論の疾患項目 1 つずつに対して，病態の解説，栄養アセスメント，栄養ケアをバランスよく記載している．
・最新の診療ガイドライン指針に沿った診断・治療を掲載している．
・重要な語句はゴシック調で強調している．
・特に覚えておいてほしい内容やトピックスに関して，コラムや脇組イラスト，用語解説として多く取り入れている．

などがあります．手に取った瞬間にかまえずに読みたいと感じる紙面としたこと，読みやすくて必要な知識を得られることに加えて，管理栄養士の資格取得後に，臨床栄養の場で働く際のテキストとしても役立つ教科書になったと自信をもっております．本書が管理栄養士を目指す多くの方々に少しでも貢献できることを祈念しております．

　2025 年 1 月吉日

編集者を代表して
保坂利男

目　次

総　論　　　1

第1章　臨床栄養の概念　　　片桐義範　2

- **A** 臨床栄養の意義と目的 ……………………………………………………… 2
- **B** 栄養管理プロセス ………………………………………………………… 2
  - ❶ 栄養アセスメント（栄養状態の評価） ………………………………… 4
  - ❷ 栄養診断（栄養状態の判定／PES 報告） …………………………… 4
  - ❸ 栄養介入（計画と実施） ………………………………………………… 5
  - ❹ 栄養モニタリングと評価 ………………………………………………… 5
- **C** 医療と臨床栄養 …………………………………………………………… 9
  - ❶ 医療倫理 …………………………………………………………………… 9
  - ❷ クリニカルパスと栄養管理 …………………………………………… 10
  - ❸ チーム医療 ……………………………………………………………… 10
  - ❹ リスクマネジメント …………………………………………………… 11
  - ❺ 傷病者の権利 …………………………………………………………… 12
  - ❻ インフォームド・コンセント ………………………………………… 12

第2章　NCP による臨床栄養管理　　　片桐義範　14

- **A** 栄養スクリーニング ……………………………………………………… 14
  - ❶ 栄養スクリーニングの種類 …………………………………………… 14
  - ❷ 栄養スクリーニングの精度 …………………………………………… 14
- **B** 栄養アセスメント ………………………………………………………… 15
  - ❶ 栄養アセスメントの指標（データ・徴候・症状など） …………… 16
  - ❷ 栄養アセスメントの具体的方法 ……………………………………… 17
- **C** 栄養診断 …………………………………………………………………… 21
  - ❶ 栄養診断のコード・用語 ……………………………………………… 21
- **D** 栄養介入（計画と実施） ………………………………………………… 22
  - ❶ PES 報告と栄養介入の計画の連動 …………………………………… 22
  - ❷ 栄養介入の計画の 3 項目 ……………………………………………… 23
  - ❸ 栄養介入の計画，栄養モニタリングと評価 ………………………… 23

第3章　栄養ケア計画と実施　川上由香　26

A　栄養投与量の決定 26
　❶ エネルギー 26
　❷ たんぱく質 27
　❸ 脂　質 27
　❹ 炭水化物 28
　❺ ビタミン 28
　❻ ミネラル 28
　❼ 水　分 29

B　栄養補給法の決定 29

C　栄養教育 29
　❶ 課題の抽出と優先順位の決定 29
　❷ 目標の設定 29
　❸ 栄養ケアの時間と頻度を決定 29

D　多職種との連携 30

E　モニタリングと再評価 30
　❶ モニタリング項目 30
　❷ 栄養投与量の再評価と修正 31
　❸ 栄養補給法の再評価と修正 31

F　栄養ケアの記録 32
　❶ 栄養ケア記録の意義 32
　❷ 問題志向型システム（POS）の概要 32
　❸ POMR 33

第4章　栄養・食事療法と栄養補給法　新井英一　36

A　栄養・食事療法と栄養補給法の歴史と特徴 36
　❶ 食事療法の変遷 36
　❷ 栄養補給法 37

B　経口栄養法 37
　❶ 一般治療食 38
　❷ 特別治療食 39

C　経腸栄養法（経管栄養法） 39
　❶ 経腸栄養アクセス 40
　❷ 経腸栄養剤の種類と選択 40

❸ 経腸栄養法による合併症およびその対策 ………………………………… 42

D 静脈栄養法 ……………………………………………………………………… 43
　❶ 末梢静脈栄養法（PPN） ………………………………………………………… 43
　❷ 中心静脈栄養法（TPN） ………………………………………………………… 43
　❸ 静脈栄養法による合併症およびその対策 ………………………………… 44

第5章　薬と栄養・食事の相互作用　白神俊幸　46

A 栄養・食事・食品が医薬品に及ぼす影響 ………………………………… 46
　❶ 食事や食品が薬の吸収や代謝（体内動態）に及ぼす影響 ……………… 46
　❷ 食品が薬の効果に及ぼす影響 ……………………………………………… 49

B 医薬品が栄養・食事に及ぼす影響 ………………………………………… 49
　❶ 薬が食物摂取・食事に及ぼす影響 ………………………………………… 49
　❷ 薬が栄養に及ぼす影響 ……………………………………………………… 50

C そのほか薬に関連する事項 ………………………………………………… 50
　❶ 糖尿病など生活習慣病に対する主な治療薬 ……………………………… 50

第6章　傷病者，要支援者，要介護者への栄養教育　新井英一　52

A 傷病者への栄養教育：外来，入院，退院，在宅ケア ……………………… 52
　❶ 外来および入院時栄養食事指導 …………………………………………… 52
　❷ 診療報酬における個別および集団の栄養食事指導 ……………………… 55
　❸ 退院支援 ……………………………………………………………………… 55
　❹ 在宅患者訪問栄養食事指導 ………………………………………………… 55

B 要支援者・要介護者への栄養教育：施設，居宅 ………………………… 55
　❶ 施設入所サービス …………………………………………………………… 56
　❷ 居宅サービス ………………………………………………………………… 57
　❸ 食事サービスを通した栄養教育 …………………………………………… 57
　❹ 地域包括ケアシステム ……………………………………………………… 57

各論 59

*第7章以降のA，B，C…の各項目は，原則，「1.疾患の概要」，「2.栄養アセスメント」，「3.栄養ケア」の構成とした.
*執筆者名の後ろのカッコ書きの数字は，「1. 疾患の概要」，「2. 栄養アセスメント」，「3. 栄養ケア」と対応している.
*各章の冒頭の解説文は「1. 疾患の概要」の執筆者が担当.

第7章 栄養障害

花香博美（1）
新井英一（2, 3）
60

- **A** たんぱく質・エネルギー栄養障害（PEM），栄養失調症 ……………………… 61
- **B** ビタミン欠乏症・過剰症 …………………………………………………………… 62
- **C** ミネラル欠乏症・過剰症 …………………………………………………………… 64

第8章 肥満と代謝疾患

保坂利男（1）
樹山敦子（2, 3）
66

- **A** 肥満，メタボリックシンドローム ……………………………………………… 69
- **B** 糖尿病 ………………………………………………………………………………… 76
- **C** 脂質異常症 …………………………………………………………………………… 88
- **D** 高尿酸血症，痛風 …………………………………………………………………… 94

第9章 消化器疾患

内田耕一（1）
樹山敦子（2, 3）
98

- **A** 口内炎，舌炎 ………………………………………………………………………… 101
- **B** 胃食道逆流症 ………………………………………………………………………… 102
- **C** 胃潰瘍，十二指腸潰瘍 ……………………………………………………………… 105
- **D** 蛋白漏出性胃腸症 …………………………………………………………………… 108
- **E** 炎症性腸疾患；クローン病，潰瘍性大腸炎 …………………………………… 110
- **F** 過敏性腸症候群 ……………………………………………………………………… 114
- **G** 便秘 …………………………………………………………………………………… 116
- **H** 肝炎 …………………………………………………………………………………… 118
- **I** 肝硬変 ………………………………………………………………………………… 122
- **J** 代謝機能障害関連脂肪性肝疾患（MASLD），脂肪肝 ………………………… 126
- **K** 胆石症，胆嚢炎 ……………………………………………………………………… 128
- **L** 膵炎 …………………………………………………………………………………… 130

第10章　循環器疾患 134

- **A** 高血圧 ·· 吉村耕一（1），川上由香（2, 3） 136
- **B** 動脈硬化症 ·· 139
- **C** 狭心症・心筋梗塞 ································ 吉村耕一（1），新井英一（2, 3） 142
- **D** 心不全 ·· 144
- **E** 不整脈；心房細動，心室細動，心室頻拍 ···································· 146
- **F** 脳出血，脳梗塞，くも膜下出血 ·· 146

第11章　腎・尿路疾患
保坂利男（1）／新井英一（2, 3） 152

- **A** 急性・慢性糸球体腎炎 ·· 155
- **B** ネフローゼ症候群 ··· 158
- **C** 急性・慢性腎不全 ··· 159
- **D** 糖尿病性腎症 ·· 162
- **E** 慢性腎臓病（CKD） ··· 164
- **F** 尿路結石症 ·· 168
- **G** 血液透析，腹膜透析 ·· 169

第12章　内分泌疾患
保坂利男（1）／白神俊幸（2, 3） 174

- **A** 甲状腺機能亢進症・低下症 ·· 179
- **B** クッシング病，クッシング症候群 ·· 181

第13章　神経疾患
髙鶴裕介（1）／川村千波（2, 3） 184

- **A** 認知症 ·· 186
- **B** パーキンソン病，パーキンソン症候群 ······································ 188

第14章　摂食障害
髙鶴裕介（1）／川村千波（2, 3） 190

- **A** 神経性やせ症（神経性食欲不振症） ·· 192
- **B** 神経性大食症 ··· 194

第 15 章　呼吸器疾患

内田耕一（1）
白神俊幸（2, 3）
196

- **A** COPD（慢性閉塞性肺疾患） ……………………………… 198
- **B** 気管支喘息 ……………………………………………… 200
- **C** 肺　炎 …………………………………………………… 202

第 16 章　血液系の疾患・病態

保坂利男（1）
川村千波（2, 3）
204

- **A** 貧　血 …………………………………………………… 206
- **B** 出血性疾患 ……………………………………………… 211
- **C** 血液悪性疾患と骨髄移植 ……………………………… 213

第 17 章　筋・骨格疾患

花香博美（1）
川村千波（2, 3）
218

- **A** 骨粗鬆症 ………………………………………………… 219
- **B** 骨軟化症，くる病 ……………………………………… 221
- **C** 変形性関節症 …………………………………………… 222
- **D** サルコペニア …………………………………………… 223
- **E** ロコモティブシンドローム …………………………… 224

第 18 章　免疫・アレルギー疾患

髙鶴裕介（1）
首藤恵泉（2, 3）
226

- **A** 食物アレルギー ………………………………………… 228
- **B** 膠原病，自己免疫疾患 ………………………………… 230
- **C** 免疫不全 ………………………………………………… 232

第 19 章　感染症

234

- **A** 病原微生物 ………………………… 花香博美（1），川村千波（2, 3） 235
- **B** 敗血症 …………………………………………………… 238
- **C** 院内感染症 ………………………………………… 保坂利男 239

第20章 がん
吉村耕一（1）
首藤恵泉（2, 3）
240

- **A** 消化管の癌；食道，胃，大腸 ……………………………………… 242
- **B** 消化管以外の癌；肺，肝，膵 ……………………………………… 243
- **C** 化学療法，放射線治療，緩和ケア ………………………………… 245
- **D** 終末期医療（ターミナルケア） …………………………………… 247

第21章 手術，周術期
吉村耕一（1）
首藤恵泉（2, 3）
248

- **A** 術前，術後 …………………………………………………………… 250
- **B** 胃，食道 ……………………………………………………………… 252
- **C** 小腸，大腸 …………………………………………………………… 253
- **D** 消化管以外の術前，術後 …………………………………………… 254

第22章 クリティカルケア
吉村耕一（1）
川上由香（2, 3）
256

- **A** 外　傷 ………………………………………………………………… 258
- **B** 熱　傷 ………………………………………………………………… 259

第23章 摂食機能障害
髙鶴裕介（1）
川上由香（2, 3）
262

- **A** 咀嚼・嚥下障害 ……………………………………………………… 264
- **B** 口腔・食道障害 ……………………………………………………… 267
- **C** 消化管通過障害 ……………………………………………………… 269

第24章 身体・知的障害
髙鶴裕介（1）
川村千波（2, 3）
272

- **A** 身体障害 ……………………………………………………………… 274
- **B** 知的障害 ……………………………………………………………… 276
- **C** 精神障害 ……………………………………………………………… 277

第 25 章　乳幼児・小児疾患

花香博美（1）
川村千波（2，3）
280

A	消化不良症	281
B	周期性嘔吐症	282
C	小児肥満	283
D	先天性代謝異常	284
E	小児糖尿病	287
F	腎疾患	288

第 26 章　妊産婦・授乳婦疾患

花香博美（1）
川村千波（2，3）
290

| A | 妊娠糖尿病，糖尿病合併妊娠 | 292 |
| B | 妊娠高血圧症候群 | 294 |

第 27 章　老年症候群

髙鶴裕介（1）
川上由香（2，3）
296

| A | 誤嚥，転倒，失禁，褥瘡 | 298 |
| B | フレイル | 300 |

索　引 303

column

NCP の導入 ……………………… 片桐義範	4	血糖値スパイク ……………………………… 87
管理栄養士・栄養士の倫理綱領 ………………	9	カーボカウント …………………………… 87
管理栄養士やチーム医療による 栄養管理に関する診療報酬 ………………	11	グリセミック・インデックス（GI）， グリセミック・ロード（GL） …………… 88
リスクマネジメント ………………………	11	トランス脂肪酸 ……………………………… 94
NCP 実践の 7 つの Step ………………………	24	尿酸の産生と排泄 …………………… 保坂利男 95
過少報告と過大報告 ……………… 樹山敦子	71	アルコール摂取と尿酸値 ………… 樹山敦子 97
小児期の肥満 ………………………………	72	歯周病 …………………………… 内田耕一 101
行動療法 ……………………………………	75	バレット食道 ……………………………… 104
超低エネルギー食（VLCD）…………………	75	プレバイオティクス ……………… 樹山敦子 114
インスリン療法 …………………… 保坂利男	77	フィッシャー比（BCAA/AAA 比）………… 125
強化インスリン療法 ……………… 保坂利男	77	BCAA 製剤（分枝アミノ酸製剤）………… 126
自己血糖測定（SMBG）…………… 樹山敦子	85	LES 食 ……………………………………… 126

1日の飲酒量と膵炎の発症リスクの関係 …… 133
診察室血圧と家庭血圧 ……………… 吉村耕一 137
白衣高血圧と仮面高血圧 …………………… 137
前方障害／後方障害と前負荷／後負荷 …… 144
原発性アルドステロン症 …………………… 178
リフィーディングシンドローム …… 髙鶴裕介 191
誤嚥性肺炎 …………………………… 内田耕一 203
まさか食欲不振の症状で……!? ………… 203
骨代謝マーカー ……………………… 川村千波 220
中鎖脂肪酸（MCT）………………………… 224
新型コロナウイルス感染症 ………… 花香博美 236
PCR ………………………………………… 238

集学的治療 …………………………… 吉村耕一 245
ERAS（術後回復強化）…………………… 250
オーラルフレイル …………………… 髙鶴裕介 263
球麻痺 ……………………………………… 268
アカラシア ………………………………… 268
胃瘻，腸瘻の使い分け ……………… 新井英一 271
発達障害 ……………………………… 髙鶴裕介 273
特殊ミルク …………………………… 川村千波 287
糖尿病サマーキャンプ …………………… 288
食塩制限 …………………………………… 295
つわり ……………………………………… 295
多剤薬物療法 ………………………… 髙鶴裕介 297

総　論

第1章 臨床栄養の概念

A 臨床栄養の意義と目的

- 栄養は生命を維持していくために必須であり，患者に必要となるエネルギーや栄養素が過不足の状態になるとさまざまな問題が発生してくる．
- **臨床栄養**では解剖学・生理学・生化学・臨床医学などで扱う人体の「しくみ」への理解に基づき，疾病の治療・増悪防止や栄養・食事支援を目的として，個別の疾患・病態や栄養状態，心身機能の特徴に応じた**栄養管理**を実施する．
- その対象は傷病者や要支援者・要介護者であり，医療施設や介護施設において，入院時早期に実施される**栄養スクリーニング**でなんらかの栄養障害のリスクを有すると判断された患者や，入院治療や外来診療の過程において栄養状態になんらかの問題が生じ，医師や看護師などから管理栄養士へ栄養状態の維持改善を目的に介入依頼された患者などである．
- そのような患者には，栄養状態に問題があることを示す根拠（徴候・症状や各種検査データ）と，栄養状態を悪化させている根本的な原因が存在しているので，管理栄養士は患者の栄養アセスメントを行い，それらを明らかにする．
- そして，その栄養状態を改善するための栄養介入計画を提案し，医師（主治医）の指示により栄養介入が開始される．

B 栄養管理プロセス

- **栄養ケア・マネジメント**は，ヘルスケアサービスの一環として個々人に最適な栄養ケアを行ううえで，その実務遂行における方法・手順を効率化するためのシステムである．
- 多くの医療施設や介護施設に栄養ケア・マネジメントが導入され，各施設の栄養管理システムが確立されるとともに，栄養管理の方法・手順が明確化されることによる質の向上にも大きく貢献した．
- しかし，管理栄養士が栄養アセスメントの結果に基づき患者の栄養状態を評価・判定する際に，そこで使用する共通のコード・用語を定めていなかったため，管理栄養士がそれぞれの言葉を用いて患者の栄養状態を判定しなければならないという問題があった．
- 加えて，近年，栄養管理の重要性が再認識され，管理栄養士や栄養サポートチーム（NST）などの役割が重視される中，栄養状態を総合的に判定するための統一されたコード・用語の必要性が高まっていた．
- そこで，日本栄養士会により，患者の栄養アセスメントで抽出したデータや徴候・症状などの指標，栄養状態を悪化させている根本的な原因から，

NST：nutrition support team

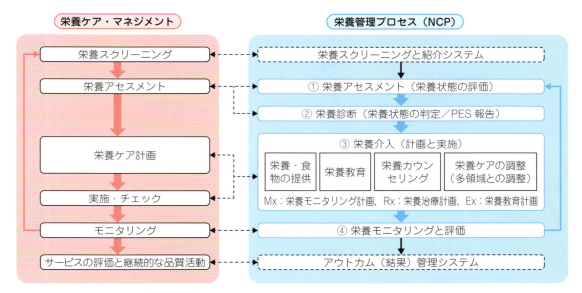

図 1-1 栄養ケア・マネジメントと栄養管理プロセス

[片桐義範：栄養診断の考え方．日本栄養士会雑誌 59：15-18，2016 をもとに作成]

　国際標準化された栄養診断コード・用語を用いて患者の栄養状態を総合的に判定するための手法として，**栄養管理プロセス（NCP）**が臨床現場に導入された．

NCP：nutrition care process

- 栄養ケア・マネジメントと NCP の過程はほとんど同じであるが（図1-1），NCP では新たな概念として栄養アセスメントに「栄養診断（栄養状態の判定／PES 報告）」が導入され，患者の栄養状態を総合的に判定するための栄養診断コード・用語が定められている．
- NCP は，以下の 4 つの過程で構成されている．
  ❶栄養アセスメント（栄養状態の評価）
  ❷栄養診断（栄養状態の判定／PES 報告）
  ❸栄養介入（計画と実施）
  ❹栄養モニタリングと評価
- すなわち NCP とは，①栄養アセスメントにより得られたデータ，徴候・症状などから栄養状態を悪化させている根拠（sign/symptoms）と原因（etiology）を探り，②栄養状態を悪化させている根拠（sign/symptoms）と原因（etiology）および栄養診断を PES 報告で明確に示し，③その原因（etiology）を改善するための栄養介入計画を立案・実施して，④根拠（sign/symptoms）として示している栄養状態の悪化を示すデータや徴候・症状などの指標が栄養介入によってどのように変化していくのかを栄養モニタリングと評価で経過観察していくシステムである．

4　第 1 章　臨床栄養の概念

> **column**
>
> ## NCP の導入
>
> 　NCP は，日本栄養士会が 2012 年に栄養ケアプロセス「国際標準化のための栄養ケアプロセス用語マニュアル」としてわが国に導入し，その後，日本栄養士会において，「国際標準化のための栄養ケアプロセス用語マニュアル」の栄養診断コード・用語，アセスメント比較基準値，栄養ケアプロセスの実践方法などが検討され，2018 年に「栄養管理プロセス（NCP）」として新たに出版され現在活用されている．
>
> 　すでに，米国などの諸外国では NCP が臨床現場などで実践されており，わが国の管理栄養士も NCP の知識や技能を身につけ，チーム医療の一員として活躍することが望まれている．

❶　栄養アセスメント（栄養状態の評価）

- **栄養アセスメント**（➡ p.15）では，患者が現在摂取（補給）しているエネルギー・栄養素量を算出し，ガイドラインなどで示されている患者に必要なエネルギー・栄養素量の基準値と比較し，その過剰・不足量を評価する．
- あわせて，患者の現体重や体重増減，BMI などの身体計測値の推移，患者の栄養状態を評価するための各種検査データの測定値や推移，栄養状態に焦点をあてた患者の身体状況や身体所見，患者の過去の病歴である既往歴や生活・社会的状況などから，患者の栄養状態に関連しているデータや徴候・症状などの栄養アセスメント指標を 1 つひとつ確認して評価する．

BMI : body mass index

❷　栄養診断（栄養状態の判定／PES 報告）

- 栄養アセスメントは指標 1 つひとつの評価であるが，**栄養診断**は指標 1 つひとつの評価から導き出す栄養状態の総合的な判定という概念である．
- 栄養診断では，栄養アセスメントで抽出したデータや徴候・症状の関連を探り，患者の栄養状態の悪化を示す根拠となるデータや徴候・症状と，患者の栄養状態を悪化させている根本的な原因を明確にして，栄養診断コード・用語（表 1-1）を用いて患者の栄養状態を総合的に判定する．
- NCP の特徴として特に理解しておきたいのは，栄養診断の結果を **PES 報告**とよばれる簡潔な一文で記載することである．
- PES 報告では，総合的な栄養状態の判定である「栄養診断」を決定した「根拠（S）」と，栄養状態の悪化を生じた「根本的な原因（E）」，「栄養診断（P）」を下記のような一文で明確に示す．

> **PES 報告**：「S の根拠に基づき，E が原因となった，P である」
>   **S**（sign/symptoms）：根拠
>   **E**（etiology）：根本的な原因（要因）
>   **P**（problem or nutrition diagnosis label）：栄養診断
>   ※ P には**表 1-1** の栄養診断コード・用語が入る．

③ 栄養介入（計画と実施）

- PES 報告で示される「根拠（S）」と「根本的な原因（E）」は，患者の栄養介入計画と連動させて考えるため，根拠のある栄養介入につなげるには PES 報告を正しく理解する必要がある．
- 栄養診断の結果に基づき，栄養状態を悪化させている根本的な原因を改善するための**栄養介入計画**を立案する．
- 栄養介入計画は，「**栄養モニタリング計画（Mx）**」，「**栄養治療計画（Rx）**」，「**栄養教育計画（Ex）**」の 3 つの視点から提案し，医師（主治医）の指示を受けて栄養介入が実施される．

Mx：monitoring plan
Rx：therapeutic plan
Ex：educational plan

- 患者の栄養状態を維持・改善するための栄養介入で検討する栄養補給法は，**経口栄養法，経腸栄養法，静脈栄養法**の 3 つである．
- 3 つの栄養補給法の 1 つを選択するのか，複数の栄養補給法を組み合わせて選択するのか，患者にとって最適な栄養補給法について根拠を示して提案できることが管理栄養士には求められる．
- そのためにはそれぞれの適応や禁忌，メリットやデメリットなどについて十分に理解しておく必要がある．また，患者の栄養補給法として，経腸栄養法や静脈栄養法が選択された場合でも，経口栄養法への移行を目指して，口から食べられるようになる可能性を探っていく必要がある．
- NST 加算では，NST 活動の目標として経口栄養法への移行が求められており，静脈栄養補給の患者は経腸栄養補給への移行を探り，経腸栄養補給の患者は経口栄養補給への移行を探ることが示されている．
- 栄養補給法の適応については，身体状況や各種検査データ，徴候・症状などの根拠を踏まえたうえで，次の段階への移行が可能かどうか主治医や担当看護師と検討しながら経過観察していく必要がある．

④ 栄養モニタリングと評価

- 栄養介入後は，栄養モニタリング計画（Mx）で示した，患者の栄養状態の悪化を示すデータや徴候・症状などの指標の推移を確認しながら経過観察を行う．
- 栄養介入によって栄養状態が改善しない場合は改善するまで栄養アセスメントを繰り返し実施し，栄養状態の悪化を示す根拠と根本的な原因を探っていく．

6　第 1 章　臨床栄養の概念

表 1-1　栄養診断のコードと用語

NI　摂取量 (nutrition intake)
"経口摂取や栄養補給法を通して摂取する，エネルギー・栄養素・液体・生物活性物質にかかわることがら" と定義される．

【NI-1　エネルギー出納】
"実測または推定エネルギー出納" の変動と定義される．
　　NI-1.1　エネルギー消費量の亢進 (increased energy expenditure)
　　NI-1.2　エネルギー摂取量不足 (inadequate energy intake)
　　NI-1.3　エネルギー摂取量過剰 (excessive energy intake)
　　NI-1.4　エネルギー摂取量不足の予測 (predicted suboptimal energy intake)
　　NI-1.5　エネルギー摂取量過剰の予測 (predicted excessive energy intake)

【NI-2　経口・経腸・静脈栄養補給】
"患者・クライエントの摂取目標量と比較した実測または推定経口・非経口栄養素補給量" と定義される．
　　NI-2.1　経口摂取量不足 (inadequate oral intake)
　　NI-2.2　経口摂取量過剰 (excessive oral intake)
　　NI-2.3　経腸栄養量不足 (inadequate enteral nutrition infusion)
　　NI-2.4　経腸栄養量過剰 (excessive enteral nutrition infusion)
　　NI-2.5　最適でない経腸栄養法 (less than optimal enteral nutrition composition or modality)
　　NI-2.6　静脈栄養量不足 (inadequate parenteral nutrition infusion)
　　NI-2.7　静脈栄養量過剰 (excessive parenteral nutrition infusion)
　　NI-2.8　最適でない静脈栄養法 (less than optimal parenteral nutrition composition or modality)
　　NI-2.9　限られた食物摂取 (limited food acceptance)

【NI-3　水分摂取】
"患者・クライエントの摂取目標量と比較した，実測または推定水分摂取量" と定義される．
　　NI-3.1　水分摂取量不足 (inadequate fluid intake)
　　NI-3.2　水分摂取量過剰 (excessive fluid intake)

【NI-4　生物活性物質】
"単一または複数の機能的食物成分，含有物，栄養補助食品，アルコールを含む生物活性物質の実測または推定摂取量" と定義される．
　　NI-4.1　生物活性物質摂取量不足 (inadequate bioactive substance intake)
　　NI-4.2　生物活性物質摂取量過剰 (excessive bioactive substance intake)
　　NI-4.3　アルコール摂取量過剰 (excessive alcohol intake)

【NI-5　栄養素】
"適切量と比較した，ある栄養素群または単一栄養素の実測あるいは推定摂取量" と定義される．
　　NI-5.1　栄養素必要量の増大 (increased nutrient needs)
　　NI-5.2　栄養失調 (malnutrition)
　　NI-5.3　たんぱく質・エネルギー摂取量不足 (inadequate protein-energy intake)
　　NI-5.4　栄養素必要量の減少 (decreased nutrient needs)
　　NI-5.5　栄養素摂取のインバランス (imbalance of nutrients)

【NI-5.6　脂質とコレステロール】
　　NI-5.6.1　脂質摂取量不足 (inadequate fat intake)
　　NI-5.6.2　脂質摂取量過剰 (excessive fat intake)
　　NI-5.6.3　脂質の不適切な摂取 (inappropriate intake of fats)

【NI-5.7　たんぱく質】
　　NI-5.7.1　たんぱく質摂取量不足 (inadequate protein intake)
　　NI-5.7.2　たんぱく質摂取量過剰 (excessive protein intake)
　　NI-5.7.3　たんぱく質やアミノ酸の不適切な摂取 (inappropriate intake of protein or amino acids)

【NI-5.8　炭水化物と食物繊維】
　　NI-5.8.1　炭水化物摂取量不足 (inadequate carbohydrate intake)
　　NI-5.8.2　炭水化物摂取量過剰 (excessive carbohydrate intake)
　　NI-5.8.3　炭水化物の不適切な摂取 (inappropriate intake of types of carbohydrate)
　　NI-5.8.4　不規則な炭水化物摂取 (inconsistent carbohydrate intake)
　　NI-5.8.5　食物繊維摂取量不足 (inadequate fiber intake)
　　NI-5.8.6　食物繊維摂取量過剰 (excessive fiber intake)

【NI-5.9　ビタミン】
NI-5.9.1　ビタミン摂取量不足（inadequate vitamin intake）

NI-5.9.1.1	ビタミン A 摂取量不足	NI-5.9.1.8	ナイアシン摂取量不足
NI-5.9.1.2	ビタミン C 摂取量不足	NI-5.9.1.9	葉酸摂取量不足
NI-5.9.1.3	ビタミン D 摂取量不足	NI-5.9.1.10	ビタミン B_6 摂取量不足
NI-5.9.1.4	ビタミン E 摂取量不足	NI-5.9.1.11	ビタミン B_{12} 摂取量不足
NI-5.9.1.5	ビタミン K 摂取量不足	NI-5.9.1.12	パントテン酸摂取量不足
NI-5.9.1.6	チアミン（ビタミン B_1）摂取量不足	NI-5.9.1.13	ビオチン摂取量不足
NI-5.9.1.7	リボフラビン（ビタミン B_2）摂取量不足	NI-5.9.1.14	その他のビタミン摂取量不足

NI-5.9.2 ビタミン摂取量過剰（excessive vitamin intake）

NI-5.9.2.1	ビタミン A 摂取量過剰	NI-5.9.2.8	ナイアシン摂取量過剰
NI-5.9.2.2	ビタミン C 摂取量過剰	NI-5.9.2.9	葉酸摂取量過剰
NI-5.9.2.3	ビタミン D 摂取量過剰	NI-5.9.2.10	ビタミン B_6 摂取量過剰
NI-5.9.2.4	ビタミン E 摂取量過剰	NI-5.9.2.11	ビタミン B_{12} 摂取量過剰
NI-5.9.2.5	ビタミン K 摂取量過剰	NI-5.9.2.12	パントテン酸摂取量過剰
NI-5.9.2.6	チアミン（ビタミン B_1）摂取量過剰	NI-5.9.2.13	ビオチン摂取量過剰
NI-5.9.2.7	リボフラビン（ビタミン B_2）摂取量過剰	NI-5.9.2.14	その他のビタミン摂取量過剰

【NI-5.10　ミネラル】
NI-5.10.1　ミネラル摂取量不足（inadequate mineral intake）

NI-5.10.1.1	カルシウム摂取量不足	NI-5.10.1.11	銅摂取量不足
NI-5.10.1.2	クロール摂取量不足	NI-5.10.1.12	ヨウ素摂取量不足
NI-5.10.1.3	鉄摂取量不足	NI-5.10.1.13	セレン摂取量不足
NI-5.10.1.4	マグネシウム摂取量不足	NI-5.10.1.14	マンガン摂取量不足
NI-5.10.1.5	カリウム摂取量不足	NI-5.10.1.15	クロム摂取量不足
NI-5.10.1.6	リン摂取量不足	NI-5.10.1.16	モリブデン摂取量不足
NI-5.10.1.7	ナトリウム（食塩）摂取量不足	NI-5.10.1.17	ホウ素摂取量不足
NI-5.10.1.8	亜鉛摂取量不足	NI-5.10.1.18	コバルト摂取量不足
NI-5.10.1.9	硫酸塩摂取量不足	NI-5.10.1.19	その他のミネラル摂取量不足
NI-5.10.1.10	フッ化物摂取量不足		

NI-5.10.2　ミネラル摂取量過剰（excessive mineral intake）

NI-5.10.2.1	カルシウム摂取量過剰	NI-5.10.2.11	銅摂取量過剰
NI-5.10.2.2	クロール摂取量過剰	NI-5.10.2.12	ヨウ素摂取量過剰
NI-5.10.2.3	鉄摂取量過剰	NI-5.10.2.13	セレン摂取量過剰
NI-5.10.2.4	マグネシウム摂取量過剰	NI-5.10.2.14	マンガン摂取量過剰
NI-5.10.2.5	カリウム摂取量過剰	NI-5.10.2.15	クロム摂取量過剰
NI-5.10.2.6	リン摂取量過剰	NI-5.10.2.16	モリブデン摂取量過剰
NI-5.10.2.7	ナトリウム（食塩）摂取量過剰	NI-5.10.2.17	ホウ素摂取量過剰
NI-5.10.2.8	亜鉛摂取量過剰	NI-5.10.2.18	コバルト摂取量過剰
NI-5.10.2.9	硫酸塩摂取量過剰	NI-5.10.2.19	その他のミネラル摂取量過剰
NI-5.10.2.10	フッ化物摂取量過剰		

【NI-5.11　すべての栄養素】
NI-5.11.1　最適量に満たない栄養素摂取量の予測（predicted suboptimal nutrient intake）
NI-5.11.2　栄養素摂取量過剰の予測（predicted excessive nutrient intake）

ＮＣ　臨床栄養（nutrition clinical）
"医学的または身体的状況に関連する栄養問題"と定義される.

【NC-1　機能的項目】
"必要栄養素の摂取を阻害・妨害する身体的または機械的機能の変化"と定義される.
NC-1.1　嚥下障害（swallowing difficulty）
NC-1.2　噛み砕き・咀嚼障害［biting/chewing(masticatory)difficulty］
NC-1.3　授乳困難（breast feeding difficulty）
NC-1.4　消化機能異常（altered GI function）

【NC-2　生化学的項目】
"治療薬や外科療法あるいは検査値の変化で示される代謝できる栄養素の変化"と定義される.
NC-2.1　栄養素代謝異常（impaired nutrient utilization）
NC-2.2　栄養関連の検査値異常（altered nutrition-related laboratory values）
NC-2.3　食物・薬剤の相互作用（food-medication interaction）
NC-2.4　食物・薬剤の相互作用の予測（predicted food-medication interaction）

（つづく）

【NC-3　体重】
"通常体重または理想体重と比較した，継続した体重あるいは体重変化"と定義される．
- NC-3.1　低体重（underweight）
- NC-3.2　意図しない体重減少（unintended weight loss）
- NC-3.3　過体重・肥満（overweight/obesity）
- NC-3.4　意図しない体重増加（unintended weight gain）

ＮＢ　行動と生活環境（nutrition behavioral/environmental）
"知識，態度，信念（主義），物理的環境，食物の入手や食の安全に関連して認識される栄養所見・問題"と定義される．

【NB-1　知識と信念】
"関連して観察・記録された実際の知識と信念"と定義される．
- NB-1.1　食物・栄養関連の知識不足（food-and nutrition-related knowledge deficit）
- NB-1.2　食物・栄養関連の話題に対する誤った信念（主義）や態度（使用上の注意）[harmful beliefs/attitudes about food or nutrition-related topics(use with caution)]
- NB-1.3　食事・ライフスタイル改善への心理的準備不足（not ready for diet/lifestyle change）
- NB-1.4　セルフモニタリングの欠如（self-monitoring deficit）
- NB-1.5　不規則な食事パターン（摂食障害：過食・拒食）（disordered eating pattern）
- NB-1.6　栄養関連の提言に対する遵守の限界（limited adherence to nutrition-related recommendations）
- NB-1.7　不適切な食物選択（undesirable food choices）

【NB-2　身体の活動と機能】
"報告・観察・記録された身体活動・セルフケア・食生活の質などの実際の問題点"と定義される．
- NB-2.1　身体活動不足（physical inactivity）
- NB-2.2　身体活動過多（excessive physical activity）
- NB-2.3　セルフケアの管理能力や熱意の不足（inability or lack of desire to manage self-care）
- NB-2.4　食物や食事を準備する能力の障害（impaired ability to prepare foods/meals）
- NB-2.5　栄養不良における生活の質（QOL）（poor nutrition quality of life）
- NB-2.6　自発的摂食困難（self-feeding difficulty）

【NB-3　食の安全と入手】
"食の安全や食物・水と栄養関連用品入手の現実問題"と定義される．
- NB-3.1　安全でない食物の摂取（intake of unsafe food）
- NB-3.2　食物や水の供給の制約（limited access to food or water）
- NB-3.3　栄養関連用品の入手困難（limited access to nutrition-related supplies）

ＮＯ　その他の栄養（nutrition other）
"摂取量，臨床または行動と生活環境の問題として分類されない栄養学的所見"と定義される．

【NO-1　その他の栄養】
"摂取量，臨床または行動と生活環境の問題として分類されない栄養学的所見"と定義される．
- NO-1.1　現時点では栄養問題なし（no nutrition diagnosis at this time）

備　考

患者・クライエントの栄養アセスメントにおいて，現時点では積極的な栄養補給を実施する段階ではないと判断された場合は，栄養診断は行わず，栄養アセスメントデータや徴候・症状などを記録する際に「現時点では積極的な栄養補給を実施する段階ではない」と一文記載して，引き続き経過観察（栄養アセスメント）を行い，積極的な栄養補給の開始を検討していく．

［栄養管理プロセス研究会（監）：改訂新版　栄養管理プロセス，p.62-64，第一出版，2022 より許諾を得て改変し転載］

- ここでは，栄養介入によって患者の栄養状態がどのような結果になったのか，栄養状態の改善，軽快，不変，悪化，その他などの視点で評価する．
- さらに，在院日数，合併症，医療費，再入院率，患者満足度や生活の質（QOL）などの項目を用いて，総合的にアウトカムマネジメントを行うことが求められる．

QOL : quality of life

C　医療と臨床栄養

1　医療倫理*

- 医療倫理の4原則は，トム・L・ビーチャムとジェイムズ・F・チルドレスが『生命医学倫理の諸原則』で提唱したもので，医療従事者が倫理的な問題に直面したときに，どのように解決すべきかを判断する指針となっている．
- 医療倫理の4原則は，自律性の尊重（respect for autonomy），無危害（non-maleficence），善行（beneficence），公正（justice）である．
- 「自律性の尊重」の原則は，患者自身の決定や意思を大切にして，患者の行動を制限したり，干渉したりしないことである．
- 「無危害」の原則は，患者に危害を及ぼさないこと．また，今ある危害や危険を取り除き，予防することも含まれる．次の「善行」の原則に連動するものと考えられている．
- 「善行」の原則は，患者のために善をなすこと．最善を尽くすこと．ここでは，医療従事者側が考える善行ではなく，患者が考える最善の善行を行うというものである．
- 「公正」の原則は，患者を平等かつ公平に扱うこと．医療においては限られた医療資源（医療施設・医療機器・医薬品・医療従事者など）をいかに適正に配分するかも公正の原則に含まれている．

*厚生労働省：第2部　倫理とコミュニケーション・3.専門職としての意識と責任.（http://www.mhlw.go.jp/file/06-Seisakujouhou-10800000-Iseikyoku/0000209872.pdf）（最終確認：2024年11月12日）より一部抜粋引用

> #### column
> ### 管理栄養士・栄養士の倫理綱領
>
> 　医療施設で患者の臨床栄養管理を担う管理栄養士は，患者の権利を尊重するとともに，守秘義務についても十分に理解しておかなければならない．管理栄養士の職業倫理については，日本栄養士会の「管理栄養士・栄養士倫理綱領」を理解しておく必要がある．
>
> **管理栄養士・栄養士倫理綱領**
>
> 　本倫理綱領は，すべての人びとの「自己実現をめざし，健やかによりよく生きる」とのニーズに応え，管理栄養士・栄養士が，「栄養の指導」を実践する専門職としての使命1）と責務2）を自覚し，その職能3）の発揮に努めることを社会に対して明示するものである．
> 　　　　　　　　　制定　2002年4月27日／改訂　2014年6月23日
> 1. 管理栄養士・栄養士は，保健，医療，福祉および教育等の分野において，専門職として，この職業の尊厳と責任を自覚し，科学的根拠に裏づけられかつ高度な技術をもって行う「栄養の指導」を実践し，公衆衛生の向上に尽くす．
> 2. 管理栄養士・栄養士は，人びとの人権・人格を尊重し，良心と愛情をもって接するとともに，「栄養の指導」についてよく説明し，信頼を得るよう

に努める．また，互いに尊敬し，同僚および他の関係者とともに協働して
すべての人びととのニーズに応える．
3. 管理栄養士・栄養士は，その免許によって「栄養の指導」を実践する権限
を与えられた者であり，法規範の遵守および法秩序の形成に努め，常に自
らを律し，職能の発揮に努める．また，生涯にわたり高い知識と技術の水
準を維持・向上するよう積極的に研鑽し，人格を高める．

[日本栄養士会ホームページ〔https://www.dietitian.or.jp/career/guidelines/〕（最終確認：2024年11月12日）より許諾を得て転載]

② クリニカルパスと栄養管理

- **クリニカルパス**は，より質の高い医療を提供することを目的に，入院から退院までの治療のスケジュールを時間軸に沿って記述した治療計画表である．
- クリニカルパスにより，特定の疾患の治療において，入院から退院までの治療・検査・食事療法や栄養食事指導も含めて標準化し，一定の手順をあらかじめプログラムして治療にあたることができる．
- 「時間軸」，「ケア介入」，「標準化」，「バリアンス」の4つの概念を基本にクリニカルパスは作成されている．
- クリニカルパスの利点として，医療の質の向上，在院日数の短縮，チーム医療推進があげられる．また，インフォームド・コンセントを得ることにも有用である（クリニカルパスは医療者用と患者用の2種類を作成するのが一般的である）．
- クリニカルパスの作成にあたっては，医療従事者で検討するが，その際 **EBM** や診療ガイドラインなどを参考に作成することで質が高く効率的で安全な治療計画書を作成することができる．

EBM：evidence based medicine

③ チーム医療

- チーム医療とは，1人の患者に複数の医療従事者が連携して，治療やケアに当たること*である．
- チーム医療には，医師，看護師，薬剤師，管理栄養士，理学療法士，作業療法士，言語聴覚士，歯科衛生士，臨床検査技師，診療放射線技師，臨床心理士，精神保健福祉士，医療ソーシャルワーカーなど多くの医療従事者が参画している．
- 管理栄養士の担う栄養アセスメント，栄養状態の総合的な判定，栄養補給計画（栄養療法や食事療法，栄養モニタリング，栄養食事指導）は，院内すべての診療科にかかわるため，多くの医療従事者と連携した栄養管理を行うことが求められる．さらに，患者の栄養状態を維持改善していくためには，管理栄養士の知識や技術だけでは解決できない場合もあるため，チーム医療にかかわるそれぞれの医療従事者の専門性などを，十分に理解したうえで連携していく必要がある．

*チーム医療推進協議会〔https://www.team-med.jp/specialists/〕（最終確認：2024年11月12日）より引用

- 管理栄養士が参画している主なチーム医療は，栄養サポートチーム，摂食・嚥下チーム，リハビリテーションチーム，糖尿病チーム，緩和ケアチーム，褥瘡管理チーム，救急医療チーム，呼吸ケアサポートチーム，感染症対策チーム，医療安全管理チームなどがあるが，院内に設置されている各診療科のチーム医療にも参加している．チーム医療で活躍するためには管理栄養士の専門性とともにコミュニケーション能力を高めていくことが求められる．

> ### column
> #### 管理栄養士やチーム医療による栄養管理に関する診療報酬
>
> 　管理栄養士の技術料や，管理栄養士が参画しているチーム医療などの技術料である診療報酬について理解しておく必要がある．そのためには，診療報酬に関する事務を担当している医事部門と連携し，栄養食事指導料（外来・入院・在宅），食事療養制度，NST加算などの栄養管理に関連する技術料について，日ごろから情報交換を行い把握しておくことが望ましい．

❹ リスクマネジメント*

- 安全で安心な医療の提供は，医療機関の基本であり医療の質にもかかわる重要なテーマである．
- 医療事故を防止するためには，医療従事者が事故防止の必要性・重要性を施設および自分自身の課題と認識して事故防止に努め，防止体制の確立を図ることが必要である．
- 医療機関は，医療安全管理室と医療安全管理委員会を設置し，病院内の医療安全に携わるスタッフの協議の下に，事故防止マニュアルの作成や，ヒヤリ・ハット事例および医療事故の分析評価やマニュアルの検討を行い，事故防止対策の強化充実を図る．

*厚生労働省：リスクマネージメントマニュアル作成指針.〔https://www.mhlw.go.jp/www1/topics/sisin/tp1102-1_12.html〕（最終確認：2024年11月12日）より一部抜粋改変引用

> ### column
> #### リスクマネジメント
>
> 　リスクマネジメントで用いる主な用語として「医療事故」，「医療過誤」，「ヒヤリ・ハット」がある．
> - 「医療事故」：医療にかかわる場所で，医療の全過程において発生するすべての人身事故．医療従事者の過誤，過失の有無は問わない．
> - 「医療過誤」：医療事故の一類型で，医療従事者が医療の遂行において医療的準則に違反し，患者に被害を発生させた行為．
> - 「ヒヤリ・ハット」：患者に被害が及ぶことはなかったが，日常診療の現場で医療従事者が経験した「ヒヤリ」や「ハッ」とした経験を有する事例．

表 1-2 患者の権利に関する WMA リスボン宣言の 11 項目

1. 良質の医療を受ける権利
2. 選択の自由の権利
3. 自己決定の権利
4. 意識のない患者
5. 法的無能力の患者
6. 患者の意思に反する処置
7. 情報に対する権利
8. 守秘義務に対する権利
9. 健康教育を受ける権利
10. 尊厳に対する権利
11. 宗教的支援に対する権利

〔World Medical Association：WMA DECLARATION OF LISBON ON THE RIGHTS OF THE PATIENT.〔https://www.wma.net/policies-post/wma-declaration-of-lisbon-on-the-rights-of-the-patient/〕，日本医師会（訳）：患者の権利に関する WMA リスボン宣言.〔https://www.med.or.jp/doctor/international/wma/lisbon.html〕（最終確認：2024 年 11 月 12 日）より作成〕

- 医療安全委員会は「ヒヤリ・ハット」事例の検討や評価分析によりマニュアル等の定期的な見直しなどを行い，医療安全管理の強化・充実を図る.
- 管理栄養士が担う臨床栄養管理業務や給食管理業務についても，「人間はミスをする（ヒューマンエラー）」を踏まえて事故防止マニュアルを作成し，栄養管理部門を含め施設全体に周知する必要がある.
- 栄養管理部門スタッフが経験した「ヒヤリ・ハット」事例の報告体制を整備して情報を共有し，教育，啓発，普及に取り組み，栄養管理の質を向上させていかなければならない.

5 傷病者の権利

- 「患者の権利章典に関する宣言」（米国病院協会，1972 年）で世界で初めて患者の権利が定義され，文章化されており，「患者は，思いやりのある［人格を］尊重したケアを受ける権利」，「患者は，自分の診断・治療・予後について完全な新しい情報を，自分の充分理解できる言葉で伝えられる権利」，「患者は，なんらかの処置や治療を始める前に，インフォームド・コンセントを与えるのに必要な情報を医者から受ける権利」，「患者は，法律が許す範囲で治療を拒絶する権利があり，またその場合には医学的にどういう結果になるかを教えてもらう権利」などが示されている.
- 「患者の権利に関する WMA リスボン宣言」では，11 項目の権利が示されており，医師および医療従事者，または医療組織は，この権利を認識し，擁護していくうえで共同の責任を担っていることなども記載されている（表 1-2）.

6 インフォームド・コンセント

- **インフォームド・コンセント**とは，医療従事者から診療内容などの情報に

ついて十分な説明を受けて理解したうえで，患者自身が同意（了承）することである．

- 患者は一旦同意した後でもその同意を取り消すことができる．
- 管理栄養士は，患者の食事療法や栄養療法，栄養食事指導などを担っているため，患者が理解できるよう栄養や食事について十分な説明を行うことが求められる．
- 管理栄養士は患者に対して，わかりやすい言葉で，根拠をもって説明することが重要となる．

第2章 NCP による臨床栄養管理

- 患者の入院時に実施される栄養スクリーニングで，なんらかの栄養障害の
  リスクを有すると判断された患者や，入院時に栄養障害に陥っていると判
  断された患者，または入院や外来における治療過程において，栄養状態に
  問題が生じ医師（主治医）などから管理栄養士に栄養介入が依頼された患
  者などが栄養管理プロセス（NCP）による臨床栄養管理の対象となる.

A　栄養スクリーニング

- スクリーニングは，特定の条件に合うものを抽出するための選別である.
- **栄養スクリーニング**は，患者の入院時に，栄養障害のリスクを有する患者
  やすでに栄養障害に陥っている患者を抽出するための「ふるい分け」を目
  的に実施される.
- 栄養障害のリスクとしては，低栄養，過栄養，代謝異常などがあげられる.
- 栄養スクリーニングは患者の入院時早期に実施することが推奨されている.
- 栄養スクリーニングの実施にあたっては，なるべく簡便で非侵襲的な方法
  を用いて栄養障害のリスクのある患者を抽出できることが重要である.

1 栄養スクリーニングの種類

- 代表的な栄養スクリーニング法としては以下がある（表2-1）.
  1. SGA（subjective global assessment）
  2. PG-SGA SF（patient-generated subjective global assessment short
     form）
  3. MNA®-SF（mini nutritional assessment-short form）
  4. MUST（malnutrition universal screening tool）
  5. NRS 2002（nutritional risk score）
  6. CONUT（controlling nutritional status）
- 体重減少，食事量の減少は，多くのスクリーニング法で導入されている重
  要な栄養スクリーニング項目である.
- なお，体重は脱水や浮腫・腹水などの体内水分量の影響を受けるため，水
  分量も評価する必要がある.
- 各施設で実施されている栄養スクリーニング法は，それぞれの施設機能や
  患者の特徴に合わせて検討し，導入されている.

2 栄養スクリーニングの精度

- 栄養スクリーニングは，栄養障害の可能性のある患者を漏れなく抽出でき
  ること（**鋭敏度**），栄養状態が良好な患者を正しく判定できること（**特異
  度**）がポイントであり，これらが栄養スクリーニングの精度に影響する.

表 2-1　栄養スクリーニング法と項目

方法 ＼ 項目	体重関連		食事関連	身体機能・基礎疾患関連					生化学検査値	その他
	BMI	体重減少	食事量の減少	消化器症状	身体所見	身体機能	基礎疾患	侵襲	精神状態	
SGA		●	●	●	●			●		
PG-SGA SF		●	●	●	●	●				
MNA®-SF	●	●	●			●		●		●
MUST	●	●	●							
NRS	●	●	●				●	●		
CONUT									●	

［早川麻理子, 西村佳代子, 山田卓也ほか：栄養アセスメントツールの対象患者と効果的な活用. 静脈経腸栄養 25：581-584, 2010 をもとに作成］

- 栄養スクリーニングの精度を高めるには, 栄養スクリーニング項目を数多く設定する必要があるが, スクリーニング項目が増加すると, 担当スタッフの負担やスクリーニングに要する時間も増加する. そのため, 簡便で精度の高い栄養スクリーニング法が求められる.
- 栄養スクリーニングの目的は, 栄養状態に問題がある患者を正しく抽出することである.
- 患者の栄養状態を悪化させている根拠や原因, 栄養介入の必要性や方法などの具体的な内容までは把握・検討することができないので, 栄養スクリーニングによる抽出後は栄養アセスメントが必要となる.

B　栄養アセスメント

- **栄養アセスメント**は, 患者の栄養状態を悪化させている根拠や原因, 重症度などを具体的に把握するために行う.
- 栄養アセスメントでは, エネルギー・栄養素量の過不足や, 過不足が生じている根拠や原因, 重症度を評価するために必要となる各種検査データ, 身体測定値, 身体的な徴候や症状などの指標を抽出する.
- そして, 診療ガイドラインに示されている基準値などと比較しながら, それぞれの指標同士の関連も含めて検証していく.
- 栄養アセスメントの実施においては, 患者の職業や家族構成のように基準値が存在しない指標もある. その場合は, 患者本人や家族, ほかの医療従事者からの情報や, ほかの栄養アセスメント指標との関連性なども含めて総合的に評価する.
- NCP では, 5 つの栄養アセスメント項目を基本として, それぞれの指標を評価し, 栄養状態の異常や悪化を示している各種データや身体の徴候, 症状・患者背景などの指標を抽出する.
- 5 つの栄養アセスメント項目は, **栄養・食物関連の履歴**, **身体計測**, **血液・生化学データ**, **医学検査**, **栄養に焦点をあてた身体所見**, **既往歴（個人履歴）** で構成される（表 2-2）.

アセスメント項目	アセスメント指標
栄養・食物関連の履歴	食物・栄養素摂取，食物・栄養素管理，薬剤・栄養補助食品の使用，知識・信念，補助品の入手のしやすさ，身体活動，栄養に関連した生活の質
身体計測	身長，体重，体重の履歴，体格指数，成長パターン指標・パーセンタイル値
血液・生化学データ，医学検査	生化学検査値，検査（例：胃内容排泄時間，安静時代謝率）
栄養に焦点をあてた身体所見	身体的外見，筋肉や脂肪の消耗，嚥下機能，食欲，感情
既往歴	個人的履歴，医学的・健康・家族履歴，治療，補完・代替薬剤の使用，社会的履歴

表2-2 栄養アセスメントの5つの項目

[日本栄養士会（監訳）：国際標準化のための栄養ケアプロセスマニュアル，p.10，第一出版，2012 より許諾を得て改変し転載]

- 栄養アセスメントで評価した，栄養状態の異常や悪化を示すデータや徴候・症状などの根拠（S）や，栄養状態を悪化させている原因（E）は，NCP の次のステップの「②栄養診断（栄養状態の判定）／PES 報告」，「③栄養介入（栄養モニタリング計画，栄養治療計画，栄養教育計画）」，「④栄養モニタリングと評価」と連動している．

S：sign/symptoms
E：etiology

- そのため，栄養アセスメントの精度は，栄養診断や栄養介入計画，栄養モニタリングに大きく影響することになる．
- したがって，栄養アセスメントでは各アセスメント指標を1つひとつ丁寧に評価し，各指標同士の関連などについても慎重に検討する必要がある．

❶ 栄養アセスメントの指標（データ・徴候・症状など）

- 栄養アセスメントの各指標を評価する際のポイントは，基準値を明確にしておくことである．
- 国・各種学会・研究会などが示している指標や，各学会が示している治療（診療）ガイドライン，基礎代謝量の推定式［ハリス・ベネディクト（Harris-Benedict）式（➡表3-2，p.27）］，食事摂取基準などに示されている基準値を用いて比較検討し，重症度も含めて評価する．
- 栄養アセスメントを実施する際の基本的な考え方は，以下のとおりである．
  ①患者の栄養アセスメントで必要となる適切なデータを決定する．
  ②患者の栄養アセスメントで必要となる追加データを検討する．
  ③抽出した栄養アセスメント指標が重要なデータかどうか見分ける．
  ④抽出した栄養アセスメント指標が関連するデータかどうか見分ける．
  ⑤栄養アセスメントデータの有効性を確認する．
- 栄養アセスメントで抽出したデータなどの指標が基準値を外れている場合は，「患者のデータはなぜ基準値を外れているのか」，患者の身体的に異常な徴候や症状がみられる場合は，「なぜこのような徴候や症状がみられるのか」，「患者の各種データや徴候・症状は栄養状態と関連があるのか，関連はないのか」などを慎重に検討する．
- 栄養アセスメントでは，まず患者の疾患や治療状況を把握する．

- そして，患者に必要となるエネルギー・栄養素量の基準値を明確にして，現在の摂取（補給）量と比較してエネルギー・栄養素量の過不足を明らかにする．
- また，身長・体重・BMI や体重の増減の推移，各種検査データの測定値と基準値の比較，身体の徴候や症状・異常所見の有無，過去の既往歴や患者背景などの項目を確認する．
- これらの結果に基づき，次の栄養診断のプロセスでは，患者の栄養状態の悪化を示す根拠を指標によって示す．
- さらに，エネルギー・栄養素量の過不足が生じる根本的な原因を推測する．患者の栄養状態を悪化させている根拠と原因を明らかにした後，それらを解決していくための栄養介入計画を立案し，栄養介入を実施する．
- 栄養アセスメントは基本的な過程であるが，その後の栄養診断（栄養状態の判定）や栄養介入計画，栄養モニタリング・評価の精度を大きく左右するため，科学的根拠に基づいて慎重に評価・検証していかなければならない．
- 成人の新たな低栄養診断基準として **GLIM 基準**がある．
- GLIM 基準は，臨床栄養学の国際的な学会が共同で発表している判定基準である（図 2-1）．
- 2024 年度の診療報酬改定において，回復期リハビリテーション病棟にかかわる見直しとして「GLIM 基準による栄養評価の要件化」が明確化された*．
- 回復期リハビリテーション病棟での GLIM 基準による栄養評価の取り組みが求められている．

GLIM：Global Leadership Initiative on Malnutrition

*厚生労働省：診調組入－２参考 6.6.14
参考 令和６年度診療報酬改定項目の概要，p46，p48，〔https://www.mhlw.go.jp/content/12404000/001263986.pdf〕（最終確認：2024 年 11 月 12 日）参照

② 栄養アセスメントの具体的方法

- 栄養アセスメントの具体的方法を以下に示す．

a. 栄養・食物関連の履歴

1）評 価

- 栄養・食物関連の履歴では，患者が摂取（補給）しているエネルギー・栄養素量を評価する．
- 重要なのは，すべての栄養補給法（経口栄養摂取量，経腸栄養補給量，静脈栄養補給量）から摂取（補給）しているエネルギー・栄養素量を算出することである．
- 患者の診療録（カルテ）に記載されている記録，医療従事者からの情報や患者問診による 24 時間思い出し法，数日間の食事摂取記録，食物摂取頻度調査票，家族や介護者の食事摂取記録，関連する施設からの情報などを活用するが，入院・外来・在宅なども含め患者の治療状況に応じて行う．

2）基準値との比較

- 患者が摂取（補給）しているエネルギー・栄養素量の過不足を評価するため，各学会ガイドライン，推定の基礎代謝量（Harris-Benedict 式）（➡表3-2，p.27），「日本人の食事摂取基準」などを活用し，患者の疾患や治療

●栄養スクリーニング

・すべての対象者に対して栄養スクリーニングを実施し，栄養リスクのある症例を特定
・検証済みのスクリーニングツール（例：MUST，NRS-2002，MNA®-SF など）を使用

栄養リスクあり

●低栄養診断

表現型基準（フェノタイプ基準）		
意図しない体重減少	低 BMI	筋肉量減少
□>5%/6ヵ月以内 □>10%/6ヵ月以上	□<18.5，70歳未満 □<20，70歳以上	□筋肉量の減少 ・CT などの断層画像，バイオインピーダンス分析，DEXA などによって評価．下腿周囲長などの身体計測値でも代用可． ・人種に適したサルコペニア診断に用いる筋肉量減少の基準値を使用
どれか1つ以上が該当		

病因基準（エチオロジー基準）	
食事摂取量減少 / 消化吸収能低下	疾病負荷 / 炎症
□1週間以上，必要栄養量の50%以下の食事摂取量 □2週間以上，さまざまな程度の食事摂取量減少 □消化吸収に悪影響を及ぼす慢性的な消化管の状態	□急性疾患や外傷による炎症 □慢性疾患による炎症
どれか1つ以上が該当	

＋

表現型基準と病因基準の両者から1項目上該当

低栄養と診断

■ グレーの欄は GLIM の原著で，日本人のカットオフ値が定められていない項目

●重症度判定

	意図しない体重減少	低 BMI	筋肉量減少
重度低栄養と診断される項目	□>10%，過去6ヵ月以内 □>20%，過去6ヵ月以上	□高度な減少	□高度な減少

表現型基準の3項目で，より高度な基準値を超えたものが1つでもある場合は重度低栄養と判定され，1つも該当しない場合は中等度低栄養と判定

図2-1 GLIM 基準による低栄養診断のプロセス

MUST：Malnutrition Universal Screening Tool，NRS-2002：Nutritional Risk Screening 2002，MNA®-SF：Mini Nutritional Assessment Short-Form，BMI：body mass index，DEXA：Dual energy X-ray Absorptiometry.
参考文献　Cederholm T, et al：GLIM criteria for the diagnosis of malnutrition - A consensus report from the global clinical nutrition community. Clinical Nutrition 2019：**38**:1-9.〔https://doi.org/10.1016/j.clnu.2018.08.002〕
2024年10月10日改訂版
〔日本栄養治療学会：GLIM 基準について．〔https://www.jspen.or.jp/glim/glim_overview〕（最終確認：2024年11月12日）より許諾を得て転載〕

状況に応じてエネルギー・栄養素の基準値や目標量を設定する．

- エネルギー・栄養素の推定摂取（補給）量と基準値となる推定必要量を比較し，摂取（補給）しているエネルギー・栄養素量の過不足を評価する．
- 食物や栄養の管理，薬剤や栄養補助食品の使用や影響，食物・栄養に関する知識や信念，態度，栄養管理に影響を及ぼす行動，食物および栄養関連用品の入手のしやすさ，身体活動と機能，栄養に関連した生活の質に関する項目についてもここで評価する．

例

・経口栄養法で管理されており，エネルギー摂取量は食物摂取調査から推定すると約 800 kcal/日　⇒　推定エネルギー必要量 1,600 kcal/日（静脈経腸栄養ガイドライン第3版：体重あたり 25～30 kcal を基準とし，ストレスの程度に応じて増減）と比較すると約 50%の摂取量．

・経腸栄養法で管理されており，経腸栄養剤によるたんぱく質補給量は約
35 g/日　⇒　推定たんぱく質必要量は50 g/日（静脈経腸栄養ガイドライ
ン第3版：体重あたり0.8〜1.0 gを基準とし，病態およびストレスの程度
に応じて増減）と比較すると約70％の補給量．
・経口栄養法で管理されており，水分摂取量は食事の水分と飲水量から推定
すると約800 mL/日　⇒　推定必要水分量1,400 mL/日（静脈経腸栄養ガ
イドライン第3版：体重あたり30〜40 mLを基準とし，病態に応じて増減）
と比較すると約57％の摂取量．

b．身体計測
1）評　価
・身体計測値は，身長，体重，体格，体重変化，体重変化率，BMI，成長パ
ターン指標・パーセンタイル値，体組成の推定などから評価する．
・診療録（カルテ）に記載されている身体計測値，医療従事者からの情報，
患者本人や家族からの情報，関連する施設からの情報などを活用するが，
入院・外来・在宅なども含め患者の治療状況に応じて行う．
2）基準値との比較
・身体計測値の基準値や目標値については，BMI判定基準，日本人の新身
体計測基準値（JARD 2001），各学会ガイドラインなどから，疾患や治療
状況に応じて選択する．
・身体計測値を基準値と比較し，その差や変化した期間などを考慮して評価
する．

例
・BMI：34.0　⇒　肥満（2度）
・BMI：18.0　⇒　低体重
・患者（71歳，男性）の上腕三頭筋皮下脂肪厚：8.0 mm　⇒　JARD 2001
上腕三頭筋皮下脂肪厚中央値10.0 mmの80％（低値）．
・1ヵ月前の体重：50 kg，現在体重：45 kg　⇒　1ヵ月で5 kgの高度な体
重減少（体重減少率10％）．
・3ヵ月前の体重：45 kg，現在体重：48 kg　⇒　3ヵ月で3 kgの体重増加．

c．血液・生化学データ，医学検査
1）評　価
・血液・生化学データ，医学検査などの測定値から，栄養アセスメントに必
要となる各指標のデータを評価する．
・診療録（カルテ）に記載されている各種検査の測定値，医療従事者からの
情報，患者本人や家族からの情報，関連する施設からの情報などを活用する．
・基本的には，患者の診療時に測定されている患者データを用いる．
・栄養アセスメントに必要となる項目が測定されていない場合は，医師（主

治医）に必要となる根拠を説明して検査を依頼する．

2）基準値との比較

- 血液・生化学データ，医学検査の基準値は，各医療機関や検査機関，各学会ガイドラインの定める基準値や単位を活用する．
- 測定値を基準値と比較し，その差を評価（測定時期や半減期なども確認）する．

- 血清アルブミン値：2.3 g/dL ⇒ 基準値 3.8〜5.2 g/dL に対して低値．
- LDL コレステロール値：165 mg/dL ⇒ 基準値 70〜139 mg/dL に対して高値．
- HbA1c（NGSP）値：9.0 % ⇒ 基準値 4.6〜6.2 % 対して高値．
- 血清ナトリウム値：130 mEq/L ⇒ 基準値 135〜145 mEq/L に対して低値．
- CRP：2.5 mg/dL ⇒ 基準値 0.3 mg/dL 以下に対して高値．

d. 栄養に焦点をあてた身体所見

1）評価

- 身体状況の評価では，身体的外見，身体器官，筋肉や皮下脂肪，咀嚼・嚥下機能，四肢・筋肉・骨格，消化管，皮膚，目，神経・認知，口腔衛生，呼吸能力，食欲，感情などを確認する．
- 診療録（カルテ）に記載されている情報，医療従事者からの情報，直接観察，問診，患者本人や家族からの情報，関連する施設からの情報などを活用するが，疾患や治療状況に応じて選択する．

2）身体状況の変化の確認

- 患者本人や家族などに問診し，患者の身体状況の変化を確認し評価する．
- 患者の身体状況で異常を示す徴候や症状は，どのような症状か，身体のどの部位か，いつ頃から，どのくらいの期間，どのようなときに起きるのか，強さの程度はどのくらいか，その徴候や症状は患者の栄養状態に影響しているのか，などについて評価する．

- 2 週間前から下痢（泥状便）が続いている．
- 治療による副作用で 2 日前から嘔気・嘔吐の症状がみられる．
- 義歯の不具合で 3 日前から固い食べ物が噛めなくなっている．
- 入院時から湿性嗄声がみられ，水分摂取時に"むせ"がある．
- 心理的要因により 1 週間前から食欲不振や易疲労感などがみられる．
- 口腔内は乾燥傾向であり，皮膚症状としてハンカチーフサイン*がみられ，皮膚ツルゴール*の低下がある．
- 1 週間で 2.5 kg の体重増加があり，下腿に浮腫がみられる．

- ハンカチーフサイン：手の甲などの皮膚を指でつまんで引き上げて，指を離してもハンカチを指でつまみ上げたような状態になったまましばらく戻らない状態をハンカチーフサインとよぶ．

- 皮膚ツルゴール：皮膚の張りや緊張，皮膚弾力性のこと．皮膚を指でつまみ上げて，皮膚が元の状態に戻る時間を測定し，脱水状態を確認する方法．

e. 既往歴（個人履歴）

1）評　価

- 既往歴（個人履歴）を把握するため，患者情報（年齢，性別，国籍，職業，喫煙，身体障害など），処置・治療（栄養状態に影響する医療的処置・治療など），社会的な履歴（経済的要因，生活状況，家庭問題，社会・医療の支援），住居環境，宗教，身辺の変化，ストレス，社会へのかかわりなどを確認し評価する．
- 診療録（カルテ）に記載されている情報，医療従事者からの情報，患者本人や家族への問診情報，関係する施設や機関からの情報などを活用するが，疾患や治療状況に応じて選択する．

2）基準値との比較

- 既往歴（個人履歴）に関する基準値は存在しないことが多いため，疾患や治療状況・身体状況などと，生活環境，治療歴，社会的状況などを考慮して評価する．

> **例**
> ・30歳，男性．5年前に肥満症と診断されているが，日ごろから自宅の部屋にこもってテレビゲームに熱中しており外出はほとんどしない．
> ・49歳，女性．会社の技術系部門の課長職で開発などを担当しており，外食も多く食事時間は不規則となっている．
> ・85歳，男性．1人暮らしであるが，娘が1週間に1回訪問して患者の身の回りの支援を行っている．
> ・76歳，女性．市内の自宅で80歳の夫と息子夫婦4人で住んでおり，自宅で読書や散歩などをして過ごしている．

C　栄養診断

- **栄養診断**とは，栄養アセスメント指標の1つひとつの評価結果をもとに，患者の栄養状態を総合的に判定することであり，栄養アセスメントと栄養介入の間で実施される（➡第1章 図1-1，p.3）．
- 栄養アセスメントでは，患者の栄養状態を評価するために必要となる各データや徴候や症状，既往歴などの指標を1つひとつ評価する．
- 一方，栄養診断では，基準値より高値や低値を示すデータや，異常を示す徴候や症状など，栄養状態が悪化している根拠を指標によって明確に示し，エネルギー・栄養素量の過不足が生じる根本的な原因を推測する．
- 栄養アセスメントで得られた評価結果や，栄養状態を悪化させている根本的な原因から，対象者の栄養状態を総合的に判定し，PES報告として記載する．

① 栄養診断のコード・用語

- 医師の医療診断の用語としては，2型糖尿病，クローン病，アルコール性

脂肪肝，鉄欠乏性貧血などがあるが，栄養診断（栄養状態の判定）の用語は栄養状態に限局しており，主にエネルギー・栄養素量の過不足に関するものとなる．

- さらに，栄養診断では，栄養補給法である「経口栄養法」，「経腸栄養法」，「静脈栄養法」の視点からも判定が行われる．
- 栄養診断は，NI（摂取量），NC（臨床栄養），NB（行動と生活環境），NO（その他の栄養）の4つの領域において，コード・用語が定められている（➡第1章 表1-1，p.6）.

NI ：nutrition intake
NC ：nutrition clinical
NB ：nutrition behavioral/
environmental
NO ：nutrition other

- 患者のエネルギー・栄養素摂取（補給）に関連する栄養問題などについては，摂取（補給）しているエネルギー・栄養素量の過不足について評価し，「NI-1.3　エネルギー摂取量過剰」や「NI-2.3　経腸栄養量不足」，「NI-3.1　水分摂取量不足」，「NI-5.6.2　脂質摂取量過剰」，「NI-5.7.1　たんぱく質摂取量不足」などNIの項目から判定する．栄養診断コード・用語の判断に迷った場合は，まずはNIに関する項目から検討していくべきである．
- 患者の身体状況に関連する栄養問題などについては，「NC-1.1　嚥下障害」，「NC-1.2　噛み砕き・咀嚼障害」，「NC-3.1　低体重」などNCの項目から判定する．
- 生活環境などに関連する栄養問題などは，「NB-1.1　食物・栄養関連の知識不足」，「NB-1.3　食事・ライフスタイル改善への心理的準備不足」，「NB-2.6　自発的摂食困難」などNBの項目から判定する．

D　栄養介入（計画と実施）

- 栄養介入（計画と実施）では，患者の栄養状態を悪化させている「E：根本的な原因（要因）」を改善するための計画を立案する．
- そのためには，栄養診断（栄養状態の判定）の根拠となるPES報告で示している**S：根拠**と**E：根本的な原因（要因）**を栄養介入計画と連動させる必要がある．
- PES報告と栄養介入の計画を連動させることが，NCPをうまく活用するためのポイントである（図2-2）.

① PES報告と栄養介入の計画の連動

- PES報告のSは，栄養アセスメントで異常や悪化を示しているデータや徴候・症状，個人履歴である．栄養介入により，そのデータや徴候・症状などが改善していくのか，変化がみられないのか，さらに悪化していくのか，その変化をモニタリングしながら再評価する．
- したがって，PES報告のSを栄養介入計画の栄養モニタリング計画（Mx）と連動させて経過観察を行うことになる．

Mx ：monitoring plan

- PES報告のEは，対象患者の栄養アセスメントで明らかになった栄養状態を悪化させている根本的な原因（要因）である．
- したがって，PES報告のEを栄養介入計画の栄養治療計画（Rx），栄養

Rx ：therapeutic plan

S（sign/symptoms）の根拠に基づき，

> 栄養介入計画
> 　Mx）monitoring plan（栄養モニタリング計画）
> と関連づけて記載する．

E（etiology）が原因となった（関係した），

> 栄養介入計画
> 　Rx）therapeutic plan（栄養治療計画）
> 　Ex）educational plan（栄養教育計画）
> と関連づけて記載する．

P（problem or nutrition diagnosis label）である．

図2-2　PES報告と栄養介入の計画との関係性

教育計画（Ex）と連動させて，患者の栄養状態を悪化させている根本的な原因や要因を改善するための栄養改善計画を立案する．

Ex：educational plan

2 栄養介入の計画の3項目

a. 栄養モニタリング計画（Mx）

- 栄養アセスメントにおいて異常や悪化を示す摂取（補給）エネルギー量や栄養素量の充足率，各種データ，徴候・症状，個人履歴などの指標を抽出して記録し，栄養介入によってその指標がどのように推移していくのかをモニタリングしながら患者の栄養状態を再評価する．

b. 栄養治療計画（Rx）

- 患者の栄養状態を悪化させている根本的な原因（要因）を改善するため，管理栄養士が設定したエネルギーや各栄養素の必要量，栄養補給法（経口栄養法，経腸栄養法，静脈栄養法）や補給ルート，栄養補給法のポイント，栄養教育の必要性や方法，他職種や医療チームとの連携，そのほか栄養状態を改善するために必要となる医療従事者が提供する具体的手段などを記録して栄養介入を実施する．

c. 栄養教育計画（Ex）

- 患者の栄養状態を悪化させている根本的な原因（要因）を改善するために，患者本人や家族などが理解して実施できるようになるための知識や具体的手法，システムなどについて，医療従事者が患者本人や家族に対して行う指導などを記録して栄養教育を実施する．
- 栄養教育計画では，管理栄養士と連携する医療従事者（医師，看護師，薬剤師，リハビリテーションスタッフなど）の役割や実施時期なども記録する．

3 栄養介入の計画，栄養モニタリングと評価

- NCPでは，PES報告のEで示した患者の栄養状態を悪化させている根本的な原因（要因）を改善するために栄養介入を実施するため，それによっ

て患者の栄養状態が改善されていくと推測される.

- 栄養状態を悪化させている根本的な原因の改善とともに,PES 報告の S で示した栄養状態の異常や悪化の根拠となる指標も改善していくことが推測される.

- したがって,栄養介入の再評価では,PES 報告の S で示した指標をモニタリング項目として,患者の栄養状態の変化や推移を経過観察する.

- 栄養介入を行っても PES 報告の S で示した指標が改善しない場合は,PES 報告の E で示した患者の栄養状態を悪化させている根本的な原因(要因)が他にもあるのか,PES 報告の S で示した指標が異なっている可能性があるので,早急に栄養アセスメントを再実施し,栄養状態を悪化させている根拠や根本的な原因(要因)について再評価を行う必要がある.

- この手順に従って PDCA サイクルを繰り返し,患者にとって最適な栄養管理法を探っていく.

PDCA:plan-do-check-act cycle

---

column

NCP 実践の 7 つの Step(図 2-3)

Step 1:栄養アセスメントデータ(摂取量・補給量など)の評価

　患者のエネルギー・栄養素の推定必要量と比較して,エネルギー・栄養素の摂取(補給)量の過不足を評価する.

Step 2:栄養アセスメントデータ(検査データ,徴候・症状など)の評価

　患者の身体計測値,血液・生化学検査データ・医学検査,身体所見,既往歴(個人履歴)を評価する.

Step 3:栄養アセスメントデータの関連性を評価

　Step 1 で評価したエネルギー・栄養素量の過不足と,Step 2 で評価した身体計測値,血液・生化学検査データ・医学検査,身体所見,既往歴(個人履歴)の関連性を探る.

Step 4:栄養状態を悪化させている根本的な原因の明確化

　Step 3 でアセスメントデータの関連性を評価した根拠をもとに,栄養状態を悪化させている根本的な原因や要因を慎重に探り,原因の本質(患者の栄養状態を悪化させている根本的な原因は何か?)を明確に示す.

Step 5:栄養診断(栄養診断コード・用語の確定)

　患者の栄養状態を総合的に判定する栄養診断コード・用語を決定する.

　Step 1~4 を総合的に考慮し,NI,NC,NB,NO 領域から栄養状態の判定として最も適切な栄養診断コード・用語を決定する.

※栄養診断コード・用語は 1 つに絞り込むのが望ましいが,複数の栄養診断コード・用語が該当する場合は,必要性の高い栄養診断コード・用語に順位をつけて 3 つ以内に絞り込んで決定する.

※栄養診断コード・用語の判断に迷った場合は,まずは NI に関する用語・コードを検討していくべきである.

Step 6:PES 報告(栄養診断の根拠と原因を PES 報告で示す)

　PES 報告の基本は,患者の栄養状態が悪化している根拠(S)と原因(E)を明確に示して栄養診断(P)することである.

　PES 報告は,「S の根拠に基づき,E が原因となった(関係した),P である」と明確に示すため簡潔な一文で記載する(図 2-3).

　P は Step 5 で決定した患者の栄養診断の用語(コード),E は Step 4 で明らかにした患者の栄養状態を

1. **栄養アセスメント**：対象患者において問題となっている「アセスメントデータ（5項目）」と「原因（要因）」を明確にして関連づけ，「栄養診断コード・用語」を決定する.
   ①：問題となる栄養アセスメントデータ・徴候・症状を抽出し，栄養状態を悪化させているその原因や要因を明らかにする.
   ②：上記①で提示したアセスメントデータ・徴候・症状と原因や要因との関連から考えられる栄養診断コード・用語を3つ以内で提示する.

栄養アセスメントデータ （5項目は必須） （**S**：sign/symptoms）	栄養アセスメント （比較基準があれば 参照し評価）	原因（要因） （**E**：etiology）	栄養診断コード・用語 （NI・NC・NB・NO） （**P**：problem or nutrition diagnosis label）
Step 1 を参照			
関連 Step 3 を参照		Step 4 を参照 →	Step 5 を参照
Step 2 を参照			

2. **栄養診断（PES）報告**：「**S**の根拠に基づき，**E**が原因となった（関係した），**P**である」と簡潔な一文で記載する.）
   Step 6 を参照 ←----------------- PES報告と栄養介入計画の連動 ---

3. **栄養介入の計画**：Pの介入計画とPES報告内容を連動させて記載することが大きなポイントである.
   ・PES報告のSは，栄養状態を悪化させている**根拠**である. ⇒S の内容を栄養モニタリング計画（Mx）において観察し，改善しているかどうかをモニタリングしながら再評価する.
   ・PES報告のEは，栄養状態を悪化させている**原因**である. ⇒E の内容を改善するための栄養治療計画（Rx）と栄養教育計画（Ex）を立案する.

   栄養モニタリング計画（Mx：monitoring plan） ←-----
   栄養治療計画（Rx：therapeutic plan） ←----- Step 7 を参照
   栄養教育計画（Ex：educational plan） ←----- PES報告と栄養介入計画は必ず連動させる

図2-3 NCPの7つのStep （栄養アセスメント→栄養診断（PES報告）→栄養介入計画）

ここでは，栄養状態の判定（栄養診断）の手順として症例の考え方を示している.

悪化させている根本的な原因や要因，SはStep 3（Step 1，Step 2）で抽出した患者の栄養状態の異常や悪化を示す栄養アセスメントデータ，徴候・症状，個人履歴である.

※英語は結論を先に伝える文章構成なので「P・E・S」の順番となるが，日本語は結論が最後にくる文章構成なので「S・E・P」の順番で記載する.

PES報告は，基本的な事項をよく理解したうえで症例検討を繰り返しながら身につけなければならない.

Step 7：PES報告と連動した栄養介入の計画

栄養介入の目的は，患者の栄養状態を悪化させている「E：根本的な原因（要因）」を改善することである. したがって，PES報告で示した「エネルギー・栄養素の摂取（補給）量の過不足が生じ，患者の栄養状態を悪化させているE：根本的な原因（1番の根源）」に対して，その原因を改善するための栄養介入計画を立案していく.

栄養介入計画は，栄養モニタリング計画（Mx），栄養治療計画（Rx），栄養教育計画（Ex）の3つの視点から考えていく.

以上は栄養管理記録として，叙述的記録によりSOAP形式で記載する（➡第3章，表3-8，表3-9，p.34）.

第3章 栄養ケア計画と実施

- 栄養管理プロセス（NCP）（➡第1章，図1-1，p.3）における栄養ケア（栄養介入）の計画・実施において，①目標・優先順位の決定，②栄養処方や基本計画の決定，③患者・家族などのニーズに合わせた栄養ケア計画の立案，④ケアに要する時間と頻度の明確化，が必要である．

A 栄養投与量の決定

① エネルギー

- エネルギー必要量は，成人ではエネルギー消費量に相当する．
- 対象者の状態（成長期や妊娠・授乳期，病態など）に応じて，適切なエネルギー必要量を設定する．
- エネルギー必要量は病態や活動量の変化により変動するため，体重変化や病態をみながら適宜調整する必要がある．

a．間接熱量計による算出
- エネルギー消費量を間接熱量計で直接求める方法である．
- 酸素消費量と二酸化炭素産生量を呼気ガス分析で測定することで，**呼吸商（RQ）**と**安静時エネルギー消費量**を算出することができる． RQ：respiratory quotient
- 疾患により RQ が低くなることがある．
- 高額な機器であり，設置されている施設には限りがある．

b．「日本人の食事摂取基準」による算出
- 主に健康な人を対象として用いる．
- 「日本人の食事摂取基準」における基礎代謝量に**身体活動レベル（表 3-1）**を乗じて，推定エネルギー必要量が算出されている．

表 3-1 **身体活動レベル**

		代表値[1]	日常生活の内容
寝たきり		1.0〜1.1	
ベッド上安静		1.2	
ベッド以外での活動		1.3	
身体活動レベル	低い	1.50 (1.40〜1.60)	生活の大部分が座位で，静的な活動が中心の場合
	ふつう	1.75 (1.60〜1.90)	座位中心の仕事だが，職場内での移動や立位での作業・接客等，通勤・買い物での歩行，家事，軽いスポーツのいずれかを含む場合
	高い	2.00 (1.90〜2.20)	移動や立位の多い仕事への従事者，あるいは，スポーツ等余暇における活発な運動習慣をもっている場合

[1]（　）内はおおよその範囲．

［厚生労働省：「日本人の食事摂取基準（2025 年版）」策定検討会報告書，2024／日本病態栄養学会（編）：病態栄養専門管理栄養士のための病態栄養ガイドブック，第 7 版，p56，南江堂，2022 を参考に作成］

表 3-2	エネルギー必要量の算出式

基礎代謝量 (Harris-Benedict の式)	男性：66.47 ＋（13.75 ×体重）＋（5.0 ×身長）－（6.76 ×年齢）
	女性：655.1 ＋（9.56 ×体重）＋（1.85 ×身長）－（4.68 ×年齢）
エネルギー必要量（kcal/日）＝ 基礎代謝量 × 活動係数* × ストレス係数	

*身体活動レベルともいう．表 3-1 を参照．

表 3-3	ストレス係数の例

	軽度～中等度手術	1.2～1.4
	高度手術	1.6～1.8
ストレス係数	軽度感染症	1.2～1.5
	重症感染症	1.5～1.8
	熱傷	熱傷範囲 10％ごとに 0.2 増加
	がん	1.1～1.3
	発熱	36℃から 1℃上昇ごとに 0.2 増加

c. 基礎代謝量による算出

- ハリス・ベネディクト（Harris-Benedict）の式から基礎代謝量を算出し，**活動係数とストレス係数**を乗じてエネルギー必要量を算出する（表 3-1，表 3-2，表 3-3）．
- 国際的に用いられている指標であるが，日本人（特に高齢者）ではエネルギー必要量が高めに算出されてしまう可能性がある．
- 臨床現場でよく用いられているが，体重変動に注意しながら調整する必要がある．

d. 体重あたりのエネルギー消費量による算出

- 体重あたりのエネルギー係数（kcal/kg/日）を乗じて算出する方法である．
- エネルギーバランスは，体重変動にあらわれるため，現体重から標準体重など対象者の目標体重に近づける際に用いられることが多い．
- 肥満度や身体活動量，年齢，病態などを考慮し，設定する．
- 体重経過をモニタリングし，必要に応じて変更する．

2 たんぱく質

- 一般的に，「日本人の食事摂取基準」における推奨量に準ずる．
- たんぱく質摂取量を減らす必要がある病態として，腎疾患や肝性脳症を起こす病態などがある．
- たんぱく質の必要量が増加する病態には，手術や外傷などの侵襲時や褥瘡，発熱などがある．
- 十分なエネルギー投与がなければ，アミノ酸はエネルギー源として使用され，たんぱく質が合成されない．

3 脂 質

- 脂質摂取量を調節する必要がない場合は，「日本人の食事摂取基準」にお

ける脂質エネルギー比率20〜30％を参考に設定する.

- 低栄養状態などの場合,脂質のエネルギー比率を増やすことで,効率的に
エネルギー摂取量を増やすことが可能である.
- 慢性閉塞性肺疾患（COPD）など呼吸器疾患では,呼吸商を低下させるた
めに脂質の摂取量を増やす.
- 脂質異常症では,動脈硬化性疾患予防のためにも,脂質の量だけではなく
質にも注意が必要である.
- 潰瘍性大腸炎やクローン病,膵疾患,消化吸収障害がある場合は,脂質制
限が必要である.
- 静脈栄養時には脂肪乳剤を使用し補給するが,投与速度に注意が必要であ
る（0.15 g/kg体重/時以下）.

COPD : chronic obstructive pulmonary disease

4 炭水化物

- 総エネルギー必要量からたんぱく質と脂質のエネルギー量を差し引いて炭
水化物のエネルギー量を設定する.
- 「日本人の食事摂取基準」に準じて,エネルギー比率は50〜65％程度と
なる.
- 炭水化物は,**糖質**（易消化性）と**食物繊維**（難消化性）に分類される.
- 腸管の機能が低下している病態（潰瘍性大腸炎などの消化器疾患）では,
低残渣食とするため食物繊維の摂取は控える.
- 絶食や過度な糖質制限では,ケトーシスや体たんぱく質の分解が生じるた
め注意が必要である.
- 糖質の代謝の過程にはビタミンB_1が必須であり,特に静脈栄養時には投
与確認を行う.

5 ビタミン

- 「日本人の食事摂取基準」の値を参考に,病態による必要量の変化を加味
して設定する.
- 食欲不振により経口摂取量が減少している場合や,腎疾患などの病態によ
り食事制限がある場合,消化吸収機能が低下している病態の場合は,ビタ
ミン不足に陥りやすい.
- 高カロリー輸液施行時には糖質代謝が活発になるため,経口摂取時よりも
多くのビタミンB_1が必要になる.
- ビタミンの欠乏症や過剰症については第7章（➡ p.62）を参照する.

6 ミネラル

- 「日本人の食事摂取基準」の値を参考にする.
- 高血圧や腎疾患などの疾病,下痢や嘔吐などの消化器症状がある場合など,
病態により摂取量を調整する必要がある.
- 長期の静脈栄養時には,微量元素剤を用いて補給する.
- ミネラルの欠乏症や過剰症については第7章（➡ p.64）を参照する.

7 水　分

- 摂取量（食事＋飲水＋代謝水）と排泄量（尿＋糞便＋不感蒸泄）から水分出納を把握する．
- 摂取量と排泄量を等しく保つことが必要であり，浮腫がある場合は制限し，脱水がみられる場合は補給する．
- 発熱，下痢，嘔吐などの症状がみられる場合は，水分出納を把握し，摂取量を考慮する必要がある．
- 高齢者では，水分摂取量の減少がみられる場合や脱水による自覚症状が乏しい場合があり，注意が必要である．
- 1 kcal/1 mL の標準的な経管栄養剤の水分量は約 85 % であり，濃い濃度になれば含有水分量は減少する．
- 経管栄養法による管理をしている場合は，水分量に注意しつつ必要であれば白湯を注入し，不足しないよう注意する．

B　栄養補給法の決定

- 栄養補給法には，**経口栄養法**，**経腸栄養法**（経瘻孔法，経管栄養法），**静脈栄養法**（末梢，中心）がある．
- 対象者の状態に応じて適切な栄養補給法を選択し，必要に応じて併用する．
- 栄養補給法については第 4 章（➡ p.36）を参照する．

C　栄養教育

1 課題の抽出と優先順位の決定

- 抽出した課題について優先順位を決定する．
- 重要度が高く，実現可能性が高い課題を最優先課題として設定することが望ましい．
- 項目を絞ることで問題点が明確化され，患者・家族も実行に移しやすくなる．

2 目標の設定

- 目標は段階的に区切り，1 段階ずつ目標に到達するように設定する．
- 実行可能かつ，より具体的な行動目標を設定し，定量的に評価する．

3 栄養ケアの時間と頻度を決定

- 患者とともに達成時期を具体的に設定する．
- 達成時期に再評価を行い，実施内容の見直しや次の目標に向けた栄養ケア計画の立案を行う．

D　多職種との連携

- 栄養介入は管理栄養士のみで完結するものではなく，多職種協働を図ることで，より質の高い栄養ケアを行うことができる．
- 各々の職種が専門性を発揮することで，患者の QOL 向上につながる．
- 2010 年に栄養サポートチーム（NST）加算が診療報酬に新設されて以降も，チーム医療推進の観点から多職種協働の項目の見直し・拡充が行われている．
- チーム医療を行う中で，管理栄養士としての専門性を発揮するためにも，栄養管理に関する高度な知識や技術を身につける必要がある．厚生労働省と日本栄養士会が 2013 年度から進めている「管理栄養士専門分野別人材育成事業」により，表 3-4 に示す分野の認定制度がある．

表 3-4 専門管理栄養士認定制度（一例）

- がん病態栄養専門管理栄養士
- 腎臓病病態栄養専門管理栄養士
- 糖尿病病態栄養専門管理栄養士
- 摂食嚥下リハビリテーション栄養専門管理栄養士
- 在宅栄養専門管理栄養士

E　モニタリングと再評価

1　モニタリング項目

- モニタリングとは，栄養ケア計画の目標が達成されたかを評価することである．
- モニタリング項目例を表 3-5 に示す．
- 身体計測は，体重や体組成の経過をモニタリングすることで，必要栄養量の過不足を評価することができる．しかし，浮腫や脱水などの症状がある場合は適切に評価できない場合がある．
- 生化学データ，尿検査，臨床検査は，患者のもつ病態により評価項目は異なる．
- 短期的な栄養状態の評価の場合には，半減期の短いラピッドターンオーバープロテイン（RTP）であるトランスフェリン，レチノール結合蛋白，

RTP：rapid turnover protein

表 3-5 モニタリング項目例

身体計測	身長，体重，体格指数，体組成（体脂肪，骨格筋量）
生化学データ，尿検査，臨床検査	生化学・尿検査値（疾患により評価指標は異なる），検査（安静時代謝率，75 g 糖負荷試験など）
栄養調査	食習慣，食事摂取状況（摂取量，食形態），栄養補助食品の使用状況，食環境

プレアルブミン（トランスサイレチン）が用いられる．
- 疾患により注意すべき臨床症状や臨床検査指標，食事療法が異なるため，各疾患の病態を把握しておく必要がある．
- 定期的な観察により栄養ケア計画の達成状況を評価することで，必要に応じて栄養ケア計画の修正を行う．

② 栄養投与量の再評価と修正

- 初期計画により設定した内容が継続して適正量であるかをモニタリングを行い把握する．
- 体重のモニタリングで増減がみられる場合は，本来の栄養必要量に過不足があることが予想されるため，栄養ケア計画を変更する．
- 外傷や手術など侵襲によるエネルギー代謝の亢進がみられる場合は，患者の病態の変化に応じて投与量を変更する必要がある．

③ 栄養補給法の再評価と修正

- 栄養補給方法は，経過に伴い再評価を実施し，必要に応じて変更する．
- 経口摂取で必要量が満たせない場合，経腸栄養法や静脈栄養法の適応を検討する．
- 経腸栄養法を実施していたが，経口摂取への変更が可能と判断された場合，経口摂取への移行を計画する．
- 図3-1 に摂食嚥下障害患者での栄養補給法の再評価と修正例を示す．

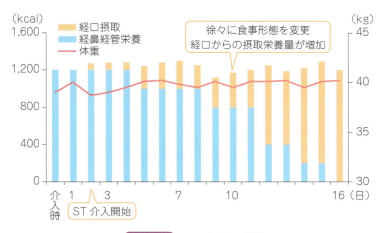

図3-1 モニタリング例

【摂食嚥下障害の患者】
（体重：39.5 kg，BMI：17.6，目標栄養量：1,200 kcal［現体重 × 30 kcal/kg］）．
　介入時：経鼻経管栄養法を行っており，言語聴覚士（ST）介入が開始．
　入院3日目より嚥下調整食が開始となり，徐々に食形態を変更．
　食事摂取量の増加に伴い，経管栄養からの栄養量を減量．最後には経口のみで必要栄養量の充足が可能となった．
　必要栄養量は満たされていたため，体重変動はみられなかった．
　今後もモニタリングを行い，適宜必要栄養量の再評価と修正を行う．

F　栄養ケアの記録

❶ 栄養ケア記録の意義

- チーム医療を行ううえで，多職種間で患者情報の共有を行うことは重要である．
- 患者の栄養状態や栄養管理上の問題点についての情報共有を円滑に行うために，診療録への記載様式は標準化する必要がある．
- 記載様式の標準化は，施設内でのチーム医療を円滑に行うだけではなく，患者や他施設への情報提供も容易となるため，転院・退院した後の途切れのない栄養管理の実現にもつながる．

❷ 問題志向型システム（POS）の概要

POS：problem-oriented system

- **POS** は，患者の抱える問題点を解決するためのプロセスを整理し，系統的に記録するシステムであり，表 3-6 に示すような 3 段階により構成される．

a. 問題志向型診療記録（POMR）の作成

POMR：problem-oriented medical record

- **POMR** とは，POS に基づく診療記録のことである．
- POMR は，**基本情報**，**問題リスト**，**初期計画**，**経過記録**，**退院時要約・サマリー**のカテゴリーからなる．

b. 記録（POMR）の監査

- 実施した栄養ケアの質や結果を評価することである．
- 基礎データから得られた問題点は整理されているか，問題点は重要な順に取り上げられているか，主観的・客観的情報から適切に栄養アセスメントされているか，アセスメントに沿った栄養ケアの計画がなされているか，などについて確認する．
- 管理栄養士の視点からの栄養管理上の問題点を情報共有する必要があるため，多職種が理解しやすい標準的な用語を用いた記載内容になっているか確認する必要がある．

c. 記録（POMR）の修正

- 監査により見出された問題点を修正・改善し，次の栄養ケアを実施する．

表 3-6　問題志向型システム（POS）の 3 段階

第 1 段階	問題志向型診療記録（POMR）の作成
第 2 段階	記録（POMR）の監査
第 3 段階	記録（POMR）の修正

表 3-7	栄養評価に必要な基本情報項目例
基本情報	病歴，入院時所見，既往歴，職業，家族構成，生活状況，身体機能，服薬内容，入院時検査所見など
食生活情報	摂食機能，食物アレルギーの有無，食生活状況，摂取栄養量，嗜好など
身体計測	身長，体重，体組成（骨格筋量，体脂肪量）など
臨床検査データ	血液・尿検査など

③ POMR

a. 基本情報

- 治療を行うにあたり必要な患者の情報であり，栄養評価に必要な項目例を表 3-7 にあげる．
- 医師や看護師，薬剤師，管理栄養士，医療事務など多くの医療従事者がデータの集積にかかわり，診療録を通して多職種でデータを共有する．

b. 問題リスト

- 基礎情報から患者の抱える栄養に関連する問題点を抽出する．
- 抽出した問題点を重要な順にリストアップする．
- 問題点だと判断した理由，引き起こした要因を判定する．これらが栄養診断にあたる．
- 国際標準化された栄養診断の用語を用いて，統一した方式で記載することで，多職種での情報共有が容易になる．

c. 初期計画

- 問題リストに対して栄養ケアの計画を立てる．
- それぞれの問題リストに対して，**モニタリング計画**（Mx），**栄養治療計画**（Rx），**栄養教育計画**（Ex）に分けて記載する（➡ p.23）．

d. 経過記録

- 叙述的経過記録とフローシート（経過一覧）がある．

1）叙述的記録

- 栄養管理記録を，栄養診断名とともに **SOAP** 形式で記載する（表 3-8，表 3-9）．
- 広く臨床現場で使用されている SOAP 形式で記載することで，多職種での情報共有が図りやすく，効果的な栄養管理につながる．

2）フローシート

- 対象者のもつ問題点や観察項目について，臨床経過を理解しやすくするための一覧表である．
- 体重経過や臨床検査データ，摂取栄養量など個々の患者に合わせた経過観察の必要な項目の経過を追うことで，栄養ケアの評価・改善を行うことができる．
- 臨床経過と併せて栄養食事指導を行うことで，栄養ケアの効果を患者・家族に理解してもらいやすく，その後の栄養ケア計画の実行意欲につながる．

表 3-8 SOAP

S：subjective data （主観的情報）	患者・家族の訴え
O：objective data （客観的情報）	身体計測，検査データ，生活背景，栄養摂取状況（摂取量，食形態），指示栄養量など
A：assessment （評価）	SやOからの情報をもとに今後の栄養ケアのための評価を行う．栄養診断（栄養状態の判定）について，根拠と要因を明確にして簡潔に記載する（PES報告）
P：plan （計画）	栄養ケア計画をMx，Rx，Exに分けて記載する

表 3-9 SOAP 記入例

	【栄養診断】NI-2.1 経口摂取量不足
S	（息子より聴取） ・仙骨部と踵に褥瘡ができ，往診で処置してもらっていたが悪化した． ・介助をして経口から摂取しているが，最近食べる量が少なくなってきていた． ・ベッドで寝ている時間が多く不活動のため，1回に食べる量が少ない． ・飲みこむときにむせることがある．
O	#1. 褥瘡 #2. 多発性骨髄腫 ・73歳，女性 ・多発性骨髄腫 ・訪問診療・訪問看護を受けながら，在宅療養（ADL：ベット上） ・息子と同居 ・身長：150 cm，入院時体重：35 kg，BMI：15.6，IBW：49.5 kg ・褥瘡 DESIGN-R スコア：（仙骨部）12点，（左外果部）25点 ・エネルギー摂取量：約900 kcal/日（目標エネルギー量：1,500～1,750 kcal/日） ・たんぱく質摂取量：30 g/日（目標たんぱく質：62～74 g/日） ・在宅にて，息子が作った食事を摂取していた（食事介助要）．
A	・食事摂取量が目標量に対してエネルギー51～60 %，たんぱく質40～48 %と大きく下回っている． ・BMI 15.6と低体重である． ［栄養診断の根拠］ 　エネルギー摂取量51～60 %，たんぱく質40～48 %，BMI 15.6という根拠に基づき，飲みこむときにむせることがあることが原因となった，経口摂取量不足である．
P	Mx：体重，摂取栄養素量，食事形態，DESIGN-R スコア Rx：目標栄養量の充足，適切な食形態・栄養補助食品の検討 Ex：退院後の在宅での適切な食事形態および調理法，栄養補助食品の入手法を理解する．

e. サマリー

- 退院や転院などで栄養ケアが終了した際に記載する．実施した栄養ケアの要約である．
- 現在の状況（栄養上の問題点，栄養必要量や現在の摂取量，栄養補給方法や食事形態，これまでの経過など）と今後の予定をまとめることで，転院後の継続した栄養管理に役立てることができる．
- 2020年度診療報酬改定では，入院医療機関と在宅担当医療機関等との切れ目のない栄養管理を図る観点から，入院中の栄養情報提供加算（50点）

が新設された.

- 医療機関ごとに食事形態の名称が異なっている現状がある.日本摂食・嚥下リハビリテーション学会嚥下調整食分類 2021 の学会コードなど,**記載方法の標準化**を行うことで,退院・転院後の継続した栄養管理につながる.

第4章 栄養・食事療法と栄養補給法

A 栄養・食事療法と栄養補給法の歴史と特徴

1 食事療法の変遷（表 4-1）

- わが国において，1888 年に順天堂医院にて初めて西洋式の病人食が導入された記録が残っている．
- その後 1926 年に，慶應義塾大学病院にて食養研究所が開設され，病人に対する食事療法の研究が始まったとされている．
- 第二次世界大戦後，1948 年に「医療法」が制定され，病院に給食施設の設置および栄養士の配置が義務づけられた．
- 1950 年には「完全給食制度」が設定され，1 日 2,400 kcal の食事が提供されるようになった．
- 1958 年には「完全給食制度」は「基準給食制度」へと変更され，病院食は「量」から「質」に重点が置かれ，改善への道につながっていく．
- さらに，1961 年には「特別治療食加算」が認められ，治療食という概念の誕生に伴い，食事療法の有用性が認識された瞬間となった．
- 1973 年，一律に定められていた 2,400 kcal の栄養量を廃止し，個々の患者

表 4-1　食事療法および臨床栄養管理の変遷

1888 年	順天堂医院　（西洋式の病人食を導入）
1926 年	慶應義塾大学病院　食養研究所設置（病人に対する食事療法の研究が開始）
1948 年	医療法制定　（病院食の位置づけ）
1950 年	完全給食制度を策定　（院内のみの食事で管理，2,400 kcal 導入）
1958 年	基準給食制度を導入　（量→質の改善）
1961 年	特別治療食加算を認定
1973 年	一律栄養量（2,400 kcal）の廃止
1987 年	病院給食業務の外部委託が認められる
1992 年	特別管理給食加算を認定　（適時適温の提供開始）
1994 年	入院時食事療養制度の導入　（基準給食制度廃止，自己負担額開始） 選択メニュー加算を認定（2006 年廃止） 食堂加算を認定 特別管理加算　（特別管理給食加算から名称変更）
2006 年	入院時栄養管理実施加算　（特別管理加算から名称変更）
2010 年	栄養サポートチーム（NST）加算を認定
2012 年	入院時栄養管理実施加算の廃止　（入院基本料に包含）
2016 年	入院時食事療養費の自己負担額の変更　（1 食 260 円→ 360 円）
2018 年	入院時食事療養費の自己負担額の変更　（1 食 360 円→ 460 円）
2024 年	入院時食事療養費の自己負担額の変更　（1 食 460 円→ 490 円）

に適した量を考慮して病院食を提供する方針へと変化していった.

- 「病院食もおいしく」という考えが普及し始め,1994年に基準給食制度が廃止され,食事料の一部定額自己負担を含んだ新たな「入院時食事療養制度」がスタートした.

- この制度では,管理栄養士の配置を義務づけると同時に,食事の温度管理や夕食の配食時間を定める(午後6時)などを目的とした「特別管理加算」の設置や,食環境をよくすることを目的とした「食堂加算」,さらに患者の好みによりメニューが選択できる「選択メニュー加算」が新設された.病院食は治療としての役割とともに,患者サービスの一環として運営が始まった.

- 2006年には特別管理加算を廃止し,「入院時栄養管理実施加算」が新設され,「適時適温」は当然の実施として対応し,食事算定を1日単位から1食単位へと変更された.

- 2010年には,栄養障害を起こすハイリスク者を対象に,医師,管理栄養士,看護師,薬剤師等のチームから成る「栄養サポートチーム加算」が認められ,2012年には,すべての入院患者に栄養管理が必要であることから「入院時栄養管理実施加算」が廃止され,その内容がそのまま「入院基本料」の算定要件として包括された.

- また,医療保険の見直しが定期的に行われ,2016年から入院時食事療養費の自己負担が1食あたり260円から360円へ,2018年からは460円へ,2024年からは490円へ増額された.

❷ 栄養補給法 (図 4-1)

- 傷病者に対する栄養補給法は,対象患者の消化機能や摂食嚥下機能のレベルに応じて選択される必要があり,経口的に摂取する方法(経口栄養法),消化管を通して栄養素を補給する**経腸栄養法**(EN)および静脈に直接栄養素を供給する**静脈栄養法**(PN)がある.

EN : enteral nutrition
PN : parenteral nutrition

- 経腸栄養法は,経鼻アクセス(経管),消化管瘻アクセス(胃瘻,空腸瘻,頸部食道瘻)などを利用して経腸栄養剤を投与する.

- 静脈栄養法には末梢静脈内に栄養素を含む輸液製剤を投与する**末梢静脈栄養法**(PPN)と頸静脈といった中心静脈内に輸液製剤を投与する**中心静脈栄養法**(TPN)がある.

PPN : peripheral parenteral nutrition
TPN : total parenteral nutrition

- 経口摂取のみで必要な栄養摂取ができない場合には,経腸栄養や静脈栄養による栄養補給が必要となり,その栄養補給法の選択は,傷病者の状態を種々の栄養評価から判断し決定する.

B 経口栄養法

- 入院患者に対して,消化管機能に問題がない場合には,食事として経口より栄養補給が行われ,その食事は「入院時食事療養制度」に基づき提供される.

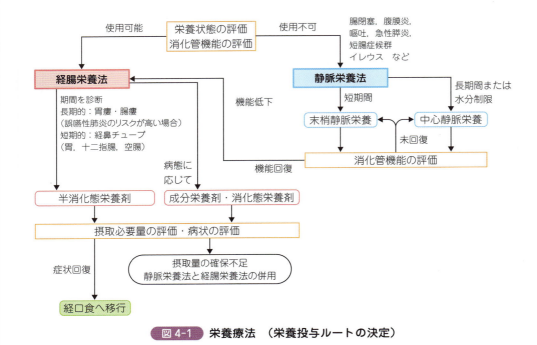

図 4-1 栄養療法（栄養投与ルートの決定）

- 健常者の栄養補給量は「日本人の食事摂取基準」に沿って設定されており，傷病者では，咀嚼・嚥下機能や病態，消化・吸収機能などを総合的に判定したうえで，食形態や各栄養素量を調整した食事が設定されている．
- 医療施設や高齢者施設では，「約束食事箋」として必要とされる治療食の形態や栄養補給量を取り決めている．
- 治療食は，**一般治療食**と**特別治療食**に区分され，病態に適した栄養補給量を含む食事を提供し，疾病の治療・改善に寄与することを目的として作成されている．

1 一般治療食

- 栄養素摂取量において特別な制限がなく，自然治癒力を高めることや，体力を回復させることを目的とした食事をいう．一般治療食は主食の形態により常食，軟食，流動食に区分される．

a. 常 食
- 健常者の食事と同じであり，栄養摂取に関して特別な食事療法を必要としない．消化・吸収や嚥下・咀嚼機能に障害がない患者が適応となる．

b. 軟 食
- 常食の硬さでは咀嚼ができない，または消化器系の疾患，術後の回復に向けての時期，食欲不振や口腔に障害があるときなどが適応となる食事をいう．
- 主食は三分粥，五分粥，七分粥，全粥などであり，パンやうどんなどを利用することもある．
- 副菜に使用する食品・調理法については，消化によい食品を軟らかく調理

表 4-2 調理法による展開

常　食	全粥食	五分粥食	三分粥食		流動食
揚げる 焼く 炒める	焼く 茹でる	煮る 茹でる 蒸す	煮る 茹でる 蒸す	ほぐす 潰す すりおろす	うらごす すり流し

し（表 4-2），主食の硬さに応じて料理を提供する．

c.　流動食

- 流動食は，消化器系の疾患や術後など，絶食から食事を始める際，または絶食へ移行する際の食事を指し，主に水分補給などが目的である．
- 刺激がなく，低残渣で固形物を含まない液体状の食事であり，重湯，くず湯，果汁，スープなどを中心に献立を作成する．

❷ 特別治療食

- 特別治療食は，疾病などにより特別な食事療法を必要とする患者に対して提供する食事をいい，さまざまな疾患により栄養素量が異なる．
- 施設により食種の分類が異なり，疾患別分類，栄養成分別分類がある．前者は，糖尿食，腎臓食，胃潰瘍食などを指し，後者は，エネルギーコントロール食，たんぱく質コントロール食，脂質コントロール食などを指す．
- 現在では，一般治療食をもとに，できるだけ同じ食材や調理作業を行い，目標とする栄養指示量を変更する栄養成分別分類を利用する施設が増えており，基準となる献立をもとに変更することを「献立を展開する」といい，展開食として立案されている．
- 特別食加算とは，入院時食事療養（Ⅰ）または入院時生活療養（Ⅰ）の届出を行った保険医療機関において，患者の病状等に対応して医師の発行する約束食事箋に基づき，厚生労働大臣が定めた特別食が提供された際に，1 食単位で 1 日 3 食を限度として算定される制度である．
- 特別食を表 4-3 に示す．

C　経腸栄養法（経管栄養法）

- 経腸栄養法（経管栄養法）は，消化管に閉塞がなく，消化・吸収機能が維持し，消化管の安静を必要としてない病態を有する患者に対して，腸管を利用して必要な栄養素を補給する手法である．
- 術前による食欲の低下，検査や手術などによる絶食などが重なり栄養状態が低下した患者に対しても行う．
- 経管栄養法は，静脈栄養法より生理的かつ，**バクテリアルトランスロケーション***を防ぐことに期待できるなど，安全性も高いなどのメリットもある．

> ・**バクテリアルトランスロケーション**：長期間，中心静脈栄養法などで消化管を利用しないと，腸管の上皮粘膜が萎縮し，細菌や毒素などが生体内に侵入することを指す．

表4-3 特別食加算の対象となる治療食の概要

特別食（治療食）	概要
腎臓食	心臓疾患，妊娠高血圧症候群に対して減塩食療法を行う場合は，腎臓食に準じて取り扱うことができる．減塩食については，食塩相当量が総量（1日量）6g未満の減塩食を指す．ただし，高血圧症に対して減塩食療法を行う場合は，このような取り扱いは認められない
肝臓食	肝庇護食，肝炎食，肝硬変食，閉鎖性黄疸食（胆石症および胆嚢炎による閉鎖性黄疸の場合も含む）など
糖尿食*	
胃潰瘍食	単なる流動食は除く．十二指腸潰瘍の場合も胃潰瘍食として取り扱って差し支えない．侵襲の大きな消化管手術の術後において胃潰瘍食に準ずる食事を提供する場合は，加算が認められる
貧血食	血中ヘモグロビン濃度が10g/dL以下であり，その原因が鉄分の欠乏に由来する患者
膵臓食*	
脂質異常症食	空腹時定常状態におけるLDLコレステロール値が140mg/dL以上である者，HDLコレステロール値が40mg/dL未満である者，トリグリセリド値が150mg/dL以上である者
痛風食*	
てんかん食	難治性てんかん等の患者に対し，グルコースに代わりケトン体を熱量源として供給することを目的に炭水化物量の制限および脂質量の増加が厳格に行われた治療食
先天性代謝異常食	フェニルケトン尿症食，楓糖（メープルシロップ）尿症食，ホモシスチン尿症食，ガラクトース血症
治療乳	乳児栄養障害（離乳を終らない者の栄養障害）に対する直接調製するものを指す．治療乳既製品（プレミルク等）を用いる場合および添加含水炭素の選定使用等は加算できない
低残渣食	クローン病，潰瘍性大腸炎等により腸管の機能が低下している患者に対する低残渣食
高度肥満食	肥満度が＋70%以上またはBMIが35以上に対して食事療法を行う場合は，脂質異常症食に準ずる
経管栄養のための濃厚流動食	特別食加算の対象となる食事として提供される場合
特別な場合の検査食	潜血食，大腸X線検査・大腸内視鏡検査のために特に残渣の少ない調理済食品を使用した場合
無菌食	無菌治療室管理加算を算定している患者に，高温滅菌などにより無菌的に調理した食事を提供した場合

*概要を付さずとも広く知られている，または指定がないため空欄とした．

1 経腸栄養アクセス

- 経腸栄養を使う方法として，経口的に補給を行う以外に経管栄養法という手法がある．
- 経管栄養法には，経鼻アクセス（胃，十二指腸，空腸），消化管瘻アクセス（胃瘻，空腸瘻，頸部食道瘻）がある．経管を留置する期間が短期間の場合は経鼻的に，長期間の場合は消化管に瘻を造設し，対応を選択する．アクセスの第1選択は，より生理的に近い状態を鑑み，胃アクセスとする．
- しかしながら，胃の機能低下や胃食道逆流のリスクがある場合には，空腸アクセスを考慮する．近年，**経皮内視鏡的胃瘻造設術（PEG）**の利用が増え，4週間以上の長期にわたる栄養管理が必要な場合，PEGが推奨されている．
- PEG造設が困難な場合には，経皮経食道胃管挿入術（PTEG）や経皮内視鏡的空腸瘻造設術（PEJ）も利用されている．

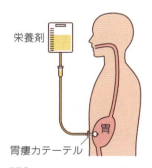

PEG：percutaneous endoscopic gastrostomy

PTEG：percutaneous transesophageal gastro-tubing
PEJ：percutaneous endoscopic jejunostomy

2 経腸栄養剤の種類と選択（表4-4）

- 経腸栄養剤は，原材料の組成の違いから天然濃厚流動食と人工濃厚流動食

表4-4	経腸栄養製品の窒素源による分類		
種類	半消化態栄養剤	消化態栄養剤	成分栄養剤
区分	食品・医薬品		医薬品
窒素源	たんぱく質	ジペプチド トリペプチド アミノ酸	アミノ酸
脂質量	比較的多め	製品により異なる	きわめて少ない
消化	多少必要	ほとんど不要	不要
残渣	少ない	きわめて少ない	
味・香り	良好	不良	
浸透圧	低い〜高い	高いものが多い	
チューブ	2〜3mm（8〜12Fr）以上		1mm（5Fr）

に分類される.

- 天然濃厚流動食は，たんぱく質源が天然食品由来であり，牛乳，鶏卵，脱脂粉乳，大豆蛋白などが使われている.
- 人工濃厚流動食は，その組成から**成分栄養剤（ED）**，**消化態栄養剤**，**半消化態栄養剤**に分類される．また制度上，医薬品と食品に分類される.

ED：elemental diet

a. 成分栄養剤

- 成分栄養剤の特徴として，窒素源はアミノ酸であり，脂肪含有量はきわめて少ない.
- 消化をほとんど必要としないことから，胃腸に負担をかけずに栄養を補給することができる.
- 一方，必須脂肪酸の欠乏に注意が必要であるため，脂肪乳剤などの併用が必須である.
- 食物繊維を含まず，低残渣でもあり，すべて医薬品である.
- 適応として，大きな手術の前後，急性膵炎の回復期，熱傷あるいは炎症性腸疾患（潰瘍性大腸炎，クローン病）などがあり，広く用いられている.

b. 消化態栄養剤

- 消化態栄養剤はアミノ酸以外に，ジペプチド，トリペプチドといった消化を受けずに吸収できる窒素源を含み，たんぱく質を含まない．成分栄養剤と同様に，消化・吸収機能が著しく低下している場合，長期間の絶食後に経腸栄養を施行する場合，短腸症候群やクローン病などが適応となる.

c. 半消化態栄養剤

- 半消化態栄養剤の窒素源はたんぱく質であり，脂質も必要量を含んでいる.
- 消化・吸収に異常がない場合，半消化態栄養剤が第1選択となる．また，浸透圧が比較的低く，フレーバーも数多く存在し，医薬品をはじめ食品も多数存在するため，嗜好などに合わせた選択の幅が広がる.
- 一方，製品によって含有成分が異なるため，微量栄養素の欠乏などに注意も必要である.
- 病態別経腸栄養剤も多数販売されており，さまざまな病態に適した経腸栄養剤を選択することができるようになってきた.

- これらは，各種栄養素の質や量などが工夫されており，原疾患の病態改善に対しても期待が寄せられている．

1）肝疾患用

- 肝不全における血中アミノ酸のバランスを是正するために，肝疾患用経腸栄養剤は**分枝アミノ酸（BCAA）**を多く含み，**フィッシャー比**を高く設定されている．

BCAA：branched chain amino acid

- 非代償期の肝硬変，肝性脳症からの回復期など，これら BCAA を強化した経腸栄養剤の使用が推奨されている．

2）腎疾患用

- 血清電解質や尿素窒素（BUN）濃度の上昇を抑制することを目的とし，高エネルギー低たんぱく質で，カリウム，リン，ナトリウムが制限されているのが特徴である．

BUN：blood urea nitrogen

- 一方，透析を施行されている患者に対しては，たんぱく質の投与量を制限せず，リンやカリウムなどの電解質含有量を制限した経腸栄養剤を利用する．

3）耐糖能異常用

- 食後高血糖を抑制することを目的とし，緩徐に吸収される種類の糖質を用いたものや，脂質の割合を多くして糖質の割合を少なくした経腸栄養剤がある．

4）呼吸器疾患用

- 慢性閉塞性肺疾患（COPD）では，重症の換気不全により高二酸化炭素血症（高炭酸ガス血症）を認めるため，二酸化炭素の産生を軽減することを目的とした高脂質を含む経腸栄養剤が推奨される．

COPD：chronic obstructive pulmonary disease

- また，COPD 患者ではエネルギー代謝が亢進し，経口摂取量が不足することから，高エネルギーを補給できる成分組成を示すことや中鎖脂肪酸（MCT）を含むのも特徴の 1 つである．

MCT：medium chain triglyceride

5）周術期用

- 免疫増強作用のある栄養素であるグルタミンやアルギニン，RNA を含むものや，エイコサペンタエン酸など n-3 系多価不飽和脂肪酸が強化された免疫賦活経腸栄養剤（IED）も存在する．

IED：immune-enhancing diet

③ 経腸栄養法による合併症およびその対策

- 経腸栄養法による合併症には，①機械的合併症，②消化器系合併症，③代謝性合併症がある．

a. 機械的合併症

- 栄養チューブの固定の不備により，副鼻腔炎，咽頭および噴門部の潰瘍，消化管の穿孔を引き起こすことがある．
- 栄養チューブの誤挿入や先端の留置した位置の不良により，胃内容物が咽頭・口腔内へ逆流し，気道に入る場合などがある．また，経鼻チューブは長く，内径が細いため閉塞することもある．
- そのため，チューブの管理は衛生的なことを含めて，適切に管理されなけ

ればならない.

b. 消化器系合併症

- 消化器官の機能低下により腹痛，嘔気・嘔吐，腹部膨満感などを引き起こす．また，栄養剤が逆流して誤嚥性肺炎を引き起こすこともある.
- 下痢は最も多発する合併症の1つであり，要因の一例として経腸栄養剤の注入速度，栄養剤の組成，浸透圧，細菌汚染がある.
- 便秘もみられることがあり，水分量不足，食物繊維が含まれない栄養剤の投与などが原因となる.

c. 代謝性合併症

- 代謝性合併症として，脱水，電解質異常，酸・塩基平衡異常，耐糖能障害などがある.
- 脱水は水分の投与不足によるものが多く，血清ナトリウムやBUNの上昇を招き，補液の必要性が生じる.
- 腎不全に伴い，アシドーシスや高カリウム血症を引き起こすこともある.
- 長期の低栄養状態が続くことで，低リン血症を誘導し，発熱，心不全，呼吸不全，中枢神経障害などの重篤なリフィーディングシンドローム（➡ p.61, 191）症状を呈することもある.

D　静脈栄養法

- 静脈栄養法は，基本的には経腸栄養が不可能なときに選択され，**末梢静脈栄養法**（PPN）と**中心静脈栄養法**（TPN）に区分される.
- これらの2種は期間の長さにより選択され，短期間（おおむね2週間以下）の場合にはPPNが適応となり，2週間以上の長期になる場合はTPNの適応となる.
- 静脈栄養製剤には，**糖電解質製剤，アミノ酸製剤，脂肪乳剤，総合ビタミン製剤，微量元素製剤**や，これらを組み合わせた製剤があり，大きく末梢静脈栄養輸液製剤と中心静脈栄養輸液製剤に分けられる.

❶ 末梢静脈栄養法（PPN）

- 末梢静脈カテーテルの留置部位は前腕肘窩静脈を使用する．静脈炎のリスクは低いが96時間以上留置しない．患者自身が自己抜去するリスクが高い場合は，下肢に留置することもある.
- 末梢静脈栄養輸液製剤は，5～10%の濃度を含んだブドウ糖液，アミノ酸加糖電解質液やビタミンB_1含有アミノ酸加糖電解質液が用いられる.
- 脂肪乳剤は別途投与する必要がある.
- PPNでは500～1,000 kcal/日しか投与することができない.

❷ 中心静脈栄養法（TPN）（図4-2）

- TPNでは高カロリー（高浸透圧）輸液を投与する必要があるため，中心静脈カテーテル挿入部位として最も利用されている箇所は鎖骨下静脈であ

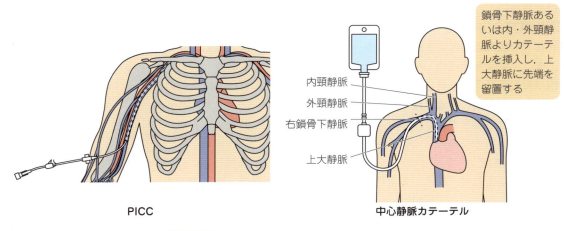

図 4-2 PICC と中心静脈カテーテルの留置

PICC：Peripherally Inserted Central Venous Catheter；末梢穿刺中心静脈カテーテル

る．
- 中心静脈カテーテルは末梢静脈に使用する器材とは異なり，病態および使用目的，使用予定期間を考慮してカテーテルを選択する．
- 中心静脈カテーテルは鎖骨や首付近から挿入するため，肺や大きな血管を損傷するリスクがある．そのため，最近これらを回避するために上腕から挿入する PICC（末梢穿刺中心静脈カテーテル）が利用されるようになっている．
- 中心静脈栄養輸液製剤は，糖・電解質液，アミノ酸製剤，高カロリー輸液用総合ビタミン剤，および微量元素製剤を混合したものであり，さまざまな組み合わせの高カロリー輸液用キット製剤が市販されている．
- 脂肪乳剤を含んだキット製剤も存在するが，脂肪乳剤は側管または末梢輸液ラインから投与することが推奨されている．電解質濃度やアミノ酸濃度が異なる製剤があるため，病態に応じて選択する．

❸ 静脈栄養法による合併症およびその対策

- 静脈栄養法における合併症は，①機械的合併症，②代謝性合併症，③感染性合併症，④長期絶食に伴う合併症がある．

a. 機械的合併症
- 中心静脈カテーテル挿入・留置時に，気胸，空気塞栓，大血管穿孔などの重篤な合併症をきたす可能性がある．

b. 代謝性合併症
- 高血糖や低血糖，電解質異常，酸・塩基平衡異常，肝機能障害，脂肪乳剤投与中の高トリグリセリド血症を起こすことがある．
- ビタミン，微量元素の欠乏症（➡ p.62, 63）にも注意が必要である．
- <u>高血糖高浸透圧状態</u>*，<u>乳酸アシドーシス</u>*，<u>リフィーディングシンドロー</u>

・高血糖高浸透圧状態：著明な高血糖や脱水により，血漿浸透圧が上昇し，その結果昏睡を呈する．

・乳酸アシドーシス：乳酸が体内にたまり，血中 pH が著しく低くなる．高カロリー輸液中でビタミン B_1 欠乏によっても生じる．

ムといった代謝性合併症も起こることがあるため，定期的なモニタリングを行う必要がある．

c. 感染性合併症

- 血管内に留置したカテーテルに関連して発生する感染のことをカテーテル由来血液感染という．
- 発熱などの臨床症状，白血球数増加などの臨床検査値を注意深くモニタリングすることを心がける．

d. 長期絶食に伴う合併症

- 長期間の静脈栄養により腸管粘膜が萎縮し，腸管粘膜由来の免疫能が低下することで，バクテリアルトランスロケーション（➡ p.39）の原因となりうるため，注意が必要である．

第5章 薬と栄養・食事の相互作用

- 本来，薬やその相互作用に関する内容は薬剤師の扱う範疇であり，以前は管理栄養士養成課程の中で修得する機会がほとんどなかった．
- しかし現在のカリキュラムでは，より複雑化した医療現場において薬と食事・食品・栄養素との関係性を考慮した食事・栄養管理を行う必要性が生じ，管理栄養士に求められる知識の1つとなっている．
- 薬の成分は化学物質であり，生体にとっては異物である．したがって，薬と薬の相互作用による副作用や効果減退は，当然起こりうることであり，以前から薬同士の相性については研究されてきた．
- しかし今日では，治療を効果的に行うために，薬と栄養・食事の相互作用に関する知見もその重要性を増している．
- 本章では，現在一般的に知られている基本的な内容について扱うが，日進月歩で新薬が開発されている現状を考えると，既存の知識の上に絶えず新しい知見を積み重ねていく必要がある．

A 栄養・食事・食品が医薬品に及ぼす影響

❶ 食事や食品が薬の吸収や代謝（体内動態）に及ぼす影響

- 食物の摂取によって，胃酸，胆汁，膵液などの消化液の分泌亢進，消化管から肝臓へ流れ込む血流量の増加などが起こり，薬の吸収量や吸収パターンが変化したり，食品中の成分が薬の吸収や代謝に影響を与えたりする．
- これらは，食後30分以内の薬の服用や，薬を牛乳と一緒に飲まないことを注意喚起する根拠になっている．
- また，アルブミンを主とする血中たんぱく質が低下する低栄養状態では，薬の体内分布が変化し，副作用につながる．

a. 食事や食品が薬の吸収に及ぼす影響

1）食事が薬の吸収に影響を与える例

- **脂溶性**が高い薬は，**食後**に服用すると吸収されて血中濃度が増加する．これは，脂肪や脂溶性物質が吸収に胆汁酸を必要とするからである．
- 空腹時服用に比べ，食後服用で血中濃度が上がり，薬効が期待できる．また，このようにすることで，小腸で代謝されにくく，副作用としての消化管障害を軽減することも期待できる．
- 一方，脂溶性の高い薬剤は，**高脂肪な食事**を食べた後や**牛乳**での服用により副作用がでる場合がある．
- 例えば，**角化症治療薬**でビタミンAに似た構造をもつ**エトレチナート**では，高脂肪な食事で吸収量が増え，ビタミンA過剰症と同様の症状（悪心，

嘔吐，皮膚剥離など）が現れる．

- 高たんぱく質食や近年のブームであるアミノ酸サプリメントの過剰摂取により，パーキンソン病治療薬であるレボドパの吸収が低下して薬効が減弱する．これは，レボドパがアミノ酸誘導体であり，チロシンから合成されるフェニルアラニンに似た構造のため，吸収において競合阻害が起こるからである．

2）食品が薬の吸収に影響を与える例

- 牛乳に関して，前述の理由とは異なる相互作用の知見がある．牛乳や乳製品に含まれるミネラル（カルシウム，マグネシウム，鉄など）は抗菌薬（ペニシリン系薬やテトラサイクリン系薬）や骨粗鬆症治療薬（ビスホスホネート）などと結合して，薬の吸収を低下させる．
- ただし，薬の服用から2時間以上経過すればこれらの影響はほとんどないと考えられている．
- 緑茶やコーヒーなどに含まれるタンニン（酸）は，鉄と結合し吸収を抑制するため，貧血の治療で鉄剤を服用しているときはお茶を控えるようにいわれてきた．
- しかし，現在では，貧血時は体の適応により鉄の腸管吸収能が亢進していることや，鉄剤による鉄の投与量が多いことから，お茶やコーヒーを飲んでもあまり影響はないと考えられている．

b．食品が薬の代謝に及ぼす影響

1）薬の代謝を低下させる例

- グレープフルーツジュース（グレープフルーツ自体の摂取も含む）と薬の相互作用でよく知られているのが，高血圧症治療薬のカルシウム拮抗薬（フェロジピンやニフェジピンなど）である．
- 一緒に服用すると，グレープフルーツの成分が小腸粘膜の薬物代謝酵素チトクロム P-450 の活性を阻害してしまう（図 5-1）．
- そのため，水や白湯で服用した場合に比べて，薬の血中濃度が2〜3倍に上昇するため，過度の血圧低下を引き起こす．
- そのほか影響を受ける薬に，免疫抑制薬（シクロスポリン），抗アレルギー薬（テルフェナジン），脂質異常症治療薬（HMG-CoA 還元酵素阻害薬）などがある．阻害成分はグレープフルーツに含有されているフラノクマリン類である．
- 柑橘類の中でも，スウィーティー，ブンタンは同様の作用があるが，温州みかん，温州みかん 100％濃縮還元ジュース，バレンシアオレンジ，バレンシアオレンジ 100％濃縮還元ジュース，レモンは影響がないとされている．
- なお，肝臓の薬物代謝酵素はグレープフルーツジュースの飲用によって阻害されないため，静脈投与される薬の場合はグレープフルーツの影響を受けない．

2）薬の代謝を亢進させる例

- 抗うつ作用があるハーブのセントジョンズワート（セイヨウオトギリソウ）は小腸のチトクロム P-450 を誘導し，シクロスポリン，喘息治療薬・気

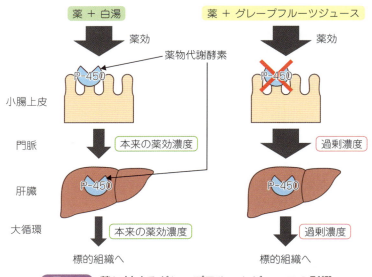

図 5-1　薬に対するグレープフルーツジュースの影響

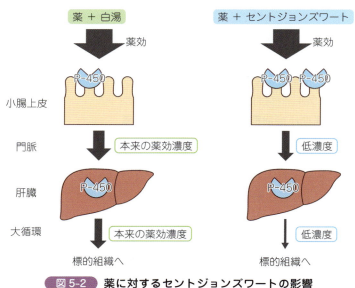

図 5-2　薬に対するセントジョンズワートの影響

管支拡張薬（テオフィリン），抗血液凝固薬（ワルファリン）などと一緒に服用すると，小腸における薬物代謝が亢進して薬効が低下する（図5-2）．

c．栄養状態が薬の体内分布に影響を与える例

- 肝臓で薬物代謝を受けなかった薬は大循環へ移行し全身へ運ばれる．血中の薬は，血中たんぱく質（主にアルブミン）と結合した結合型と，結合していない遊離型が一定の割合で存在し，遊離型が組織に取り込まれ，薬効

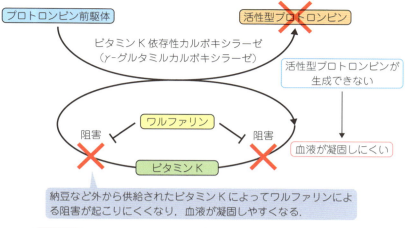

図 5-3　ワルファリンによるビタミン K 代謝障害と抗血液凝固

を発揮する．
- 血中たんぱく質濃度が低い状態（小児，高齢者，低栄養，腎臓病などのある種の疾患）のときに，健常時と同量の薬を服用すると，結合できるたんぱく質に限界があるため血中の遊離型が増加して，組織に取り込まれる量が増加する．これによって副作用が出現しやすくなる．

2 食品が薬の効果に及ぼす影響

- **血栓症治療薬**として使われ，経口的に服用する**ワルファリン**があげられる．
- この薬の服用中に**納豆**，**クロレラ**，多量の緑黄色野菜を摂取すると，抑制されていた血液凝固能が戻ってしまい，血液が固まりやすくなる．
- この原因になっているのが，上記の食品に多く含まれる**ビタミン K** である．
- これは，体内で血液凝固因子を生成するためにビタミン K を必要とすること，ワルファリンはビタミン K の代謝を阻害することで血液凝固因子のプロトロンビンの産生を抑制して，血液凝固能を低下させる作用をもつことに関係している（図 5-3）．
- 納豆菌はビタミン K_2（メナキノン）を多量に産生し，緑黄色野菜はビタミン K_1（フィロキノン）を多く含む．

B　医薬品が栄養・食事に及ぼす影響

1 薬が食物摂取・食事に及ぼす影響

- 副腎皮質ステロイド薬［糖質コルチコイド（コルチゾール）］は，**食欲**を亢進させ，摂食量が増加するため，その薬剤の系統は注意が必要である．
- 一方，抗がん薬は食欲を低下させ，摂食量が減少する．また，味覚障害も起こる．

② 薬が栄養に及ぼす影響

a. 抗菌薬と下痢

- 抗菌薬を長期にわたって経口服用すると，**下痢**を起こすことがある．これは，菌交代現象により抗菌薬に対する感受性菌が減少し，また耐性菌が増加するために起こる．
- さらに，抗菌薬の服用は，腸内細菌の減少により体内の**ビタミンK**の濃度を低下させることがある．これは，腸内細菌がビタミンK_2を産生していることに依存している．

b. 利尿薬と血中ミネラル

- 利尿薬の作用によって血中のミネラル濃度の低下が起こりうる．特に亜鉛の濃度の低下によって味覚障害が起こることがある．

c. 抗うつ薬とアレルギー

- 抗うつ薬のモノアミン酸化酵素（MAO-B）阻害薬を服用中に，アミノ酸の**ヒスチジン**を多く含む魚を食べると，ヒスチジンから代謝されたヒスタミンが体内に蓄積し，アレルギー症状（頭痛，蕁麻疹，悪心，嘔吐など）を引き起こすことがある．
- また，**チーズ**や**赤ワイン**などを多量に摂取すると，MAO が阻害されているために，含有成分のチラミンが代謝されず蓄積する．
- チラミンは，ノルアドレナリンに類似の構造をしている．これが脳神経を刺激し，ノルアドレナリンの多量分泌を促すことで，交感神経を過度に興奮させ，血圧を上昇させる．その結果として，脳血管障害を引き起こすことがある．したがって，高血圧患者は特に注意が必要である．

C そのほか薬に関連する事項

① 糖尿病など生活習慣病に対する主な治療薬

- 糖尿病や高血圧など生活習慣病では，治療薬名とその作用機序を多数覚えておく必要がある．表 5-1 にまとめる．

C そのほか薬に関連する事項　51

表5-1　生活習慣病に対する主な治療薬

疾患名	種　類		作　用
糖尿病	インスリン抵抗性改善	ビグアナイド薬	肝臓での糖新生の抑制
		チアゾリジン薬	骨格筋・肝臓でのインスリン感受性の改善
	糖吸収・排泄調節	α-グルコシダーゼ阻害薬（α-GI）	腸管での炭水化物の分解・吸収遅延による食後高血糖の抑制
		SGLT2阻害薬	腎臓でのグルコース再吸収阻害による尿中グルコース排泄促進
	インスリン分泌促進　血糖非依存性	スルホニル尿素薬（SU薬）	インスリン分泌の促進
		速効型インスリン分泌促進薬	より速やかなインスリン分泌の促進・食後高血糖の改善
	インスリン分泌促進　血糖依存性	DPP-4阻害薬[*1]	GLP-1[*2]とGIP[*3]の分解抑制による血糖依存性のインスリン分解促進とグルカゴン分泌抑制
		GLP-1受容体作動薬	DPP-4による分解を受けずにGLP-1作用増強により血糖依存性のインスリン分泌促進とグルカゴン分泌抑制
高血圧	カルシウム拮抗薬		血管平滑筋細胞へのCa^{2+}流入抑制による血管拡張
	アンギオテンシン変換酵素阻害薬（ACE阻害薬）		①ACE阻害によるアンギオテンシンⅡ産生抑制と血管拡張 ②アンギオテンシンⅡ産生抑制→アルドステロン分泌抑制→腎臓でのNa^+と水の再吸収抑制→循環血漿量減少
	アンギオテンシンⅡ受容体拮抗薬		アンギオテンシンⅡ受容体に結合してアンギオテンシンⅡの作用を拮抗阻害することによる血管拡張
	ループ利尿薬		腎臓のヘンレループ上行脚におけるNa^+再吸収抑制による尿量増加
	サイアザイド系利尿薬		腎臓の遠位尿細管におけるNa^+再吸収抑制による尿量増加
	β遮断薬		$β_1$アドレナリン受容体を遮断することによる心拍出量低下とレニン分泌抑制による血管拡張
脂質異常症	スタチン系製剤（HMG-CoA還元酵素阻害薬）		肝臓でのコレステロール合成の抑制
	陰イオン交換樹脂製剤		小腸に分泌された胆汁酸（コレステロールより合成）に結合することによる小腸での再吸収阻害と体外排泄促進
	小腸コレステロールトランスポーター阻害薬		小腸でのコレステロール吸収の阻害
	フィブラート系薬		トリグリセリドの合成抑制
高尿酸血症・痛風	尿酸生成抑制薬（アロプリノール）		尿酸合成抑制
	尿酸排泄促進薬（ベンズブロマロン，プロベネシド）		尿酸排泄促進（尿酸再吸収抑制）
	コルヒチン		関節などへの好中球遊走抑制［痛風発症前（予兆期）のみに効果］
	非ステロイド性抗炎症薬（NSAIDs）副腎皮質ステロイド薬		炎症抑制と鎮痛（炎症と痛みに対する対症療法）

[*1] Dipeptidyl peptidase-4
[*2] Glucagon-like peptide-1：グルカゴン様ペプチド-1（下記※3と同様，消化管ホルモンの1つである）
[*3] Gastric inhibitory polypeptide

第6章 傷病者，要支援者，要介護者への栄養教育

A 傷病者への栄養教育：外来，入院，退院，在宅ケア

- 傷病者とは，種々の疾患あるいは外傷を有し，それらが原因となり身体機能が正常を維持することができない者をいう．
- 傷病者に対して栄養教育を行う意義は，病状の悪化や再発の防止，症状の改善に努めることであり，個々の病態に合わせ，傷病者の気持ちに寄り添い，きめ細やかな栄養教育を行うことが重要である．
- 栄養教育（指導）を行う場面は複数あり，外来時，入院時，退院時，在宅と多岐にわたる．
- 本章では栄養教育と診療報酬制度とを併せて概説する．
- また，医療機関を未受診の患者を傷病者と表すこともあるが，本章では，傷病者および患者を同義として取り扱い説明する．
- 管理栄養士・栄養士に関係する診療報酬・介護報酬の一部を表6-1，表6-2に示す．

診療報酬・介護報酬に関する最新情報は，厚生労働省ホームページよりご確認ください．

診療報酬

介護報酬

① 外来および入院時栄養食事指導

- 傷病者（患者）が，通院または入院期間中に，疾病等に対して栄養療法に関する知識と手法を管理栄養士から教育を受け，在宅などで自ら栄養管理（食事療法）を実践し，症状の改善などを図ることを目的としている．
- 指導方法には，個別栄養食事指導，集団栄養食事指導がある．
- 外来時の個別栄養食事指導では，患者の基礎情報をもとに，食生活行動や嗜好などを把握し，個々の病態に合わせた栄養指導を行う．
- 管理栄養士は，患者の病識，理解度，行動変容ステージ，自己効力感などの把握，食事の改善に対する意欲や姿勢などを十分に評価する．
- また，患者が実行可能な具体的な方法を管理栄養士が複数提案し，患者自身が取り組める内容を選択・決定し，食事改善の実践ができるように教育（指導）する．
- 外来時の集団栄養食事指導では，個々に合った詳細な栄養教育を説明することはむずかしいが，食事療法の「基本」の教育などを集団で行うことにより，個別の外来栄養食事指導を行う際，時間の短縮を図ることが可能となるなど，効率的に実施できる点がメリットである．
- 管理栄養士から患者への一方向性の教育ではなく，参加する患者同士の体験談を聞くことや，同じ悩みを抱えていることなどの共有化を図ることが理解を深めることにつながり，不安が解消されるなどの効果も期待できる．
- 管理栄養士の指導だけでなく，理学療法士による運動療法や看護師による生活指導など，各専門職が行うプログラムを組み合わせて計画することで，

A 傷病者への栄養教育：外来，入院，退院，在宅ケア　53

表6-1 管理栄養士・栄養士に関係のある診療報酬（一部）

栄養指導・栄養管理	診療報酬	算定要件（抜粋）
外来栄養食事指導料	初回時 （260点） 2回目以降 （200点）	特別食を医師が必要と認めた者，がん患者，摂食機能・嚥下機能が低下した患者，低栄養状態にある患者に対して，医師の指示に基づき管理栄養士が栄養指導を行うことで算定．初回：おおむね30分以上，2回目以降：おおむね20分以上実施．外来栄養食事指導料は，初回の指導を行った月は1月に2回を限度とし，ほかの月は1月に1回を限度として算定．
入院栄養食事指導料		入院栄養食事指導料は，入院中2回に限り算定．ただし，1週間に1回に限る．
集団栄養食事指導料	1回 （80点）	特別食を医師が必要と認めた者に対し，複数の患者を対象に指導を行った際，患者1人につき月1回に限り算定．1回の指導は，患者数は15人以下，指導時間は40分を超えるもの．入院中の患者と入院中の患者以外の患者が混在しても算定．入院中の患者は，入院期間中に2回を限度として算定．
糖尿病透析予防指導管理料	外来月1回 （350点）	通院中の糖尿病患者のうち，HbA1cがNGSP値で6.5%以上または内服薬やインスリン製剤を使用している患者で，糖尿病性腎症第2期以上の患者（現に透析療法を行っている者は除く）に対し，医師が糖尿病透析予防に関する指導の必要性があると認めた場合に，月1回に限り算定．専任の医師，専任の看護師（または保健師）および管理栄養士が患者に対し，日本糖尿病学会の「糖尿病治療ガイド」等に基づき，食事指導，運動指導，生活習慣に関する指導を行う．
栄養サポートチーム （NST）加算	週1回 （200点）	栄養障害の状態にある患者に対し，患者の生活の質の向上，原疾患の治癒促進および感染症等の合併症予防等を目的として，栄養管理を行う．専門的知識を有した多職種からなるチームが診療することを評価したものである．栄養スクリーニングの結果，①血中アルブミン値が3.0g/dL以下であり，栄養障害を有すると判定された患者，②経口摂取または経腸栄養への移行を目的として，現に静脈栄養法を実施している患者，③経口摂取への移行を目的として，経腸栄養法を実施している患者，④栄養治療により改善が見込めると判断した患者が対象．1日あたりの算定患者数は，1チームにつきおおむね30人以内とする．
摂食障害入院医療管理加算	1日につき 入院30日まで （200点） 入院31〜60日 （100点）	摂食障害の患者に対して，医師，看護師，精神保健福祉士，公認心理師および管理栄養士等による集中的かつ多面的な治療が計画的に提供されることで算定．摂食障害による著しい体重減少が認められる者であって，BMIが15未満である患者．
緩和ケア診療加算として個別栄養食事管理加算	1日につき （70点）	緩和ケア診療加算を算定している悪性腫瘍の患者に，緩和ケアチームに管理栄養士が参加し，患者の症状や希望に応じた栄養食事管理を行った場合に算定．
入院栄養管理体制加算	入院初日および退院時に1回 （270点）	特定機能病院にて入院基本料を算定している患者が対象．この施設基準では「当該病棟において，専従の常勤の管理栄養士が1名以上配置されていること」で算定．
早期栄養介入管理加算	入室した日から起算して7日を限度 （250点）	入室後早期から必要な栄養管理を行った場合に，早期栄養介入管理加算として算定．当該治療室内に集中治療室における栄養管理に関する十分な経験を有する専任の管理栄養士が配置され，十分な体制が整備されていることが条件（入室後早期から経腸栄養を開始した場合は，当該開始日以降は400点）．入院栄養食事指導料は別に算定できない．
周術期栄養管理実施加算	（270点）	手術の前後に必要な栄養管理を行った場合，マスクまたは気管内挿管による閉鎖循環式全身麻酔を伴う手術を行った場合に算定．当該保険医療機関内に周術期の栄養管理を行うにつき十分な経験を有する専任の常勤の管理栄養士が配置されていることが条件．
在宅患者訪問栄養食事指導料1	単一建物診療患者1名（530点），単一建物診療患者2〜9名（480点），単一建物診療患者10名以上（440点）	在宅での療養を行っている患者で，通院による療養が困難な者について，医師が当該患者に施設基準等に規定する特別食を提供する必要性を認めた場合または次のいずれか（①がん患者，②摂食機能または嚥下機能が低下した患者，③低栄養状態にある患者）に該当し，医師が栄養管理の必要性を認めた場合，指示に基づき，管理栄養士が患家を訪問し，患者の生活条件，嗜好等を勘案した食品構成に基づく食事計画案または具体的な献立等を示した栄養食事指導箋を患者またはその家族等に対して交付するとともに，当該指導箋に従い，食事の用意や摂取等に関する具体的な指導を30分以上行った場合に算定．
退院時共同指導料1	入院医療→在宅医療 （在宅療養支援診療所：1,500点） （上記施設以外：900点）	入院中の患者について，退院後の在宅療養を担う保険医療機関の医師または医師の指示を受けた当該保険医療機関の看護師，薬剤師，管理栄養士，理学療法士，作業療法士，言語聴覚士または社会福祉士が，患者の同意を得て，退院後の在宅での療養上必要な説明および指導を，入院中の保険医療機関の専門職種と共同して行ったうえで，文書により情報提供した場合に，当該入院中1回に限り，それぞれの保険医療機関において算定．

（つづく）

54　第6章　傷病者，要支援者，要介護者への栄養教育

表 6-1　管理栄養士・栄養士に関係のある診療報酬（一部）（つづき）

栄養指導・栄養管理	診療報酬	算定要件（抜粋）
在宅患者訪問褥瘡管理指導料	（750 点）	在宅褥瘡管理にかかわる専門的知識・技術を有する多職種からなる在宅褥瘡対策チーム（医師，看護師，管理栄養士）が，褥瘡予防や管理がむずかしく重点的な褥瘡管理が必要な者に対し，褥瘡の改善等を目的として，共同して指導管理を行うことを評価することで算定．初回訪問から起算して，当該患者1人について6月以内に限り，カンファレンスを実施した場合に3回を限度に所定点数を算定．

表 6-2　管理栄養士・栄養士が関係のある介護報酬の概要（一部）

介護報酬の種類（単位）	概　要
居宅療養管理指導（Ⅰ） （単一建物居住者：544 単位/回 単一建物居住者 2～9 名：486 単位/回 上記以外：443 単位/回）	厚生労働大臣が定める特別食を必要とする利用者または低栄養状態にあると医師が判断した者に対して，医師，歯科医師，管理栄養士，看護師，薬剤師その他の職種の者が共同して，利用者ごとの摂食・嚥下機能および食形態にも配慮した栄養ケア計画を作成することで算定．
療養食加算 （短期入所：8 単位/回 介護福祉施設：6 単位/回）	管理栄養士または栄養士により食事提供の管理が行われており，医師の食事箋に基づき療養食が提供された場合，療養食加算として算定．療養食は疾病治療の直接手段として医師の発行する食事箋に基づいて提供．
栄養アセスメント加算 （50 単位/月）	利用者ごとの低栄養状態のリスクおよび解決すべき課題を把握することで，以下の条件がクリアすることで算定．事業所の従業者または外部と連携し管理栄養士を1名以上配置し，利用者ごとに，多職種が共同して，栄養アセスメントを実施．利用者またはその家族に対して栄養アセスメントの結果を説明し，相談等に必要に応じ対応する．利用者ごとの栄養状態等の情報を CHASE／LIFE を用いて厚生労働省にデータを提出し，フィードバックを活用し，適切な栄養管理を実施．
栄養改善加算 （200 単位/回）	低栄養状態またはそのおそれがある利用者に対して，管理栄養士を中心に多職種協働で，摂食嚥下能力等を配慮した栄養ケア計画に基づいた栄養改善サービスが行われた場合に月2回を限度として算定．
口腔・栄養スクリーニング加算（Ⅰ） （20 単位/回）	指定通所介護事業所の従業者が，利用開始時および利用中6ヵ月ごとに利用者の口腔の健康状態および栄養状態の確認を行い，利用者の栄養状態に関する情報を担当する介護支援専門員に提供した場合に，所定単位数を算定．
栄養マネジメント強化加算 （11 単位/日）	管理栄養士を入所者50人（常勤栄養士を1人以上配置し，給食管理を行っている場合には70人）に1人配置．低栄養状態のリスクが高い入所者に対して，医師，管理栄養士，看護師などが共同して作成した栄養ケア計画に従い，食事の観察（ミールラウンド）を週3回以上行う．入所者ごとの栄養状態，嗜好などを踏まえた食事の調整などを実施する．利用者ごとの栄養状態等の情報を CHASE／LIFE を用いて厚生労働省にデータを提出し，フィードバックを活用し，適切な栄養管理を実施．
経口移行加算 （28 単位/日）	経管栄養法により食事摂取している入所者に対して，医師の指示により経口摂取に向けた栄養管理を行った場合に計画作成日から180日以内に限り算定．管理栄養士または栄養士の配置が必要．
経口維持加算（Ⅰ） （400 単位/月）	現在経口摂取できているが，摂食機能障害で誤嚥がある利用者に対して，経口維持計画を作成し，計画に従い，医師または歯科医師の指示を受けた管理栄養士または栄養士が栄養管理を行った際に計画作成日の属する月から6ヵ月以内に限り算定．

多面的な管理が可能となる．
- 入院中の個別栄養食事指導は，疾患の治療効果を高め，在宅に戻った際，患者自ら食事管理ができる能力を習得するうえで重要である．
- 特に，入院期間中の食事（病院食）を喫食することを通して，実際に病態に沿った適切な食事を体験し，より具体的な食事内容を理解することができる．
- 管理栄養士は食事を提供する際，その食事の内容がわかるような献立や栄養量を表示した食札を一緒に配布することで，より効力を増すことができる．

➋ 診療報酬における個別および集団の栄養食事指導

- 診療報酬の制度において，外来および入院栄養食事指導料は，厚生労働大臣が定める特別食について，医師が必要と認めた者に対し，当該保険医療機関の管理栄養士が医師の指示に基づき，患者の生活条件，嗜好を勘案した食事計画案などの栄養指導を行った際に算定される．
- 算定料は，初回は260点（1点10円），2回目以降は200点である．初回の指導は，おおむね30分以上，2回目以降の指導はおおむね20分以上と決められている．
- 入院中の患者への指導については入院中2回（1週間に1回に限り）まで算定される．

➌ 退院支援

- 退院支援は，患者が退院後に在宅や施設でどのような食事・栄養を摂取することが望ましいか，入院中の食事情報や形態に基づき，また生活環境に配慮した理想的な食生活のあり方や具体的なメニュー，調理法などを教育（指導）することである．
- 管理栄養士は，食事療法の継続を目標に，在宅または転院先の施設と相互に連携することで，患者の生活の質（QOL）を維持することにつなげる．
- 2020年度から退院時の栄養食事指導に加えて，入院中の患者の栄養管理に関する情報などを，管理栄養士がいる転院施設へ情報提供する「栄養情報提供加算」（50点）が診療報酬内に新設され，管理栄養士による同職種連携の推進がより重要となっている．

➍ 在宅患者訪問栄養食事指導

- 在宅患者訪問栄養食事指導は，在宅にて療養を続け，疾病のために通院が困難な患者に対して，保険医療機関の医師が当該患者に基準等に規定する特別食を提供する必要性を認めた際に行うことができる．
- がん患者，摂食機能または嚥下機能が低下した患者，低栄養状態にある患者に対して，医師が栄養管理の必要性を認めた場合，医師の指示に基づき，管理栄養士が患者の家を訪問し，患者の生活条件，嗜好などを考慮した食事計画案または具体的な献立などを，患者またはその家族に対して指導を30分以上行った場合に算定することができる．
- これらを行うことは，患者の食生活をより把握することができ，入院から在宅へと一貫した指導を行うことが可能になり，患者にとっての安心感やメリットも大きいと考えられる．

B　要支援者・要介護者への栄養教育：施設，居宅

- 要支援者または要介護者とは，加齢に伴い生じる体力や心身機能の低下，

または種々の疾患を合併することにより，1人で日常生活を送ることがむずかしくなり，介護または支援が必要になった者をいう．

- 介護保険法により，要支援（2段階），要介護（5段階）に介護レベルが分けられ，その区分に応じてサービスの内容が決定される．
- 介護福祉施設に入所して介護サービスを受けることができるのは要介護者であり，要支援者はそのサービスを受けることができない．
- 要支援者および要介護者に対して栄養教育を行う意義は，食を通して心身機能の改善や生活機能の向上を目的とし，QOLの向上を目指すことである．
- 「食べること」は楽しみや生きがいのうえから重要である．要支援者や要介護者は，主体的かつその人らしい生活を営み，維持することを望んでいる．
- 食をはじめとした生活を見直し，その人にとって適正なもの，すなわち具体的な栄養教育を行うことが，要支援者・要介護者の生活の向上につながる．

❶ 施設入所サービス

- 施設入所サービスを受けることができる施設には，「特別養護老人ホーム」，「介護老人保健施設」，「介護療養型医療施設」，「介護医療院」がある．
- 施設で受けることができるサービスとして，栄養マネジメント強化加算，経口移行加算，経口維持加算などがある．
- 要支援者・要介護者の多くは基礎疾患を有し，治療および栄養・食事療法を継続しなければならないケースが多い．
- 管理栄養士・栄養士は，利用者自身の生活全般の改善や回復に対する意欲を引き出し，QOLを維持・向上させることを目指す．
- 特に，1日の生活における規則的な「食べること」のリズムを形成することは，要支援者・要介護者の体内環境を整え，生活にリズムを作ることにつながる．
- 毎日の食事が栄養教育につながり，食事の時間を通して，双方向的なコミュニケーションを通した「栄養カウンセリング」の場にもなる．
- これらを踏まえて，管理栄養士・栄養士は要支援者・要介護者に「食べること」の意義や楽しさを伝え，「食べること」への意欲を高めることを最重要の課題として，栄養管理・栄養教育を行う．
- 要支援者・要介護者の低栄養状態改善のために解決すべき課題は多岐にわたることから，多職種協働に基づき，効率的なマネジメント体制が求められる．
- 栄養ケア・マネジメントの1つとして，栄養マネジメント強化加算（11単位/日）があり，その算定要件は管理栄養士を入所者50人（常勤栄養士を1人以上配置し，給食管理を行っている場合には70人）に1人配置し，低栄養状態のリスクが高い入所者に対して，専門職が共同して作成した栄養ケア計画に従い，食事の観察を週3回以上行うことである．

B 要支援者・要介護者への栄養教育：施設，居宅　57

- 施設サービスは，管理栄養士による栄養マネジメントや栄養改善サービスを実施し，入所者ごとの栄養状態，嗜好などを踏まえた食事の調整などを実施し，適切な栄養管理を行う．
- 算定方法については，要件に応じて異なるため，適切に対応しなければならない．

② 居宅サービス

- 超高齢社会を迎え，在宅療養者は今後も増えていくことが予想され，在宅での栄養管理や栄養教育は重要となっている．
- 在宅訪問栄養食事指導は，医療保険における在宅患者訪問栄養食事指導料と，介護保険における居宅療養管理指導に分類される．
- ともに，在宅での療養を行っている患者または要支援者や要介護者であって，疾病や心身機能の低下のために通院による療養が困難な人が対象となる．自宅に医師や看護師などの専門職が訪問し，管理栄養士が訪問する際は「医師が特別食を提供する必要性を認める，または利用者が低栄養状態にあると判断した場合」である．
- 在宅を基本とした生活を継続するために，症状の緩和や治療効果を上げる「栄養療法の継続」は重要である．
- 管理栄養士は要支援者・要介護者の年齢，性別，体力，理解力，精神力，社会性などを適切に把握する必要があり，これらの特性を考慮した生活に合わせた栄養教育を行わなければならない．
- 患宅にある調理器具，食材を使用して指導することも，利用者がより理解しやすいなど，利点も多い．
- 要支援者・要介護者および介護をする家族の生活の実情に即し，在宅の状況に応じた栄養教育ができれば，より実践可能な指導を行うことができる．

③ 食事サービスを通した栄養教育

- 管理栄養士・栄養士は，日々の営みである「食べること」を通じて，対象者の低栄養状態の改善を図り，楽しみや生きがいを見出し，社会参加へとつなげる生活機能の向上，身体づくりを支援しなければならない．
- 要支援者・要介護者に対して，生命活動の基本であるたんぱく質やエネルギー，微量栄養素をはじめとした多くの栄養素を適切に摂取できるよう，管理栄養士は食材を選び，個々に応じた食形態を考え，提供することが重要となる．
- 過不足なく供給することで，身体機能や生活機能を維持し，免疫機能を向上させ感染症を予防することで，さらなる要介護状態の回避や重症化を予防することにつながる．

④ 地域包括ケアシステム （図6-1）

- 高齢者が地域で自分らしい生活を最期まで続けることができるために，医療や介護，住まいや生活支援などを受けることができるシステムのことを

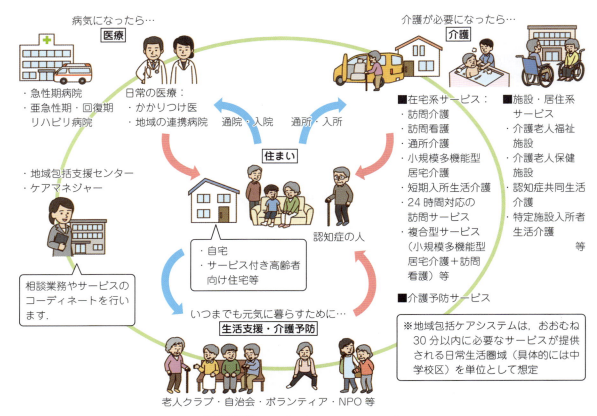

図6-1 地域包括ケアシステムの姿

[厚生労働省：地域包括ケアシステム〔https://www.mhlw.go.jp/seisakunitsuite/bunya/hukushi_kaigo/kaigo_koureisha/chiiki-houkatsu/dl/link1-4.pdf〕（最終確認：2024年11月12日）]

指す．
- 介護職や医療従事者をはじめとした多職種が連携することが重要である．
- 地域包括ケアシステムの構成の柱として「医療・看護」，「介護・リハビリテーション」，「保健・予防」，「生活支援・福祉サービス」，「すまいとすまい方」がある．
- 在宅療養を提供する医療機関および介護サービス提供事業者の連携体制が構築され，必要に応じて一体的なサービスを受けることが可能である．
- 身体的な機能低下の状態を回避し，生きがいを感じてもらうために，高齢者が社会参加するしくみも構築している．
- 地域包括ケアシステムの中核を担うために，地域包括支援センターが設置され，社会福祉士，ケアマネジャーなどが配置されている．
- 地域包括支援センターでは，要支援者のケアマネジメントや，要介護者に対する予防対策，地域に住み続けられるような体制づくりなど，総合的な相談などが行われている．

各　論

第7章 栄養障害

- 栄養過多になれば糖尿病，脂質異常症，高血圧などを発症し，脳卒中や循環器疾患により突然死を起こす可能性がある．また栄養不良ではやせ細り，免疫力の低下などさまざまな障害が生じる．
- これらは食事によるエネルギーと，体内で代謝されるエネルギーの引き算により考えれば容易である．
- **基礎代謝量**とは，覚醒している状態で生命を維持するための必要最低限の代謝量である（表7-1）．
- 成人（18歳以上）では，1日に必要とされるエネルギーは基礎代謝量に**身体活動レベル**をかけたものにより算出される．

> 推定エネルギー必要量（kcal/日）＝基礎代謝量（kcal/日）×身体活動レベル

- 身体活動レベルは，低い，ふつう，高いの3区分に分かれており，成人期における代表値はそれぞれ，1.50（1.40〜1.60），1.75（1.60〜1.90），2.00（1.90〜2.20）として利用されている．
- 「日本人の食事摂取基準」では，身体活動レベルを推定するために，必要な各身体活動の強度を示す指標としてメッツ値を用いている．
- 推定エネルギー必要量を基準として，食べすぎれば太り，食べなければやせることになる．
- またビタミンやミネラルも同様で，摂りすぎれば過剰に，摂らなければ不足する．その結果，なんらかの異常な症状が認められることになる．

表 7-1　参照体重における基礎代謝量

性別	男性			女性		
年齢（歳）	基礎代謝基準値（kcal/kg体重/日）	参照体重（kg）	基礎代謝量（kcal/日）	基礎代謝基準値（kcal/kg体重/日）	参照体重（kg）	基礎代謝量（kcal/日）
1〜2	61.0	11.5	700	59.7	11.0	660
3〜5	54.8	16.5	900	52.2	16.1	840
6〜7	44.3	22.2	980	41.9	21.9	920
8〜9	40.8	28.0	1,140	38.3	27.4	1,050
10〜11	37.4	35.6	1,330	34.8	36.3	1,260
12〜14	31.0	49.0	1,520	29.6	47.5	1,410
15〜17	27.0	59.7	1,610	25.3	51.9	1,310
18〜29	23.7	63.0	1,490	22.1	51.0	1,130
30〜49	22.5	70.0	1,570	21.9	53.3	1,170
50〜64	21.8	69.1	1,510	20.7	54.0	1,120
65〜74	21.6	64.4	1,390	20.7	52.6	1,090
75以上	21.5	61.0	1,310	20.7	49.3	1,020

［厚生労働省：「日本人の食事摂取基準（2025年版）」策定検討会報告書，p66，2024］

A たんぱく質・エネルギー栄養障害（PEM），栄養失調症

PEM：protein energy malnutrition

1 疾患の概要

- 定義 生命活動を維持するのに必要なエネルギーやたんぱく質が不足することで起こる症候群である．
- 主にエネルギーの不足によるものを**マラスムス**，たんぱく質の不足によるものを**クワシオルコル**として分類するが，臨床では両者が混在して現れる場合が多い．
- 原因 エネルギーやたんぱく質の摂取不足などによる低栄養に起因する．介助を要する入所および在宅療養の高齢者に多い．
- 診察 さまざまな臨床検査値を総合的に参考にするが，血清アルブミン値（3.5 g/dL 未満）と体重減少率（5%/1ヵ月，10%/6ヵ月）で判断される．
- 治療 栄養食事療法による．
- 食物を摂取したくてもできない患者に対して，どのように対応するかが重要である．

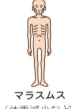

マラスムス
（体重減少など）

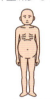

クワシオルコル
（浮腫，血清アルブミン値の低下など）

2 栄養アセスメント

- エネルギー，たんぱく質をはじめとした多量栄養素のみならず，ビタミン，ミネラルなどの微量栄養素量も正確に把握し，身体計測値と併せて評価を行う
- 体重，BMI，**上腕周囲長**（AC），**上腕三頭筋部皮下脂肪厚**（TSF），**上腕筋面積**などの身体計測値を適切に評価する．
- 胃腸障害（嘔吐や下痢）の有無，咀嚼・嚥下機能の状態，歯や口腔の状況を観察する．
- 急性および慢性疾患の有無，感染などの侵襲の存在，内服に伴う食欲低下や悪心の有無を把握する．
- 心理的不安（社会的孤立や経済的要因），抑うつ状況を把握する．
- 嗜好などを把握し，食習慣を評価する．
- サプリメントを含む飲食している内容を把握し，各種栄養素量を評価する．

AC：arm circumference
TSF：triceps skinfold thickness

3 栄養ケア

- 症状に合わせた栄養補給および栄養管理が重要である
- はじめに，水分や電解質異常を評価し，補正を行う．
- 低栄養状態から急激に栄養補給をした場合（経腸または輸液など），体液異常のバランスが崩れ，リフィーディングシンドローム*（頻脈や最悪の場合は心不全）を生じるため，少量投与（摂取）から始め，徐々に増やしていく．
- 摂取量が不足する「主原因」を特定し，適切に対応する．例えば，歯の欠

・リフィーディングシンドローム：低栄養状態が長期間続いた患者に対し，急に積極的な栄養補給を行ったときに生じる．心不全，呼吸不全などの一連の代謝合併症．
（→p.191）

損などで咀嚼が不十分な場合，または下痢などが続いている場合は，食形態や消化によい食材を選択するなどを考慮する．

- エネルギー補給に併せて，十分なビタミン，ミネラルの補給を行う．
- 感染，褥瘡など，代謝ストレス応答が存在する場合，十分な栄養補給とともに，創傷などの治癒が不十分であると，栄養状態が快方に向かいづらいため，両側面から栄養管理を行う必要がある．
- リフィーディングシンドロームでは，体重，BMIの変化，摂食障害だけでなく，アルコールの多飲や，低リン血症，低カリウム血症，低マグネシウム血症などを評価し，対応する．
- 食品・料理等の調整 1回の食事量を増やすことができない場合は，少量頻回食などの工夫を行う．
- ビタミンやミネラルを考慮した栄養補助飲料(食品)などをうまく利用する．
- エネルギーを補給するために，中鎖脂肪酸（MCT）を配合した食品，献立を考える．
- たんぱく質などは，1食に偏った献立ではなく，3食均等に摂取できる献立を作成する．

B ビタミン欠乏症・過剰症

❶ 疾患の概要

- 定義 ビタミンの長期的な不足や過剰摂取により起こる症状．
- ビタミンは体内で作ることができないため，食事から摂取する必要がある．**水溶性ビタミン**は尿中に排泄されるため，過剰症はほとんどみられない．**脂溶性ビタミン**では，欠乏症と過剰症がともに存在する．
- 原因 偏った食事などが原因となって起こる．
- 症状 どのビタミンに過不足が生じたかにより，さまざまな症状が現れる（表7-2）．

❷ 栄養アセスメント

● 欠乏症・過剰症に特有な症状を評価し，栄養摂取量を正確に把握する

- 偏食，アルコールの多飲，サプリメント等の健康食品の常用などを評価する．
- 胃や回腸切除などによるビタミンの吸収障害を把握する．
- 肝機能および腎機能の低下によるビタミンの貯蔵・合成障害を把握する．
- 過度な運動，感染をはじめとしたストレス応答による発熱など，生体要求量の増大などを評価する．
- 内服などの薬物療法によるビタミンとの相互作用を評価する．
- 脂溶性ビタミンなど，脂質制限などの影響を受けるため，他の栄養素量も評価する．
- 欠乏症，過剰症による徴候，症状を評価する．

表7-2 ビタミンの欠乏症と過剰症

		欠乏症	過剰症	食材
水溶性ビタミン	ビタミンB₁	脚気,ウェルニッケ脳症,乳酸アシドーシス	特になし	豚肉,赤身肉,全粒穀物,大豆,ナッツ
	ビタミンB₂	口角炎,口内炎,舌炎,粘膜炎,皮膚乾燥,脂漏性皮膚炎	特になし	レバー,うなぎ,卵,納豆
	ナイアシン	ペラグラ(皮膚炎,口内炎,下痢,神経症状)	特になし	鶏肉,かつお,まぐろ,レバー,まいたけ
	ビタミンB₆	食欲不振,嘔吐,口唇炎,皮膚炎,貧血	特になし	鶏肉,赤身肉,かつお,まぐろ,バナナ
	葉酸	巨赤芽球性貧血,口内炎,舌炎,下痢,神経管障害	特になし	鶏レバー,ブロッコリー,ほうれんそう,アスパラガス
	ビタミンB₁₂	巨赤芽球性貧血,神経障害	特になし	レバー,あさり,しじみ
	パントテン酸	体重減少,皮膚炎	特になし	鶏レバー,卵,魚類,豆類
	ビオチン	皮膚炎,食欲不振,悪心,神経障害	特になし	レバー,卵黄,大豆,牛乳,ナッツ類
	ビタミンC	壊血病,皮下出血,貧血,骨形成不全	特になし	パプリカ,ブロッコリー,レモン,オレンジ,いちご
脂溶性ビタミン	ビタミンA	夜盲症,眼球結膜乾燥症,皮膚角化,免疫力低下	食欲不振,悪心,頭痛,下痢,肝肥大,成長停止	レバー,卵黄,にんじん,うなぎ,ほうれんそう
	ビタミンD	くる病,骨軟化症,骨粗鬆症,テタニー	全身倦怠感,食欲不振,下痢,カルシウム沈着	いわし,さけ,かつお,卵黄,きくらげ
	ビタミンE	溶血性貧血,深部感覚障害	特になし	卵,アーモンド,大豆,うなぎ,アボカド
	ビタミンK	出血傾向	溶血性貧血	ブロッコリー,こまつな,ほうれんそう,納豆,わかめ

3 栄養ケア

● **症状に合わせた栄養補給および栄養管理が重要である**
- 必要に応じて,ビタミン製剤や栄養補助食品などを用いて補給する.
- 投与の目安量として,「日本人の食事摂取基準」を用いて補給する.
- 水溶性ビタミンは,尿中に排泄されやすいため,体内に蓄積しにくいことを考慮する.
- 脂溶性ビタミンは,肝臓に大量に蓄積するため,サプリメントなどの食品の摂取も考慮する.
- 中心静脈栄養法(TPN)など,糖質の大量投与において,ビタミンB₁の不足が生じていないか,適切に栄養管理を行う.
- 食品・料理等の調整 さまざまな食材を選択することで,多くのビタミン類を補給することができる(表7-2).
- ビタミンを考慮した栄養補助飲料(食品)などをうまく利用する.
- 水溶性ビタミンは,食材の下ゆでなどを行うことでゆで汁に流出するため,考慮したうえで献立を作成する.
- 脂溶性ビタミンは,油に溶けでるため,一緒に摂取することで吸収率がアップする.炒める,揚げる,ドレッシングをかけるなど,油と一緒に摂る工夫をする.

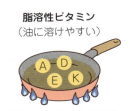

脂溶性ビタミン
(油に溶けやすい)

油と一緒に摂ると効果的

C ミネラル欠乏症・過剰症

1 疾患の概要

- 定義 ミネラルの長期的な不足や過剰摂取により起こる症状．
- 人において必須であるミネラルは，体内に必要な量により分類される．**多量ミネラル**であるナトリウム，カリウム，カルシウム，リン，マグネシウム，塩素，硫黄と，**微量ミネラル**である鉄，亜鉛，銅，ヨウ素，マンガン，セレン，モリブデン，クロム，コバルトがある．
- 原因 鉄，亜鉛のように食事からの摂取量の過不足により起こることもあるが，遺伝的，環境的要因によるものも多い．
- 症状 どのミネラルに過不足が生じたかにより，さまざまな症状が現れる（表7-3）．

2 栄養アセスメント

● 欠乏症・過剰症に特有な症状を評価し，栄養摂取量を正確に把握する
- 偏食，サプリメントなどの健康食品の常用などを評価する．
- 胃腸障害（嘔吐や下痢）の有無，咀嚼・嚥下機能の状態，歯や口腔の状況を観察する．
- 各種ミネラルの調節を司る各臓器の機能（低下，亢進）を評価する．
- 体液量，酸・塩基平衡の管理が適切であるかを評価する．
- 内服などの薬物療法によるミネラルとの相互作用を評価する．
- 欠乏症・過剰症による徴候，症状を評価する．

3 栄養ケア

● 症状に合わせた栄養補給および栄養管理が重要である
- 必要に応じて，ミネラル製剤や栄養補助食品などを用いて補給する．
- 投与の目安量として，「日本人の食事摂取基準」を用いて補給する．
- 長期にわたってTPNを施行したときは，ミネラル補給の不足が生じていないか確認し，適切に栄養管理を行う．
- 食品・料理等の調整 さまざまな食材を選択することで，多くのミネラル類を補給することができる（表7-3）．
- ミネラルを考慮した栄養補助飲料（食品）などをうまく利用する．
- 鉄の吸収を阻害する因子（コーヒー，紅茶，緑茶などのタンニン，穀物，ぬか，食物繊維などのシュウ酸，インスタント食品や加工食品に含まれるリン酸）を控える．
- 植物性の食品などに含まれる三価鉄は，ビタミンCなどと一緒に摂取することで，還元された二価鉄となり吸収される．
- カルシウムの吸収を阻害する因子（リンを多く含む食品，カフェイン，シュウ酸を多く含むコーヒーやコーラ，ほうれんそうやたけのこなど）を

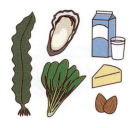

表7-3 ミネラルの欠乏症と過剰症

	欠乏症	過剰症	食材
ナトリウム	食欲低下, 悪心, 嘔吐, 意識障害, 痙攣	浮腫, 高血圧	調味料, 加工食品
カリウム	疲労感, 脱力感, 高血圧, 不整脈, 重度だと心停止	腎機能障害, 不整脈	野菜, 果物, 肉, 魚
カルシウム	歯や骨の形成不全, 骨粗鬆症, 神経・筋症状	食欲不振, 脱力, 腎・尿路結石	乳製品, 水菜, モロヘイヤ, いわし丸干し, 生揚げ
リン	歯や骨の形成不全	カルシウムの吸収障害, 副甲状腺機能亢進	肉, 魚, 卵, 乳製品, 豆類, 食品添加物, 加工食品
マグネシウム	歯や骨の形成不全, 虚血性心疾患	傾眠, 低血圧	ひじき, ほうれんそう, 玄米, アーモンド
鉄	貧血, 倦怠感	ヘモクロマトーシス	ほうれんそう, 切り干し大根, 豚肉, 鶏肉, 魚類
亜鉛	成長障害, 味覚障害, 下痢, 免疫力低下, 創傷治癒遅延	貧血, 発熱	牡蠣, 豚レバー, 油揚げ, カシューナッツ, 卵
銅	成長障害, 貧血, 毛髪や皮膚の色素脱失	溶血性貧血	魚介類, 肉類, 豆類
ヨウ素	成長障害, 甲状腺腫大	特になし	こんぶ, わかめ, のり
マンガン	成長障害, 皮膚炎, 血糖上昇	鉄欠乏性貧血, 傾眠, 低血圧	全粒穀類, 豆類, ナッツ, 茶葉
セレン	成長障害, 心機能障害, 筋萎縮症	皮膚障害, 脱毛, 肝硬変, 呼吸障害	まぐろ, わかさぎ, いわし, たら, ねぎ
クロム	耐糖能異常, 脂質異常症	肝機能障害, 腎機能障害	ひじき, きな粉, あさり
モリブデン	成長障害, 昏睡, 頻脈	成長停止, 貧血	穀類, 豆類, 種実類

控える.

- カリウムは, 食材の下ゆでなどを行うことでゆで汁に流出するため, 考慮したうえで献立を作成する.
- 食塩を含む加工食品の過剰摂取に注意する.
- 亜鉛は, 穀類や豆類に含まれる食物繊維やフィチン酸により吸収が阻害される. また, 加工食品に多く含まれる食品添加物も亜鉛の吸収を阻害する.
- アルコールの多量摂取により, 亜鉛の排出量が増加するので注意する.

第8章 肥満と代謝疾患

1 内臓脂肪とアディポカイン

- 脂肪細胞からは**アディポカイン**というホルモンが分泌される.
- アディポカインはその作用により善玉と悪玉に分類される(図 8-1).
- 運動不足でエネルギー消費が減り,栄養過多となると**内臓脂肪**が増加する.
- 内臓脂肪が増えると**善玉アディポカイン**が減って,**悪玉アディポカイン**が増える.
- 種々の悪玉アディポカインは,動脈硬化性疾患や生活習慣病を悪化させる.
- 善玉アディポカインであるアディポネクチンには,動脈硬化抑制など,悪玉と逆の作用がある.

2 糖代謝異常:糖尿病の成因と病態

- 血糖を下げる唯一のホルモンはインスリンであり,膵臓のランゲルハンス島のβ細胞から分泌され,筋肉,脂肪組織,肝臓などに作用して血糖値を低下させる.
- 肥満,過食などの種々の病因によって,インスリンの働きが弱くなり,細胞内に糖が取り込めなくなることで血糖が慢性的に下がらなくなり,糖尿病が発症する(図 8-2).
- インスリンの働きが弱くなる原因には,筋肉などへの作用が低下する**インスリン抵抗性**と,そもそも膵臓からのインスリン分泌量が減る**インスリン分泌障害**がある.

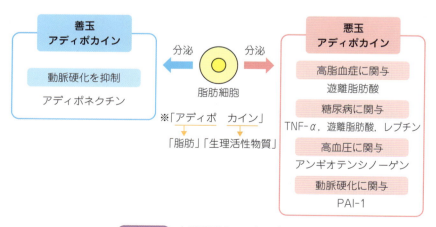

図 8-1 内臓脂肪とアディポカイン

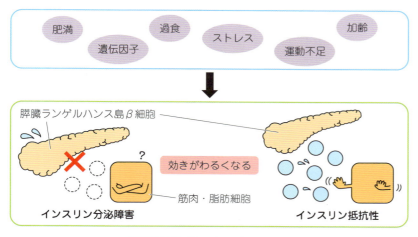

図 8-2 糖尿病の成因と病態

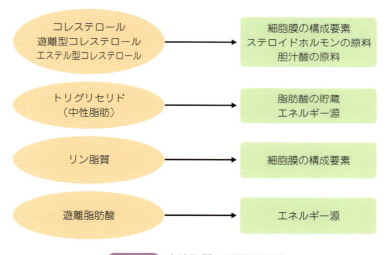

図 8-3 血清脂質の種類と役割

3 血清脂質の種類とリポ蛋白

- 血清脂質は，**コレステロール**，**トリグリセリド**，**遊離脂肪酸**，**リン脂質**に分けられる（図 8-3）．
- 疎水性のコレステロールとトリグリセリドの周りを親水性のアポ蛋白とリン脂質の親水性の部分で覆うことで血液に溶ける．これを**リポ蛋白**という（図 8-4）．
- **LDL コレステロール**は，肝臓などから全身の組織に脂質を運ぶリポ蛋白であり，増えると動脈硬化の原因となり，悪玉コレステロールといわれている．
- **HDL コレステロール**は，余計なコレステロールを組織から肝臓に戻すリ

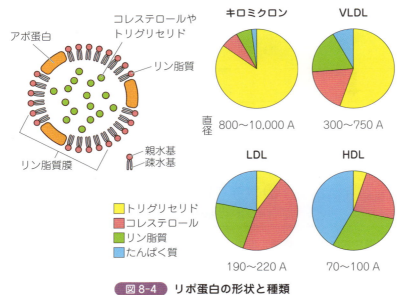

図 8-4 リポ蛋白の形状と種類

親水基とは水になじみやすい部分で，疎水基とは油になじむ部分である．図のように疎水基を内側のコレステロールやトリグリセリドに向け，親水基を外側の血液に向ける形になっている．

ポ蛋白であり，善玉コレステロールといわれている．
- トリグリセリドは，皮下脂肪として貯蔵される脂肪であり，エネルギー源となるが，増えると内臓脂肪，肝臓脂肪蓄積など肥満・疾患の原因となる．

A 肥満, メタボリックシンドローム

① 疾患の概要

a. 肥満・肥満症

肥満の分類

上半身肥満　下半身肥満
（りんご型）　（洋梨型）

- **定義** 脂肪が過剰に蓄積した状態を**肥満**（obesity）という．
- 器質的疾患を認めず，運動不足，過栄養による肥満を**原発性肥満**といい，肥満の 90％以上を占める．遺伝的に太りやすい体質や小児肥満からの移行は原発性肥満の特徴である．
- 内分泌疾患などの器質的疾患や遺伝異常による肥満を**2次性肥満**という．
- 肥満は，上半身肥満（りんご型）と下半身肥満（洋梨型）に分類される．
- **診断** 体重 kg／（身長 m)^2 で算出される体格指数である BMI の数値が **25 以上**で肥満と診断される．
- 肥満と診断されたもののうち，図 8-5 の診断基準にあてはまる場合は**肥満症**と診断され，減量が必要となる．
- 肥満関連疾患として 11 の疾患がある（表 8-1）．
- **治療** 食事療法，運動療法，行動療法，薬物療法，外科療法があり，基本は食事療法である．3〜6ヵ月で 3％以上の減量を目指す．
- 内科的治療を受けても十分な減量効果が得られず，BMI 35 以上であることに加え，糖尿病もしくは脂質異常症，高血圧，睡眠時無呼吸症候群を持

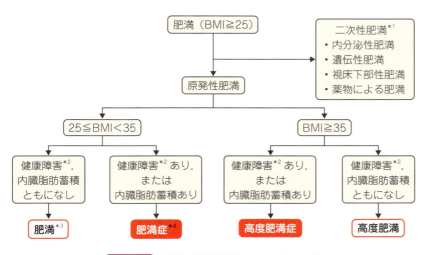

図 8-5 肥満症診断基準フローチャート

[*1] 常に念頭に置いて診察
[*2] 表 8-1 参照
[*3] BMI ≧ 25 の肥満のうち，高度ではない肥満
[*4] BMI ≧ 25 の肥満のうち，高度ではない肥満症

［日本肥満学会（編）：肥満症診療ガイドライン 2022, p2, 図 1-1, ライフサイエンス出版, 2022 より許諾を得て転載］

表 8-1　肥満症の診断に必要な健康障害

1) 耐糖能障害（2型糖尿病・耐糖能異常など）
2) 脂質異常症
3) 高血圧
4) 高尿酸血症・痛風
5) 冠動脈疾患
6) 脳梗塞・一過性脳虚血発作
7) 非アルコール性脂肪性肝疾患
8) 月経異常・女性不妊
9) 閉塞性睡眠時無呼吸症候群・肥満低換気症候群
10) 運動器疾患（変形性関節症：膝関節・股関節・手指関節，変形性脊椎症）
11) 肥満関連腎臓病

［日本肥満学会（編）：肥満症診療ガイドライン 2022，p1，表 1-2，ライフサイエンス出版，2022 より許諾を得て抜粋し転載］

病にもっている場合，保険で外科手術（スリーブ状胃切除術）の適応となる．

b. メタボリックシンドローム

- **定義** 内臓脂肪蓄積に加えて，耐糖能異常，高血圧，脂質異常症が個々に重複して合併することで動脈硬化をきたしやすくなった状態を**メタボリックシンドローム**（metabolic syndrome）という．
- **診断** 診断に必須である内臓脂肪蓄積 100 cm² 以上は，ウエスト周囲径で**男性 85 cm，女性 90 cm** 以上に相当する．ウエスト周囲径は，立位，軽呼気時に臍の位置で測定する．さらに，以下の a.～c. の3項目のうち2項目以上に該当することで診断される（図 8-6）．
  a. 高トリグリセリド血症（150 mg/dL 以上）または，低 HDL コレステロール血症（40 mg/dL 未満）
  b. 血圧高値（収縮期血圧 130 mmHg 以上かつ / または拡張期血圧 85 mmHg 以上）
  c. 空腹時血糖 110 mg/dL 以上
- **治療** 食事療法，運動療法，行動療法が基本である．
- 基本の治療でもウエスト周囲長減少，体重減少によっても，耐糖能異常，高血圧，脂質異常症が改善しない場合には，薬物療法が必要となる．

❷ 栄養アセスメント

●体重変化と食事摂取量・回数・時間や嗜好，日常の活動を把握する

- 幼少期から成人までの体重（体型）変化と併せ，減量経験を確認する．肥満の程度の判定には，体重・BMI 以外に体脂肪率（量）と骨格筋量にも着目する．体組成の詳細な評価より，内臓脂肪蓄積型か皮下脂肪蓄積型かの把握が望ましい．
- 肥満症では，合併症（脂質異常症・糖尿病・高血圧など）の有無を確認する．
- 食事回数，1回の食事に要する時間，食事の時間帯，頻度の高い摂取食品

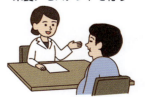
栄養アセスメントを行う

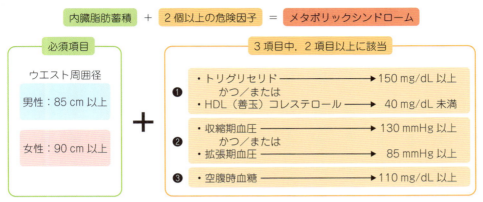

図 8-6 メタボリックシンドロームの診断基準

[メタボリックシンドローム診断基準検討委員会：メタボリックシンドロームの定義と診断基準．日本内科学会雑誌 94（4）：794-809, 2005 より作成]

や調理方法，味つけの好み（濃さ）などの嗜好を把握する．中食・外食の頻度や利用店などの状況からも摂食行動の傾向が把握できる（表 8-2，表 8-3，表 8-4，図 8-7）．

- 食事摂取量は過少報告の傾向が強いことに注意する．
- 飲酒者は，飲酒量や飲酒時の摂食の有無・量・内容を確認する．
- 日常の生活動作から消費エネルギー量を推算する．過去に強度の強い運動歴があり，現在の活動量が少ない者は，エネルギー収支に関する認識の歪みが大きい傾向がある．
- 仕事などの社会生活に伴う生活リズムの変動の有無や心因性の摂食行動異常の有無を確認する．
- 小児肥満においては保護者の生活習慣の影響が大きいため，本人だけでなく保護者の生活リズムや食事についても把握しておくことが大切である．

column

過少報告と過大報告

　一般にエネルギーや栄養素の過剰摂取に起因する疾患の患者は，食事摂取量や食品の摂取頻度を過少報告する傾向がある．対して，やせ，もしくは短期間に著しい体重減少がみられるような場合は，過大報告する傾向がある．栄養アセスメントにおいては，患者からの報告だけでなく，体重などの計測値と血液・尿検査値などの客観的データを併せて評価することが大切である．

表 8-2 食行動質問票

氏名（　　　　　　　　　　　　　　）年齢（　　　　　　　）性別（男・女）

身長（　　　　　　　cm）　体重（　　　　　kg）

次に示す番号で以下の問いにお答えください.

（1. そんなことはない　2. ときどきそういうことがある　3. そういう傾向がある　4. まったくそのとおり）

1. 早食いである　（　）	30. ハンバーガーなどのファストフードをよく　（　） 　　利用する
2. 肥るのは甘いものが好きだからだと思う　（　）	31. 何もしていないとついものを食べてしまう　（　）
3. コンビニをよく利用する　（　）	32. たくさん食べてしまった後で後悔する　（　）
4. 夜食をとることが多い　（　）	33. 食料品を買うときには, 必要量よりも多め　（　） 　　に買っておかないと気がすまない
5. 冷蔵庫に食べ物が少ないと落ち着かない　（　）	
6. 食べてすぐ横になるのが肥る原因だと思う　（　）	34. 果物やお菓子が目の前にあるとつい手が出　（　） 　　てしまう
7. 宴会・飲み会が多い　（　）	35. 1 日の食事中, 夕食が豪華で量も多い　（　）
8. 人から「よく食べるね」と言われる　（　）	36. 肥るのは運動不足のせいだ　（　）
9. 空腹になるとイライラする　（　）	37. 夕食をとるのが遅い　（　）
10. 風邪をひいてもよく食べる　（　）	38. 料理を作るときには, 多めに作らないと気　（　） 　　がすまない
11. スナック菓子をよく食べる　（　）	
12. 料理があまるともったいないので食べてし　（　） 　　まう	39. 空腹を感じると眠れない　（　）
13. 食後でも好きなものなら入る　（　）	40. 菓子パンをよく食べる　（　）
14. 濃い味好みである　（　）	41. 口一杯詰め込むように食べる　（　）
15. お腹いっぱい食べないと満腹感を感じない　（　）	42. 他人よりも肥りやすい体質だと思う　（　）
16. イライラしたり心配事があるとつい食べて　（　） 　　しまう	43. 油っこいものが好きである　（　）
17. 夕食の品数が少ないと不満である　（　）	44. スーパーなどでおいしそうなものがあると　（　） 　　予定外でもつい買ってしまう
18. 朝が弱い夜型人間である　（　）	
19. 麺類が好きである　（　）	45. 食後すぐでも次の食事のことが気になる　（　）
20. 連休や盆, 正月はいつも肥ってしまう　（　）	46. ビールをよく飲む　（　）
21. 間食が多い　（　）	47. ゆっくり食事をとる暇がない　（　）
22. 水を飲んでも肥るほうだ　（　）	48. 朝食をとらない　（　）
23. 身の回りにいつも食べ物を置いている　（　）	49. 空腹や満腹感がわからない　（　）
24. 他人が食べているとつられて食べてしまう　（　）	50. お付き合いで食べることが多い　（　）
25. よく噛まない　（　）	51. それほど食べていないのにやせない　（　）
26. 外食や出前が多い　（　）	52. 甘いものに目がない　（　）
27. 食事の時間が不規則である　（　）	53. 食前にはお腹が空いていないことが多い　（　）
28. 外食や出前を取るときは多めに注文してし　（　） 　　まう	54. 肉食が多い　（　）
29. 食事のメニューは和食よりも洋食が多い　（　）	55. 食事のときは食べ物を次から次へと口に入　（　） 　　れて食べてしまう

（大隈和喜ほか. 日本肥満学会記録 14 回. 1994；316-8., 吉松博信. 第 2 章初期操作. 坂田利家. 肥満症治療マニュアル. 医歯薬出版：1996. p.17-38 より改変）

［日本肥満学会（編）：肥満症診療ガイドライン 2022, p65, 表 5-5, ライフサイエンス出版, 2022 より許諾を得て転載］

---

column

小児期の肥満

　小児期の肥満は, 適応年齢を 6 歳 0 ヵ月～18 歳未満で, 肥満度 +20％以上, かつ有意に体脂肪率が増加した状態と定義される. 体脂肪率の増加とは, 男児では年齢にかかわらず 25％以上, 女児では 11 歳未満は 30％以上, 11 歳以上は 35％以上をいう.

　小児期肥満は成人肥満に移行しやすい. しかし, 発育期にあることから, 減量ではなく成長発達に合わせた体重の補正を目的とし, 生活・食習慣の健全化, 運動習慣の確立などの指導が必要となる.

A 肥満，メタボリックシンドローム

表 8-3 食行動質問表の集計（女性用）

体質や体重に関する認識 2（　）6（　）10（　）22（　）36（　）42（　）	小計（　）
食動機 12（　）13（　）17（　）24（　）28（　） 33（　）38（　）44（　）50（　）	小計（　）
代理摂食 5（　）16（　）23（　）31（　）	小計（　）
空腹，満腹感覚 9（　）15（　）32（　）39（　）49（　） 53（　）	小計（　）
食べ方 1（　）8（　）25（　）41（　）55（　）	小計（　）
食事内容 3（　）19（　）26（　）30（　）40（　） 43（　）54（　）	小計（　）
食生活の規則性 4（　）18（　）20（　）21（　）27（　） 35（　）37（　）48（　）	小計（　）
	合計（　）

番号はそれぞれ，表8-2 食行動質問表の質問番号を示している

（大隈和喜ほか．日本臨牀．2003 増刊；61：631-639 より改変）
［日本肥満学会（編）：肥満症診療ガイドライン2022，p66，表5-6，ライフサイエンス出版，2022 より許諾を得て転載］

表 8-4 食行動質問表の集計（男性用）

体質や体重に関する認識 2（　）6（　）10（　）22（　）36（　）42（　） 51（　）	小計（　）
食動機 12（　）13（　）24（　）28（　）33（　） 34（　）38（　）44（　）45（　）50（　）	小計（　）
代理摂食 5（　）16（　）23（　）31（　）	小計（　）
空腹，満腹感覚 9（　）15（　）32（　）53（　）	小計（　）
食べ方 1（　）8（　）25（　）41（　）55（　）	小計（　）
食事内容 11（　）14（　）26（　）29（　）30（　） 40（　）43（　）52（　）54（　）	小計（　）
食生活の規則性 4（　）7（　）20（　）21（　）27（　） 35（　）37（　）47（　）	小計（　）
	合計（　）

番号はそれぞれ，表8-2 食行動質問表の質問番号を示している

（大隈和喜ほか．日本臨牀．2003 増刊；61：631-639 より改変）
［日本肥満学会（編）：肥満症診療ガイドライン2022，p66，表5-7，ライフサイエンス出版，2022 より許諾を得て転載］

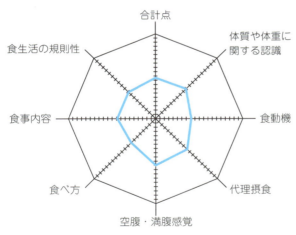

食行動質問表から得られた患者の回答をもとに，7領域における各項目の合計点と総合計点を算出してプロットし，線で結ぶ．ダイアグラムが外側に近いほど問題点が多いことを意味する．

（吉松博信．第2章初期操作．坂田利家．肥満症治療マニュアル．医歯薬出版；1996．p.17-38, 吉松博信ほか．Practice 1996；13：138-48 より改変）

図 8-7 食行動ダイアグラム

［日本肥満学会（編）：肥満症診療ガイドライン2022，p65，図5-2，ライフサイエンス出版，2022 より許諾を得て転載］

3 栄養ケア

- **まずは3％の減量を目指す．段階的な減量と骨格筋量の維持が重要**
- 肥満症では，現体重の3％以上の減量を目指す．BMI 35以上の高度肥満

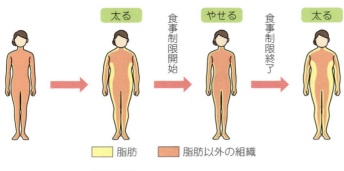

図 8-8　ウエイトサイクリング
極端な減量によって筋肉などの組織を減らしてしまうと基礎代謝が下がり，食事量を元に戻すと脂肪が増えてしまう．

では 5～10%の減量を目指すが，減量達成後も合併疾患の改善を図る．

- 極端な減量はリバウンドしやすく，ウエイトサイクリングに陥る可能性が高い（図 8-8）．減量においては**除脂肪組織（LBM）**，特に骨格筋量を維持し，体脂肪を減少させることに留意する． LBM：lean body mass
- 行動療法は患者自身の減量意欲を向上・維持するのに有効な手段である．患者本人が設定した改善目標を自己評価（セルフモニタリング）することで，自身の取り組みと改善結果を関連づけることができる．減量の継続には定期的な確認と励ましが不可欠である．
- 肥満症治療食のエネルギー基準は，BMI 25 以上 35 未満では 25 kcal×目標体重（kg）/日以下として 1,000～1,800 kcal/日，BMI 35 以上（高度肥満）は 20～25 kcal×目標体重（kg）/日以下として 1,000～1,400 kcal/日が推奨されている．目標体重の目安は，65 歳未満の成人は BMI 22，65 歳以上は BMI 22～25 である．
- 肥満症治療食の栄養素の配分は糖質 50～60%，たんぱく質 15～20%，脂質 20～25%が推奨され，たんぱく質は 1 g/標準体重（kg）は確保されることが望ましい．設定エネルギー量が低くなると，相対的にたんぱく質量やビタミン・ミネラル等が不足しやすいため，これらの栄養素の確保を十分に考慮する必要がある．なお，十分な食物繊維の摂取は減量に有用である．
- 高度肥満で速やかに減量を要する場合は，600 kcal/日以下の**超低エネルギー食（VLCD）**が導入されることもある． VLCD：very low calorie diet
- 肥満症の栄養ケアにおいては，肥満状態に伴う健康障害を改善することが目的であり，過度の食事制限を行わないように留意しなければならない．
- 有酸素運動の実施は血液循環を促し，血圧の改善，血清トリグリセリドの低下，HDL コレステロールの増加，インスリン抵抗性の改善などが期待できる．
- 肥満症治療の運動療法では，運動強度の目安は低～中程度（軽く息が弾む程度）で，歩行・速歩などを週 5 日程度行うとよい．ただし，運動療法に

| | | A 肥満，メタボリックシンドローム | 75 |

表 8-5 運動療法のプログラムの原則

	原　則	実践のヒント
種　類	肥満症ではエネルギー消費量を増やすことが重要であるため，「有酸素運動」を中心に実施する	レジスタンス運動（筋力トレーニング）を併用すると，サルコペニア，肥満の予防・改善に効果的である．座位行動（座りすぎ）を減らすことも運動療法のひとつと考える
強　度	低～中等度（最大酸素摂取量の 40～60% 程度），ボルグスケールの 11～13（「楽である～ややきつい」）以上を推奨する	導入段階ではあまり強度を強調しない．運動に慣れてきたら強度を上げることも考慮する
時　間頻　度	1 日 30 分以上（短時間の運動を数回に分け，合計 30 分でもよい）．毎日（週 5 日以上あるいは週 150 分以上）．運動に慣れてきたら 1 日 60 分以上，週 300 分以上としてもよい	運動の急性効果を期待しなくてもよい場合，運動量が十分であれば週 5 日未満でまとめて運動してもよい
その他	運動の強度や時間を強調せず，「座位行動（座りすぎ）を減らすこと」「細切れでもいいので，今より 1 日 10 分（1,000 歩）歩行を増やすこと」を呼びかける	
	近年，仕事上の高強度身体活動は心血管イベントを増加させるとの報告もあり，仕事上の身体活動が多いにもかかわらず健康障害を有する人々には，余暇時間のリラックスした状態での運動（散歩など）を呼びかける	

［日本肥満学会（編）：肥満症診療ガイドライン 2022，p62，表 5-4，ライフサイエンス出版，2022 より許諾を得て転載］

際しては，メディカルチェック後に実施する．循環器系疾患の既往がある者，糖尿病を合併しており血糖管理が不良な者，関節等の運動器に障害がある場合は，主治医の指示に基づき対応する（表 8-5）．

column

行動療法

　食生活を含め，人の習慣は日々の繰り返しの中で形成し定着する．これまでの習慣を改めるためには，新たな行動を繰り返し行うことが必要であるという考えに基づくのが行動療法である．行動療法では，患者が主体的に行動の問題点を把握し，行動の修復を図り，修復された行動の維持によりもたらされる結果（報酬）に意欲を維持し，問題点を克服できるように，定期的に気づきを促す．

column

超低エネルギー食（VLCD）

　600 kcal/ 日以下と，安静時代謝量にも満たないエネルギー量であることから，体内では脂肪酸酸化によるエネルギー供給が活発になるため，ケトアシドーシスの懸念が強まる．摂取量の縮小から脱水や各種栄養素の不足も生じやすく，一方で一定期間後に通常の食事に戻した際にはリフィーディングシンドロームが生じる危険性も高い．よって，VLCD による肥満治療は医療体制の下に実施する必要がある．

B 糖尿病

1 疾患の概要

- **定義** 種々の病因によりインスリンの働きが弱くなる（**相対的インスリン作用不全**），またはインスリンの産生が枯渇する（**絶対的インスリン作用不全**）ことで，慢性的に血糖値が高い状態が続くことを**糖尿病**（diabetes mellitus）という．
- 1型糖尿病，2型糖尿病，その他の特定の機序・疾患によるもの，妊娠糖尿病の4つの成因から分類される．
- **症状** 症状を認めず健康診断時に診断される場合が増えてきている．
- 高血糖の程度によっては，尿糖増加とそれに付随した浸透圧利尿により，多尿，その後の口渇，脱水，さらに体重低下，易疲労感などを認める．

a. 1型糖尿病

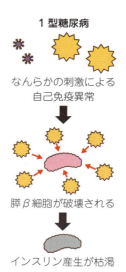

1型糖尿病

なんらかの刺激による自己免疫異常

膵β細胞が破壊される

インスリン産生が枯渇

- **定義** なんらかの刺激による**自己免疫異常**により**膵臓ランゲルハンス島β細胞（膵β細胞）が破壊**され，インスリン産生が枯渇して発症する糖尿病を**1型糖尿病**という．
- インスリン注射が必須となるインスリン依存状態への移行期間によって，急性発症（数日から数ヵ月），劇症1型（診断時にインスリン依存性），緩徐進行1型（数ヵ月から数年）の3つに分類される．
- **病態・症状** 絶対的なインスリン欠乏状態では，インスリン作用不全となる．脂肪分解の促進後に分解産物である遊離脂肪酸が肝臓でケトン体となり，ケトアシドーシスを呈する．
- **疫学** 糖尿病患者の5%未満で，人口10万人あたり100人前後の有病率である．
- **診断** 血糖値および典型的症状や糖尿病網膜症の存在により糖尿病の有無を判定する（→ b. 2型糖尿病 診断）．
- 1型糖尿病では抗グルタミン酸脱炭酸酵素（GAD）抗体などが陽性となることが多い．
- インスリン分泌の指標として使われる尿中または血中のCペプチドが低下から枯渇を示す．インスリンは，膵β細胞から分泌される際に，プロインスリンという前駆体からCペプチドとインスリンに分かれるため，Cペプチドの測定でインスリン分泌能が測定できる．
- **治療** 最終的には絶対的なインスリン欠乏状態となり，治療としてインスリン注射が必要となる（インスリン依存状態）．

1) **食事療法**（→ 3. 栄養ケア）
2) **運動療法**（→ b. 2型糖尿病 治療 ）

- 急性効果として，ブドウ糖，脂肪酸利用による血糖値の低下と慢性効果としてインスリン抵抗性が改善する．
- 有酸素運動とレジスタンス運動がある．

- 血糖管理が極端にわるい場合（空腹時血糖値 250 mg/dL 以上または尿ケトン体中等度以上陽性）は，禁止あるいは制限する．
- 運動時または運動後の低血糖に注意する．

3）薬物療法
- **原則インスリン注射**：インスリン欠乏状態にもよるが，最終的にインスリン注射が必須となる．
- 長期的コントロールのため，強化インスリン療法（インスリンの頻回注射，またはポンプを使用した皮下インスリン持続注入）が望ましい．
- 自己血糖測定をインスリン注射時には併用する．

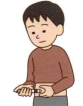

インスリンの自己注射

> **column**
> **インスリン療法**
>
> 　基本は，健常者にみられる血中インスリンの変動パターンをインスリン注射によって模倣することにある．インスリン製剤の特徴を理解し，利便性も考慮しながら患者の病態に合わせたインスリン療法を行う必要がある．
> 　インスリン依存状態，高血糖性の昏睡，重症感染症，外傷，全身麻酔施行の手術のときには，インスリン療法の絶対適応となる．
> 　インスリン非依存状態でも，著明な高血糖や経口薬療法のみでは良好な血糖管理が得られない場合などには，インスリン療法相対的適応となる．

> **column**
> **強化インスリン療法**
>
> 　インスリンの頻回注射，または持続皮下インスリン注入法（ポンプを使って皮下に持続的に超速効型または速効型を注入する方法）に自己血糖測定を併用して良好な血糖管理を目指す．

b．2 型糖尿病

- **定義** インスリン分泌低下にインスリン抵抗性が加わることで発症する糖尿病を 2 型糖尿病という．
- **疫学** 糖尿病患者の 95％以上を占める．
- **検査・診断** 検査として，**75 g 経口糖負荷試験（75 g OGTT）**，随時血糖値，空腹時血糖値，**HbA1c** 測定を行う（図 8-9）．
- **空腹時血糖値 126 mg/dL 以上，75 g 経口糖負荷試験 2 時間値 200 mg/dL 以上**，随時血糖値 200 mg/dL 以上，HbA1c 6.5％以上のいずれか 1 つを認めた場合は，糖尿病型と判定する（図 8-10）．
- 糖尿病の診断の流れを図 8-11 に示す．
- **治療** コントロール指標として，1〜2ヵ月の血糖コントロール状態を反映する HbA1c，2 週間を反映する**グリコアルブミン**，数日を反映する **1,5-アンヒドログリシトール（1,5-AG）**を用いる．
- コントロール目標を図 8-12 に示す．

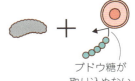

2 型糖尿病

ブドウ糖が取り込めない

インスリン分泌低下　　インスリン抵抗性

空腹時血糖値	75 g OGTT 2 時間値
・食事から 10 時間以上あけて測定する ・一般には前日夜 9 時以降絶食とし，翌朝食事前に採血する	・10 時間以上絶食の後，75 g のブドウ糖を経口負荷し，2 時間後に採血する
随時血糖値	HbA1c
・食事とは関係なく測定した血糖値	・過去の 1，2 ヵ月の血糖値の平均を反映する指標

図 8-9 糖尿病を検査する血糖値の種類

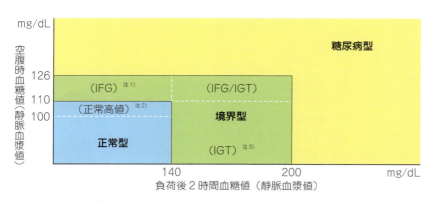

図 8-10 空腹時血糖値および 75 gOGTT による判定区分

注 1) IFG は空腹時血糖値 110〜125 mg/dL で，2 時間値を測定した場合には 140 mg/dL 未満の群を示す（WHO）．ただし ADA では空腹時血糖値 100〜125 mg/dL として，空腹時血糖値のみで判定している．
注 2) 空腹時血糖値が 100〜109 mg/dL は正常域ではあるが，「正常高値」とする．この集団は糖尿病への移行や OGTT 時の耐糖能障害の程度からみて多様な集団であるため，OGTT を行うことが勧められる．
注 3) IGT は WHO の糖尿病診断基準に取り入れられた分類で，空腹時血糖値 126 mg/dL 未満，75 g OGTT 2 時間値 140〜199 mg/dL の群を示す．
[日本糖尿病学会（編・著）：糖尿病治療ガイド 2024，p18，文光堂，2024]

- 低血糖，特に重症低血糖は，認知機能低下，心血管性疾患を惹起するため回避する．

1）食事療法
- 個別に設定された目標体重とエネルギー係数より算出され，バランスのとれた食品構成とする（➡ 3．栄養ケア）．

2）運動療法
- 効果・種類などは，1 型糖尿病の運動療法と同じである．
- 一般的には，中強度の有酸素運動が励行される．
- 中強度とは，最大酸素摂取量の 50％前後のものを指し，運動時の心拍数で程度を判定する．一般的に 50 歳未満では 100〜120/分，50 歳以上では 100 未満/分である．
- 運動時間は 20 分以上の持続が望ましい．
- **有酸素運動**は，中強度で週に 150 分かそれ以上，週に 3 回以上，運動をし

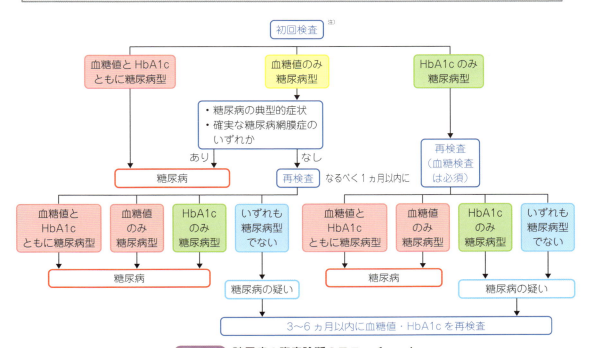

図 8-11 糖尿病の臨床診断のフローチャート

注）糖尿病が疑われる場合は，血糖値と同時に HbA1c を測定する．同日に血糖値と HbA1c が糖尿病型を示した場合には，初回検査だけで糖尿病と診断する．
日本糖尿病学会：「糖尿病の分類と診断基準に関する委員会報告（国際標準化対応版）」，糖尿病 55（7），494 頁，2012 より一部改変
［日本糖尿病学会（編・著）：糖尿病治療ガイド 2024，p16，文光堂，2024］

図 8-12 血糖コントロール目標

治療目標は年齢，罹病期間，臓器障害，低血糖の危険性，サポート体制などを考慮して個別に設定する．
注 1）適切な食事療法や運動療法だけで達成可能な場合，または薬物療法中でも低血糖などの副作用なく達成可能な場合の目標とする．
注 2）合併症予防の観点から HbA1c の目標値を 7％未満とする．対応する血糖値としては，空腹時血糖値 130 mg/dL 未満，食後 2 時間血糖値 180 mg/dL 未満をおおよその目安とする．
注 3）低血糖などの副作用，その他の理由で治療の強化がむずかしい場合の目標とする．
注 4）いずれも成人に対しての目標値であり，また妊娠例は除くものとする．
65 歳以上の高齢者については「高齢者糖尿病の血糖コントロール目標」を参照．
［日本糖尿病学会（編・著）：糖尿病治療ガイド 2024，p23，文光堂，2024］

ない日が2日以上続かないようにする.

- **レジスタンス運動**は連続しない日程で,週に2〜3回行うことが勧められる.
- 血糖不良状態（➡ a. 1型糖尿病 治療 2）運動療法）および糖尿病合併症の程度,骨・関節の状態により運動を禁止あるいは運動量を制限する.

3）薬物療法（表8-6）

- 食事療法,運動療法を開始後も,血糖管理が目標HbA1cに達しないなど不十分のときに,薬物療法を開始する.
- 治療薬は,作用機序の点から①インスリン分泌非促進系,②インスリン分泌促進系,③インスリン製剤の3種類に分類される.

❶インスリン分泌非促進系

- **ビグアナイド薬**：主な作用として肝臓での糖産生抑制作用があり,主な副作用として乳酸アシドーシス,胃腸障害がある.eGFR 30未満例,大量飲酒例は,乳酸アシドーシスをきたす可能性があり禁忌である.
- **チアゾリジン薬**：骨格筋・肝臓でのインスリン抵抗性改善作用があり,主な副作用として浮腫,心不全がある.心不全および心不全既往例は禁忌となる.
- **α-グルコシダーゼ阻害薬**：腸管での炭水化物の吸収分解遅延による食後血糖抑制作用があり,主な副作用として胃腸障害,放屁がある.
- **SGLT 2阻害薬**：腎臓でのブドウ糖の再吸収阻害による尿中ブドウ糖排泄促進作用があり,主な副作用として性器・尿路感染症と脱水がある.

❷インスリン分泌促進系

- インスリン分泌促進薬は,血糖依存性と血糖非依存性の2つに分類される.

❷-1 血糖依存性

- **DPP-4阻害薬**：GLP-1とGIPの分解抑制による血糖依存性のインスリン分泌促進とグルカゴン分泌抑制作用があり,SU薬との併用で低血糖増強や胃腸障害などの副作用がある.
- **GLP-1受容体作動薬**：DPP-4阻害薬による分解を受けずにGLP-1作用増強により血糖依存性のインスリン分泌促進とグルカゴン分泌抑制作用があり,胃腸障害の副作用がある.
- **ミトコンドリア機能改善薬（イメグリミン）**：ミトコンドリアを介した各種の作用によりインスリン分泌を促進し,インスリン抵抗性改善作用も認める.

❷-2 血糖非依存性

- **スルホニル尿素（SU）薬**：インスリン分泌の促進作用があり,主な副作用として肝障害がある.
- **速効型インスリン分泌促進薬（グリニド薬）**：より速やかなインスリン分泌の促進・食後高血糖の改善作用があり,主な副作用として肝障害がある.

❸インスリン製剤

- **基礎インスリン**製剤（持効型溶解インスリン製剤,中間型インスリン製剤）：空腹時血糖を下げる.

B 糖尿病　81

表 8-6　2 型糖尿病の血糖降下薬の特徴

機序	種類	主な作用	単独投与による低血糖のリスク	体重への影響	主な副作用	禁忌・適応外	使用上の注意	主なエビデンス
インスリン分泌非促進系	α-グルコシダーゼ阻害薬（α-GI）	腸管での炭水化物の吸収分解遅延による食後血糖上昇の抑制	低	なし	胃腸障害,放屁,肝障害	経口血糖降下薬に共通する禁忌*	①低血糖時にはブドウ糖などの単糖類で対処する ②1型糖尿病患者において,インスリンとの併用可能	
	SGLT2阻害薬	腎臓でのブドウ糖再吸収阻害による尿中ブドウ糖排泄促進	低	減少	性器・尿路感染症,脱水,皮疹,ケトーシス	一部の製剤は1型糖尿病では適応外,経口血糖降下薬に共通する禁忌*	①1型糖尿病患者において,一部の製剤はインスリンとの併用可能 ②eGFR30未満の重度腎機能障害の患者では,血糖降下作用は期待できない	①心・腎の保護効果がある ②心不全の抑制効果がある
	チアゾリジン薬	骨格筋・肝臓でのインスリン抵抗性改善	低	増加	浮腫,心不全	心不全,心不全既往,膀胱がん治療中,1型糖尿病,重篤な肝機能障害,重篤な腎機能障害,経口血糖降下薬に共通する禁忌*	①体液貯留作用と脂肪細胞の分化を促進する作用があり,体重増加や浮腫を認める ②閉経後の女性では骨折のリスクが高まる	
	ビグアナイド薬	肝臓での糖産生抑制	低	なし～減少	胃腸障害,乳酸アシドーシス,ビタミンB12低下	乳酸アシドーシスを起こしやすい患者〔乳酸アシドーシスの既往,重度の腎機能障害（eGFR 30未満）,透析,重度の肝機能障害,心血管系・肺機能の高度の障害（ショック,心不全,心筋梗塞,肺塞栓等）,低酸素血症を伴いやすい状態,脱水症,脱水状態の懸念（下痢,嘔吐等の胃腸障害,経口摂取が困難）,過度のアルコール摂取〕,低血糖が懸念される場合（栄養不良状態,飢餓状態,衰弱状態,脳下垂体機能不全,副腎機能不全）,1型糖尿病,経口血糖降下薬に共通する禁忌*	①eGFRごとのメトホルミン最高用量の目安（30≦eGFR<45：750mg,45≦eGFR<60：1,500mg） ②eGFR 30～60の患者では,ヨード造影剤検査の前あるいは造影時にメトホルミンを中止する。ヨード造影剤投与後48時間はメトホルミンを再開せず,腎機能の悪化が懸念される場合にはeGFRを測定し腎機能を評価した後に再開する	肥満2型糖尿病患者に対する大血管症抑制効果がある
インスリン分泌促進系 血糖依存性	イメグリミン	血糖依存性インスリン分泌促進インスリン抵抗性改善作用	低	なし	胃腸障害	1型糖尿病,経口血糖降下薬に共通する禁忌*	①eGFR<45の患者には推奨されない ②メトホルミンとの併用で消化器症状の頻度増加	
	DPP-4阻害薬	GLP-1とGIPの分解抑制による血糖依存性のインスリン分泌促進とグルカゴン分泌抑制	低	なし	SU薬との併用で低血糖増強,胃腸障害,皮膚障害,類天疱瘡	1型糖尿病,経口血糖降下薬に共通する禁忌*	①SU薬やインスリンとの併用は,低血糖の発症頻度を増加させる可能性があるため,SU薬やインスリンの減量を考慮する	

（つづく）

82　第8章　肥満と代謝疾患

表8-6　2型糖尿病の血糖値降下薬の特徴（つづき）

機序	種類		主な作用	単独投与による低血糖のリスク	体重への影響	主な副作用	禁忌・適応外	使用上の注意	主なエビデンス
インスリン分泌促進系	血糖依存性	GLP-1受容体作動薬	DPP-4による分解を受けずにGLP-1作用増強により血糖依存性のインスリン分泌促進とグルカゴン分泌抑制	低	減少	胃腸障害，注射部位反応（発赤，皮疹など）	1型糖尿病，経口血糖降下薬に共通する禁忌*	①SU薬やインスリンとの併用は，低血糖の発症頻度を増加させる可能性があるため，SU薬やインスリンの減量を考慮する	心・腎の保護効果がある
		GIP/GLP-1受容体作動薬	DPP-4による分解を受けずにGLP-1とGIPの作用増強によりインスリン分泌促進とグルカゴン分泌抑制	低	減少	胃腸障害，注射部位反応（発赤，皮疹など）	1型糖尿病，経口血糖降下薬に共通する禁忌*	①SU薬やインスリンとの併用は，低血糖の発症頻度を増加させる可能性があるため，SU薬やインスリンの減量を考慮する	
	血糖非依存性	スルホニル尿素（SU）薬	インスリン分泌の促進	高	増加	肝障害	1型糖尿病，重篤な肝機能障害，重篤な腎機能障害，下痢・嘔吐等の胃腸障害（低血糖の懸念），経口血糖降下薬に共通する禁忌*	①高齢者では低血糖のリスクが高いため少量から投与開始する②腎機能や肝機能障害の進行した患者では低血糖の危険性が増大する	
		速効型インスリン分泌促進薬（グリニド薬）	より速やかなインスリン分泌の促進・食後高血糖の改善	中	増加	肝障害	1型糖尿病，経口血糖降下薬に共通する禁忌*	①SU薬とは併用しない	
インスリン製剤		①基礎インスリン製剤（持効型溶解インスリン製剤，中間型インスリン製剤）②追加インスリン製剤（超速効型インスリン製剤，速効型インスリン製剤）③超速効型あるいは速効型と中間型を混合した混合型インスリン製剤④超速効型と持効型溶解の配合溶解インスリン製剤	超速効型や速効型インスリン製剤は，食後高血糖を改善し，持効型溶解や中間型インスリン製剤は空腹時高血糖を改善する	高	増加	注射部位反応（発赤，皮疹，浮腫，皮下結節など）	当該薬剤に対する過敏症の既往	①超速効型インスリン製剤は，食直前に投与②速効型インスリン製剤は，食前30分前に投与	

食事，運動などの生活習慣改善と1種類の薬剤の組み合わせで効果が得られない場合，2種類以上の薬剤の併用を考慮する．
作用機序の異なる薬剤の組み合わせは有効と考えられるが，一部の薬剤では有効性および安全性が確立していない組み合わせもある．詳細は各薬剤の添付文書を参照のこと．
*経口糖尿病薬に共通する禁忌例：重症ケトーシス，意識障害，重症感染症，手術前後，重篤な外傷，妊婦または妊娠している可能性，当該薬剤に対する過敏症の既往例．
[日本糖尿病学会（編・著）：糖尿病治療ガイド2024，p28-29，文光堂，2024]

- **追加インスリン製剤**（超速効型インスリン製剤，速効型インスリン製剤）：食後高血糖を改善する．
- 超速効型あるいは速効型と中間型を混合した混合型インスリン製剤
- 超速効型と持効型溶解の配合溶解インスリン製剤
- 合併症　高度のインスリン作用不足によって起こる急性合併症と，長年の高血糖によって起こる慢性合併症がある（図8-13）．

1）急性合併症

❶糖尿病性ケトアシドーシス

- 極度のインスリン欠乏とコルチゾールなどのインスリン拮抗ホルモンの増加により250mg/dL以上の高血糖，高ケトン体，pH7.3未満のアシドーシスをきたした状態をいい，重度の場合には昏睡に陥る．

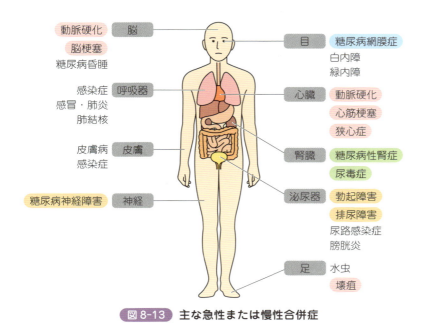

図 8-13 主な急性または慢性合併症

❷高血糖高浸透圧状態

- 600 mg/dL 以上の著しい高血糖と高度な脱水に基づく高浸透圧血症により循環不全をきたした状態をいう．感染症，手術，ステロイド投与などで発症する．

❸感染症

- 真菌感染，尿路系感染，呼吸器系など感染症にかかりやすく，手術を受ける際には十分な感染症対策が必要である．

2）慢性合併症

❶糖尿病網膜症

- 高血糖による網膜血管壁細胞の変性などにより発症する．網膜病変の状態により，網膜症なし，単純網膜症，増殖前網膜症，増殖網膜症の 4 期に分類される．増殖前網膜症以後では，眼科的処置として光凝固療法，硝子体手術で対応する．

❷糖尿病性腎症（→第 11 章 D「糖尿病性腎症」，p.162）

- 腎糸球体血管周囲の結合組織が増生，糸球体構造が破壊されて機能障害が起こる．表 8-7 で示す 5 つに病期が分類される．病期に応じて食事の指導を行う（→ 3．栄養ケア）．
- 典型的な糖尿病性腎症に加え，顕性アルブミン尿を伴わない糸球体濾過量（GFR）が低下する非典型的な糖尿病関連腎疾患を含む概念を糖尿病関連腎臓病（DKD）という．

❸糖尿病性神経障害

- 多発性神経障害と単神経障害がある．
- **多発性神経障害**：両足の感覚障害，両足の振動覚および触覚障害，両足ア

DKD：diabetic kidney disease

表 8-7 糖尿病性腎症病期分類 2023 [注1]

病　期	尿中アルブミン・クレアチニン比（UACR, mg/g）あるいは尿中蛋白・クレアチニン比（UPCR, g/g）	推算糸球体濾過量（eGFR, mL/分/1.73 m²）[注3]
正常アルブミン尿期（第1期）[注2]	UACR30 未満	30 以上
微量アルブミン尿期（第2期）[注4]	UACR30〜299	30 以上
顕性アルブミン尿期（第3期）[注5]	UACR300 以上あるいは UPCR 0.5 以上	30 以上
GFR 高度低下・末期腎不全期（第4期）[注6]	問わない [注7]	30 未満
腎代替療法期（第5期）[注8]	透析療法中あるいは腎移植後	

注1：糖尿病性腎症は必ずしも第1期から順次第5期まで進行するものではない．また評価の際には，腎症病期とともに，付表を参考として慢性腎臓病（CKD）重症度分類も併記することが望ましい．

注2：正常アルブミン尿期は糖尿病性腎症の存在を否定するものではなく，この病期でも糖尿病性腎症に特有の組織変化を呈している場合がある．

注3：eGFR 60 mL/分/1.73 m² 未満の症例は CKD に該当し，糖尿病性腎症以外の CKD が存在しうるため，他の CKD との鑑別診断が必要である．なお血清クレアチニンに基づく eGFR の低下を認めた場合，血清シスタチン C に基づく eGFR を算出することで，より正確な腎機能を評価できる場合がある．

注4：微量アルブミン尿を認めた患者では，糖尿病性腎症早期診断基準（糖尿病 **48**：757-759，2005）にしたがって鑑別診断を行ったうえで，微量アルブミン尿期と診断する．微量アルブミン尿は糖尿病性腎症の早期診断に必須のバイオマーカーであるのみならず，顕性アルブミン尿への移行および大血管障害のリスクである．GFR 60 mL/分/1.73 m² 以上であっても微量アルブミン尿の早期発見が重要である．

注5：顕性アルブミン尿の患者では，eGFR 60 mL/分/1.73 m² 未満から GFR の低下に伴い腎イベント（eGFR の半減，透析導入）が増加するため注意が必要である．

注6：CKD 重症度分類（日本腎臓学会，2012 年）との表現を一致させるために，旧分類の「腎不全期」を「GFR 高度低下・末期腎不全期」とした．

注7：GFR 30 mL/分/1.73 m² 未満の症例は，UACR あるいは UPCR にかかわらず，「GFR 高度低下・末期腎不全期」に分類される．しかし，特に正常アルブミン尿・微量アルブミン尿の場合は，糖尿病性腎症以外の CKD との鑑別診断が必要である．

注8：CKD 重症度分類（日本腎臓学会，2012 年）との表現を一致させるために，旧分類の「透析療法期」を腎移植後の患者を含めて「腎代替療法期」とした．

［糖尿病性腎症合同委員会・糖尿病性腎症病期分類改訂ワーキンググループ：日本腎臓学会誌 **65**（7）：847-856，2023 より許諾を得て転載］

キレス腱反射障害の複数に異常があれば示唆される．予防治療法は，まず血糖管理を良好に維持することであり，自発痛に関しては数種類の治療薬が使用可能である．起立性低血圧などの自律神経障害も含まれる．

- **単神経障害**：外眼筋麻痺および顔面神経麻痺が多い．

❹動脈硬化性病変

- 冠動脈疾患，脳血管障害，末梢動脈障害がある．

❺糖尿病性足病変

- 足病変には，白癬，足趾の変形や胼胝，足壊疽まで幅広い病態が含まれる．足病変のリスクの高い患者では，チームアプローチによるフットケアが必要である．

❻その他の合併症（併存疾患）

- 骨病変，手の病変，歯周病，認知症，がんなどがある．

c. 妊娠糖尿病（➡第26章 A「妊娠糖尿病，糖尿病合併妊娠」，p.292）

- 定義　妊娠中に初めて発見また発症した糖尿病に至っていない糖代謝異常を**妊娠糖尿病**という．妊娠中の明らかな糖尿病および糖尿病合併妊娠は含めない．

- 診断　診断基準は**表26-3**を参照（➡ p.292）．血糖管理は，母体や児の合

GFR：glomerular filtration rate（糸球体濾過量）
eGFR：estimated glomerular filtration rate（推算糸球体濾過量）

表8-8 妊娠中の血糖コントロール目標

妊娠中の血糖コントロールは，母体や児の合併症を予防するために厳格に行う．
●血糖値 　空腹時血糖値 95 mg/dL 未満 　食後2時間値 120 mg/dL 未満
●HbA1c 　6.0〜6.5％未満（妊娠週数や低血糖のリスクなどを考慮し，個別に設定する）

[日本糖尿病学会（編・著）：糖尿病治療ガイド2024，p98，文光堂，2024より作成]

併症を予防するために厳格に行い，表8-8に示した値を目標とする．

- 治療 食事療法は，非肥満妊婦では妊娠週数によって負荷食があるが，肥満妊婦では負荷食は行わない（➡3．栄養ケア）．

2 栄養アセスメント

● 良好な血糖管理のための行動変容のポイントを探る

- 初診時においては家族歴，体重変化，生活変化，耐糖能異常が疑われた時期などについて確認する．2回目以降は，前回指導以降の行動変容の有無，体調などを確認する．
- 血糖管理にかかわる指標（血糖値，HbA1c，Cペプチド，インスリン分泌指数，尿糖）と併せて，インスリン投与者または服薬内容に応じて低血糖の有無，自己血糖測定（SMBG）を実施している場合は記録内容を確認する．

SMBG：self monitoring of blood glucose

- 摂食状況（内容，量，時間帯，摂食にかかる時間，回数，外食・中食の回数），味つけの嗜好，飲酒，喫煙の有無，身体活動の状況および就寝・起床を含めた生活リズムを把握し，摂取栄養量および消費エネルギー量を推算する．
- 罹患歴が長い者，血糖管理不良の者については，尿中アルブミン，尿蛋白の出現，血清クレアチニン値の変化についても注視する．手足のしびれや鈍痛などの自覚症状の有無についても確認が必要である．
- 脂質異常症や高血圧などの合併症の有無を確認する．眼科・歯科に関する情報も得られることが望ましい．

column

自己血糖測定（SMBG）

簡易血糖測定器を用いて患者本人が自宅等で随時血糖値を測定すること．指先に穿刺し，ごく少量の血液から血糖値を測定するタイプや，一定期間センサーを付けて，皮下の間質液中のグルコース濃度から血糖値を推算するタイプがある．

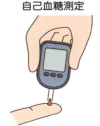

自己血糖測定

表 8-9　糖尿病の栄養基準

- エネルギー摂取量（kcal）＝目標体重（kg）[*1]×エネルギー係数[*2]
  【エネルギー係数の目安】
    - 軽い労作（大部分が座位の静的活動）　　　　　　　　25～30 kcal/kg 目標体重
    - 普通の労作（座位中心だが通勤・家事，軽い運動を含む）30～35 kcal/kg 目標体重
    - 重い労作（力仕事，活発な運動習慣がある）　　　　　35～　kcal/kg 目標体重
- 炭水化物エネルギー比　　　40～60％
- たんぱく質　　　　　　　　1.0～1.2 g/kg 目標体重
- 脂質エネルギー比　　　　　25～30％（25％を超える場合は，脂肪酸組成に配慮する）
- 食物繊維　　　　　　　　　20～25 g/日
- その他栄養素は日本人の食事摂取基準に準ずる

[*1] 現体重と目標体重に乖離のある場合は，段階的に目標体重に近づける．
[*2] エネルギー係数は身体活動レベルならびに病態に基づいたエネルギー必要量（kcal/kg 目標体重）
［日本糖尿病学会（編・著）：糖尿病治療ガイド 2024, p38-39, 文光堂, 2024／日本糖尿病療養指導士認定機構：糖尿病療養指導ガイドブック 2024, p60-61, メディカルレビュー社, 2024 を参考に作成］

3 栄養ケア

●食後高血糖と代謝異常を改善し，行動変容の長期維持を支援する

- 糖尿病の食事療法においては強く摂取が制限される，もしくは摂取が推奨される食品はない．摂取エネルギー量と **PFC比** の適正化が良好な血糖管理につながる（表 8-9）．
- 1 型糖尿病も食事バランスを整えることは必要である．また，日常的な生活や食事のパターンに変化が生じた場合にインスリン投与量の微調整ができるよう，血糖値とインスリン作用について理解するとともに，患者自身がおよその炭水化物摂取量を把握できるようになるためにも，カーボカウントなどの情報提供が必要である（図 8-14）．
- 2 型糖尿病では，耐糖能異常をきたすきっかけとなった行動の是正が必須である．
- 肥満および肥満傾向にある者は，減量により血糖値が良好に保たれることがある．まず **現体重の 3％の体重減少** を目指し，肥満度に合わせて段階的な減量を図る．
- 食物繊維の積極的な摂取（1 日 20 g 以上）は，不溶性食物繊維により食事量のカサを増し，摂取過多による高血糖や肥満の是正に有用である．水溶性食物繊維は腸管での糖やコレステロールの吸収抑制に有用で，食後高血糖や血清脂質値の改善が期待できる．
- 食事量は 3 食をほぼ均等にし，食事間隔を一定にすることで血糖上昇のばらつきをなくす．摂食の間隔が長くあいた後や早食いでは血糖スパイクをきたしやすいため，規則正しい摂食と，ゆっくりよく噛んで食べるよう指導する．
- 高血圧を合併する場合，**食塩量は 1 日 6 g 未満** とする．
- 脂質異常を合併する場合は，脂質エネルギー比は低めを選択し，飽和脂肪酸やコレステロールの摂取を制限する（➡ C「脂質異常症」3. 栄養ケア，p.93）．

PFC比：P；protein，F；fat，C；carbohydrate

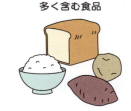

炭水化物を多く含む食品

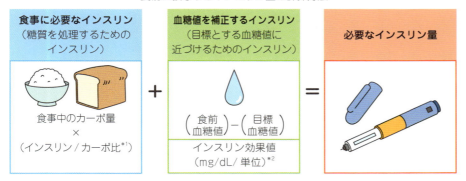

図 8-14 カーボカウントによるインスリン投与量の設定

*¹ 1カーボ（糖質 10 g）に必要なインスリン．
*² 1単位のインスリンが下げる血糖値．

- 食嗜好の変容は容易ではない．甘味嗜好の強い場合は低エネルギー甘味料を含めた**低 GI**，**低 GL** 食品の利用も考慮する．
- 糖尿病の治療においては食事療法が血糖管理の要であり，薬物療法の効果も食事次第であることを患者本人が認識することが大切である．患者が病態を理解し，長く食事療法を継続できるよう，定期的な評価と情報提供の継続が必要である．

GI : glycemic index
GL : glycemic load

column
血糖値スパイク
　食事後，短時間で急激に上がり，およそ 1〜2 時間の間に正常値に戻る血糖変動．糖尿病の初期段階に生じると考えられている．食後 2 時間の血糖値が 140 mg/dL 以上では糖尿病や動脈硬化性疾患のリスクが高い．

column
カーボカウント
　食後の急激な血糖値の上昇には，食事中に含まれる炭水化物量が影響している．この炭水化物量に着目し，糖尿病の食事管理において食事中の炭水化物を計算し，調整することで高血糖を抑制し，またはインスリン投与量の調整に利用するために考案されたのがカーボカウントである．欧米では一般的に利用されている．日本でも超速効型インスリンやインスリンポンプ療法の普及により，カーボカウントの重要性は高まってきており，1 型糖尿病の血糖管理に採用されることが増えている．

> **column**
>
> ### グリセミック・インデックス（GI），グリセミック・ロード（GL）
> （表8-10）
>
> 　GIは炭水化物を含む食品50gの摂取後2時間までの血糖上昇曲線下面積を同重量のブドウ糖または白パンまたは米飯を摂取した際の血糖上昇曲線下面積を100として相対値化した指標．
>
> 　GLは食品の標準摂取量あたり（1食分目安）に含まれる炭水化物量（g）をGI値に乗じて100で除した値．摂取した食品がどの程度血糖値を上げやすいかを把握しやすい．
>
> **表8-10** 食品のGI値・GL値
>
> | 食品 | 量(g) | C/量 | GI値 | GL値 | 食品 | 量(g) | C/量 | GI値 | GL値 |
> |---|---|---|---|---|---|---|---|---|---|
> | 砂糖 | 10 | 10 | 68 | 7 | とうもろこし | 150 | 32 | 53 | 17 |
> | はちみつ | 10 | 18 | 55 | 25 | じゃがいも（加熱） | 150 | 28 | 50 | 14 |
> | 米飯 | 150 | 38 | 48 | 18 | さつまいも | 150 | 28 | 61 | 17 |
> | もち | 75 | 28 | 48 | 14 | 牛乳 | 250 | 12 | 27 | 3 |
> | きなこもち | 100 | 41 | 65 | 27 | ヨーグルト | 200 | 9 | 36 | 3 |
> | うどん（ゆで） | 180 | 48 | 62 | 30 | バナナ | 120 | 24 | 52 | 12 |
> | マカロニ（ゆで） | 180 | 48 | 47 | 23 | りんご | 120 | 15 | 38 | 6 |
> | カレーライス | 150 | 51 | 67 | 41 | オレンジ | 120 | 11 | 42 | 5 |
> | バゲット | 30 | 15 | 95 | 15 | オレンジジュース | 250 | 23 | 52 | 12 |
> | ベーグル | 70 | 35 | 72 | 25 | コーラ | 250 | 26 | 53 | 14 |
> | スポンジケーキ | 63 | 36 | 46 | 17 | ミルクチョコレート | 50 | 22 | 43 | 8 |
>
> [Kaya Foster-Powell et al.: International table of glycemic index and glycemic load values. Am J Clin Nutr **76**: 5-56, 2002 より作成]

C 脂質異常症

1 疾患の概要

- **定義** LDLコレステロールまたはトリグリセリドが高値，あるいはHDLコレステロールが低値を示す状態を**脂質異常症**（dyslipidemia）という．
- **診断** 早朝空腹時の総コレステロール，トリグリセリド，HDLコレステロールを測定して，LDLコレステロールはFriedewald式で算出する（表8-11）．
- トリグリセリドが400 mg/dL以上や食後採血の場合には，LDLコレステロール直接法による測定，またはLDLコレステロールでなくnon-HDLコレステロールの値で診断する．
- **原因** リポ蛋白の合成増加あるいは異化低下により発症する．
- さまざまな疾患で引き起こされ，甲状腺機能低下症，ネフローゼ症候群な

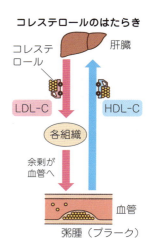

コレステロールのはたらき

C 脂質異常症

表8-11 脂質異常症診断基準

LDL コレステロール	140 mg/dL 以上	高 LDL コレステロール血症
	120～139 mg/dL	境界域高 LDL コレステロール血症[*2]
HDL コレステロール	40 mg/dL 未満	低 HDL コレステロール血症
トリグリセリド	150 mg/dL 以上（空腹時採血[*1]）	高トリグリセリド血症
	175 mg/dL 以上（随時採血[*1]）	
non-HDL コレステロール	170 mg/dL 以上	高 non-HDL コレステロール血症
	150～169 mg/dL	境界域高 non-HDL コレステロール血症[*2]

[*1] 基本的に 10 時間以上の絶食を「空腹時」とする．ただし水やお茶などカロリーのない水分の摂取は可とする．空腹時であることが確認できない場合を「随時」とする．
[*2] スクリーニングで境界域高 LDL-C 血症，境界域高 non-HDL-C 血症を示した場合は，高リスク病態がないか検討し，治療の必要性を考慮する．
・LDL-C は Friedewald 式（TC－HDL-C－TG/5）で計算する（ただし空腹時採血の場合のみ）．または直接法で求める．
・TG が 400 mg/dL 以上や随時採血の場合は non-HDL-C（＝TC－HDL-C）か LDL-C 直接法を使用する．ただしスクリーニングで non-HDL-C を用いるときは，高 TG 血症を伴わない場合は LDL-C との差が＋30 mg/dL より小さくなる可能性を念頭に置いてリスクを評価する．
・TG の基準値は空腹時採血と随時採血により異なる．
・HDL-C は単独では薬物介入の対象とはならない．

[日本動脈硬化学会（編）：動脈硬化性疾患予防ガイドライン 2022 年版，p22，日本動脈硬化学会，2022 より許諾を得て転載]

LDL-C : low density lipoprotein cholesterol
HDL-C : high density lipoprotein cholesterol
TC : total cholesterol
TG : triglycerid

どでは**高コレステロール血症**を，一方で飲酒，肥満，糖尿病，急性膵炎は**高トリグリセリド血症**を引き起こす．

- 遺伝性のものを家族性高コレステロール血症という．家族性高コレステロール血症は，LDL コレステロール受容体の欠損が原因であり，遺伝学的にヘテロの欠損では 200～500 人に 1 人の頻度で認められる．
- 病態生理・症状 LDL コレステロールやトリグリセリドが高くなると**動脈硬化**が起こる．
- 症状に乏しいが，家族性高コレステロール血症ではアキレス腱の肥厚，結節性黄色腫，角膜輪などが認められる．
- 治療 治療目的は動脈硬化性疾患の予防であり，冠動脈の既往がある場合には二次予防，糖尿病などの危険因子があれば高リスクと判定などフローチャートに従ってリスクを決定後，リスク区分別に管理目標を決定する（図 8-15，図 8-16，表 8-12）．

1) 食事療法（→ 3．栄養ケア）
2) 運動療法
- 身体活動の増加は体力を維持ないし増加させ，血清脂質を改善する．
- LDL コレステロールまたはトリグリセリドを低下させるとの報告や HDL コレステロールを増加させるという報告がある．
- 運動の強さは，通常速度のウォーキングに相当する中強度が効果と安全面から適している．
- 1 日合計 30 分以上の運動を週 3 回以上実施することを目指す．
- 筋肉量が低下している高齢者の場合には軽度のレジスタンス運動を併用す

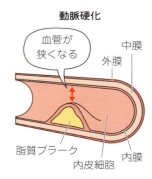

動脈硬化

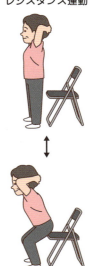

椅子に座ってできるレジスタンス運動

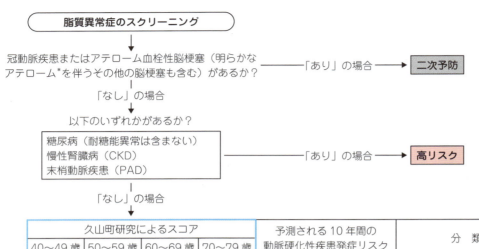

図 8-15 動脈硬化性疾患予防からみた脂質管理目標値設定のためのフローチャート

*頭蓋内外動脈に50％以上の狭窄，または弓部大動脈粥腫（最大肥厚4 mm以上）．
注：家族性高コレステロール血症および家族性Ⅲ型高脂血症と診断された場合はこのチャートを用いずに第4章「家族性高コレステロール血症」，第5章「原発性脂質異常症」の章をそれぞれ参照すること．

［日本動脈硬化学会（編）：動脈硬化性疾患予防ガイドライン2022年版，p69，日本動脈硬化学会，2022より許諾を得て転載］

①性別	ポイント
女性	0
男性	7

②収縮期血圧	ポイント
<120 mmHg	0
120～129 mmHg	1
130～139 mmHg	2
140～159 mmHg	3
160 mmHg～	4

③糖代謝異常（糖尿病は含まない）	ポイント
なし	0
あり	1

注1：過去喫煙者は⑥喫煙はなしとする．

④血清 LDL-C	ポイント
<120 mg/dL	0
120～139 mg/dL	1
140～159 mg/dL	2
160 mg/dL～	3

⑤血清 HDL-C	ポイント
60 mg/dL～	0
40～59 mg/dL	1
<40 mg/dL	2

⑥喫煙	ポイント
なし	0
あり	2

①～⑥のポイント合計　　　　点
右表のポイント合計より年齢階級別の絶対リスクを推計する．

ポイント合計	40～49歳	50～59歳	60～69歳	70～79歳
0	<1.0%	<1.0%	1.7%	3.4%
1	<1.0%	<1.0%	1.9%	3.9%
2	<1.0%	<1.0%	2.2%	4.5%
3	<1.0%	1.1%	2.6%	5.2%
4	<1.0%	1.3%	3.0%	6.0%
5	<1.0%	1.4%	3.4%	6.9%
6	<1.0%	1.7%	3.9%	7.9%
7	<1.0%	1.9%	4.5%	9.1%
8	1.1%	2.2%	5.2%	10.4%
9	1.3%	2.6%	6.0%	11.9%
10	1.4%	3.0%	6.9%	13.6%
11	1.7%	3.4%	7.9%	15.5%
12	1.9%	3.9%	9.1%	17.7%
13	2.2%	4.5%	10.4%	20.2%
14	2.6%	5.2%	11.9%	22.9%
15	3.0%	6.0%	13.6%	25.9%
16	3.4%	6.9%	15.5%	29.3%
17	3.9%	7.9%	17.7%	33.0%
18	4.5%	9.1%	20.2%	37.0%
19	5.2%	10.4%	22.9%	41.1%

図 8-16 久山町スコアによる動脈硬化性疾患発生予測モデル

［日本動脈硬化学会（編）：動脈硬化性疾患予防ガイドライン2022年版，p69，日本動脈硬化学会，2022より許諾を得て転載］

C 脂質異常症　91

表 8-12　リスク区分別脂質管理目標値

治療方針の原則	管理区分	脂質管理目標値（mg/dL）			
		LDL-C	non-HDL-C	TG	HDL-C
一次予防 まず生活習慣の改善を行った後薬物療法の適用を考慮する	低リスク	< 160	< 190	< 150 （空腹時）*3 < 175 （随時）	≧ 40
	中リスク	< 140	< 170		
	高リスク	< 120 < 100*1	< 150 < 130*1		
二次予防 生活習慣の是正とともに薬物治療を考慮する	冠動脈疾患またはアテローム血栓性脳梗塞（明らかなアテローム*4を伴うその他の脳梗塞を含む）の既往	< 100 < 70*2	< 130 < 100*2		

- *1 糖尿病において，PAD，細小血管症（網膜症，腎症，神経障害）合併時，または喫煙ありの場合に考慮する．
- *2「急性冠症候群」，「家族性高コレステロール血症」，「糖尿病」，「冠動脈疾患とアテローム血栓性脳梗塞（明らかなアテロームを伴うその他の脳梗塞を含む）」の４病態のいずれかを合併する場合に考慮する．
- 一次予防における管理目標達成の手段は非薬物療法が基本であるが，いずれの管理区分においても LDL-C が 180 mg/dL 以上の場合は薬物治療を考慮する．家族性高コレステロール血症の可能性も念頭に置いておく．
- まず LDL-C の管理目標値を達成し，次に non-HDL-C の達成を目指す．LDL-C の管理目標を達成しても non-HDL-C が高い場合は高 TG 血症を伴うことが多く，その管理が重要となる．低 HDL-C については基本的には生活習慣の改善で対処すべきである．
- これらの値はあくまでも到達努力目標であり，一次予防（低・中リスク）においては LDL-C 低下率 20～30％も目標値としてなり得る．
- *3 10 時間以上の絶食を「空腹時」とする．ただし水やお茶などカロリーのない水分の摂取は可とする．それ以外の条件を「随時」とする．
- *4 頭蓋内外動脈の 50％以上の狭窄，または弓部大動脈粥腫（最大肥厚 4mm 以上）

［日本動脈硬化学会（編）：動脈硬化性疾患予防ガイドライン 2022 年版，p71，日本動脈硬化学会，2022 より許諾を得て転載］

ることが有用である．

3）薬物療法（図 8-17）

- 食事・運動療法を行い効果が管理目標に達しない場合には，薬物療法を用いる．
- 薬物療法は，LDL コレステロールおよびトリグリセリドを低下させ，HDL コレステロールを増加させて動脈硬化の発症を抑えることを目的とする．

❶ HMG-CoA 還元酵素阻害薬

- 肝臓におけるコレステロール合成の律速酵素である HMG-CoA 還元酵素を阻害する．それにより，肝臓内のコレステロールが減少することで，肝臓細胞膜上の LDL 受容体が増加することで血中からの LDL コレステロールが肝臓に取り込まれ，血清 LDL コレステロールが低下する．

❷ 小腸コレステロールトランスポーター阻害薬

- 小腸粘膜でのコレステロールの吸収を司るトランスポーターを阻害することで血清コレステロールが低下する．

❸ 陰イオン交換樹脂

- 腸管内で胆汁酸と結合してコレステロールの再吸収を抑制して，便中へのコレステロールの排泄を促進する．

❹ プロブコール

- LDL コレステロールの異化を促進することとコレステロールの胆汁への

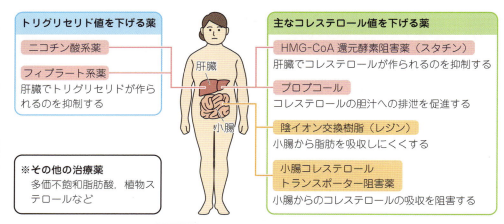

図8-17 脂質異常症の代表的な治療薬

異常高値のときには，LDL アフェレーシスとして，一種の透析で LDL コレステロールを取り除くことも行う．

排泄を促進する．

❺ フィブラート系薬
- 肝臓での脂肪酸合成を抑制して，脂肪酸の燃焼を亢進することによりトリグリセリドの合成を抑制する．
- リポ蛋白リパーゼの活性を高め，キロミクロン，VLDL の異化を促進する．
- HDL コレステロールを増加させる．

❻ EPA 製剤
- 肝臓での VLDL 合成を抑制しトリグリセリドを低下させる．

❼ ニコチン酸系薬
- 脂肪組織での脂肪分解を抑制することにより遊離脂肪酸の肝臓への流入を減少し，その結果，肝臓での VLDL 合成が抑制される．脂肪酸の燃焼亢進からトリグリセリド合成を抑制する．
- HDL コレステロールを増加させる．

VLDL：very low density lipoprotein

4）血漿交換
- 薬物療法で冠動脈疾患抑制のために LDL コレステロール低下効果不十分である家族性高コレステロール血症で LDL コレステロール吸着療法として血漿交換が行われる．

2 栄養アセスメント

● **肥満度と食生活状況（食事内容・飲酒量），合併症を把握する**
- 脂質異常症は肥満との関連が高く，特に内臓脂肪量の影響が大きい．体重・BMI・臍囲周囲長・ウエストヒップ比*より，脂肪蓄積の型を把握する．
- 血液検査値ではトリグリセリド，総コレステロール，LDL コレステロール，HDL コレステロール，non-HDL コレステロールの動態を把握する．
- 高血圧，糖尿病など，動脈硬化性疾患の進展リスクとなる合併症の有無を確認する．

・ウエストヒップ比：ウエスト周囲径をヒップ周囲径で割った値．

表 8-13 動脈硬化性疾患予防のための食事指導

1. 過食に注意し，適正な体重を維持する
   ・総エネルギー摂取量（kcal/日）は，一般に目標とする体重（kg）*×身体活動量（軽い労作で 25〜30，普通の労作で 30〜35，重い労作で 35〜）を目指す
2. 肉の脂身，動物脂，加工肉，鶏卵の大量摂取を控える
3. 魚の摂取を増やし，低脂肪乳製品を摂取する
   ・脂肪エネルギー比率を 20〜25%，飽和脂肪酸エネルギー比率を 7% 未満，コレステロール摂取量を 200 mg/日未満に抑える
   ・n-3 系多価不飽和脂肪酸の摂取を増やす
   ・トランス脂肪酸の摂取を控える
4. 未精製穀類，緑黄色野菜を含めた野菜，海藻，大豆および大豆製品，ナッツ類の摂取量を増やす
   ・炭水化物エネルギー比率を 50〜60% とし，食物繊維は 25 g/日以上の摂取を目標とする
5. 糖質含有量の少ない果物を適度に摂取し，果糖を含む加工食品の大量摂取を控える
6. アルコールの過剰摂取を控え，25 g/日以下に抑える
7. 食塩の摂取は 6 g/日未満を目標にする

* 18 歳から 49 歳：[身長（m）]^2 × 18.5〜24.9 kg/m^2，50 歳から 64 歳：[身長（m）]^2 × 20.0〜24.9 kg/m^2，65 歳から 74 歳：[身長（m）]^2 × 21.5〜24.9 kg/m^2，75 歳以上：[身長（m）]^2 × 21.5〜24.9 kg/m^2 とする．

[日本動脈硬化学会（編）：動脈硬化性疾患予防ガイドライン 2022 年版，p101，日本動脈硬化学会，2022 より許諾を得て転載]

- 食事の摂取状況では，摂取エネルギー量，PFC 比，脂肪酸の摂取の概算（飽和脂肪酸・多価不飽和脂肪酸・n-3 系多価不飽和脂肪酸），コレステロール量，飲酒量，食物繊維量を評価する．頻度の高い摂取食品や調理方法，味つけの好み（濃さ）などの嗜好の把握は，日常的な脂質や食塩の摂取状況の把握に有用である．
- 喫煙の有無，喫煙歴，1 日の喫煙本数を確認する．

❸ 栄養ケア

● **血清脂質値を改善し，動脈硬化性疾患を予防する**（表 8-13）

- エネルギー量は目標体重あたり軽い労作で 25〜30 kcal，普通の労作で 30〜35 kcal，強い労作で 35〜kcal として算出する．
- 糖質 50〜60%，たんぱく質 15〜20%，脂質 20〜25% が推奨され，たんぱく質は 1 g/目標体重 kg は確保されることが望ましい．
- コレステロールは 200 mg/日未満とする（表 8-14）．
- 飽和脂肪酸の過剰摂取はインスリン抵抗性や LDL コレステロール値の上昇をきたしやすい．摂取量はエネルギー比 7%/日未満とする．肉の脂身，動物脂，鶏卵の大量摂取を控える．
- **トランス脂肪酸**の過剰摂取も酸化 LDL コレステロールの増加と HDL コレステロールの減少に影響することから，摂取を控える．1 日 2 g 未満を目安とする．
- n-3 系多価不飽和脂肪酸の摂取はトリグリセリドの減少，降圧，血栓予防が期待できる．
- 食物繊維を積極的に摂取する．胃から十二指腸に送られる食べ物のカサが増すことで胆汁分泌が促され，体内のコレステロール利用が高まる．また，

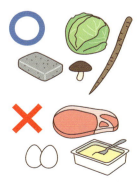

飽和脂肪酸，トランス脂肪酸の摂取を控え，食物繊維を摂取する．

94 第8章 肥満と代謝疾患

表8-14 コレステロール含有量の多い食品（可食部100gあたり）

食品名	コレステロール（mg）	食品名	コレステロール（mg）
鶏卵（卵黄）（生・茹で）	1,200	ほたるいか（茹で）	380
するめ	980	鶏卵（全卵）（生）	370
あん肝	560	うに（生）	290
うずら卵（水煮）	490	するめいか（生）	250
いくら	480	豚レバー（生）	250
たらこ（焼き）	410	うなぎ（かば焼き）	230
しらす干し（半乾燥）	390	うるめいわし（丸干し）	220

［文部科学省：日本食品標準成分表2020年版（八訂）より作成］

水溶性食物繊維は腸管でのコレステロール吸収の抑制に有用である.
- **高キロミクロン血症**では脂質エネルギー比を15%/日以下とする. **高トリグリセリド血症**ではトリグリセリド合成を亢進することから果糖およびアルコール摂取を控える.
- 禁煙が望ましい.

---

column

トランス脂肪酸

　トランス型の二重結合が1つ以上ある不飽和脂肪酸の総称. 天然に存在する脂肪酸のほとんどはシス（cis）型であるが, 牛肉や羊肉, 牛乳や乳製品の中には微量のトランス脂肪酸が存在する. 食品から摂取されるトランス脂肪酸の多くは油脂の加工・精製でできる. 油脂加工技術の水素添加や, 油脂精製過程での高温処理によってトランス脂肪酸が生じる.

D　高尿酸血症, 痛風

① 疾患の概要

a. 高尿酸血症
- 定義 尿酸の血中濃度が高値となった状態を**高尿酸血症**（hyperuricemia）という.
- 原因 原因により以下のように分類されるが, 混合型も存在する.

1）尿酸産生過剰型
- 肥満, アルコール, 果糖やプリン体過剰摂取および炎症などによる核たんぱく質の分解の亢進により尿酸が増加する.

2）尿酸排泄低下型
- 腎不全, サイアザイド系利尿薬, アシドーシスなどの尿の酸性化により,

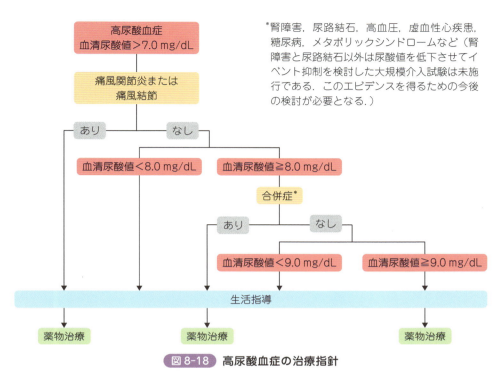

図 8-18 高尿酸血症の治療指針

[日本痛風・尿酸核酸学会 ガイドライン改訂委員会(編):高尿酸血症・痛風の治療ガイドライン 第3版, p116, 診断と治療社, 2018 より許諾を得て転載]

尿酸排泄が低下する.
- 診断 血清尿酸値が 7.0 mg/dL 以上で高尿酸血症と診断される.
- 治療 以下の方針で治療を行う.
- 図 8-18 に示すガイドラインに準じて尿酸低下を図る.
- 食生活指導を行う(➡ 3. 栄養ケア).
- 薬物療法:尿酸排泄低下型に対しては,尿酸排泄促進薬または,尿酸再吸収抑制薬を用いる.尿酸合成促進型には尿酸生成抑制薬を用いる.

column

尿酸の産生と排泄

1) 尿酸の産生

尿酸はプリン体の最終代謝産物である.プリン塩基であるアデニンとグアニンが分解されて,ヒポキサンチンおよびキサンチンを経て尿酸となる.そのためプリン体含有の多い食品を摂取することで尿酸が生じる.

また,組織や白血球の崩壊が著しいときに,核たんぱく質の分解により増加する.

体内でヌクレオチド(ATP など)が消費されるときにも尿酸を生じる.

2) 尿酸の排泄

尿中と汗,消化液に排泄される.特に尿で多く排泄される.

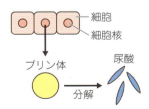

尿酸はプリン体が分解されて生成される.

b. 痛 風

- 定義 体内の尿酸増加により尿酸結晶が析出し，**急性関節炎**，**痛風結節**，尿路結石，血管障害を生じる疾患を**痛風**（gout）という．
- 診断 以下により診断する．
- 高尿酸血症である．
- 特徴のある急性関節炎：繰り返す関節炎，発赤，腫脹，疼痛，熱感，**第1中足趾関節**に好発する．
- 関節液内または痛風結節内に**尿酸結晶**を認める．
- 疫学 中年男性に多い．
- 原因 a．高尿酸血症と同様．
- 病態・症状 以下の1）〜3）を特徴とする．

1）痛風発作
- 飽和状態の尿酸は関節内で針状結晶を析出して，針状結晶が炎症反応を刺激して急性関節炎が生じる．
- 第1中足趾関節に生じやすい．
- 突然発症して，患部の発赤，熱感，腫脹，疼痛を生じる．
- 血液検査で高尿酸血症と炎症反応を認め，1週間程度で治まる．

2）痛風結節
- 尿酸結晶を結合組織が取り巻く形で，関節周囲や耳殻に生じる．

3）腎障害・尿路結石
- 尿細管内の尿酸結晶析出や尿細管変性により腎障害を生じる．尿酸結晶析出後結石化して，尿管などに嵌頓（かんとん）すると激しい腰部・背部痛を認め，血尿を生じることもある．

- 治療 以下の方針で治療を行う．

1）痛風発作
- コルヒチンや非ステロイド系抗炎症薬を用いる．

2 栄養アセスメント

- **病型の分類に応じた栄養評価を実施する**
- 尿酸産生過剰型では，肥満とアルコールと動物性食品の過剰摂取の場合が多い．
- 食習慣（食事内容，量，嗜好性，飲酒量，飲酒頻度，時間帯など）の確認と，肥満度（BMI・体脂肪量・除脂肪量），運動の有無などを把握する．
- 血清尿酸値，尿中尿酸値，尿pHの変化，クレアチニンクリアランスを評価する．
- 糖尿病，脂質異常症，高血圧，腎障害などの有無についても確認する．

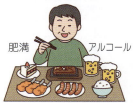

尿酸産生過剰型

3 栄養ケア

- **肥満（過体重）の是正と栄養バランスの改善を行う**
- 痛風発作を経験していない高尿酸血症患者の多くは，食生活の改善に消極的であることが多い．食事や生活習慣の改善の必要性を十分に理解できる

表 8-15 食品 100g 中のプリン体含有量

プリン体含有量	食品
きわめて多い（300 mg〜）	鶏レバー，まいわし（干物），しらこ（いさき，ふぐ，たら），あんこう肝（酒蒸し），たちうお
多い（200〜300 mg）	豚レバー，牛レバー，かつお，まいわし，大正えび，おきあみ，まあじ（干物），さんま（干物）
中程度（100〜200 mg）	肉（牛，豚，鶏）類の多くの部位や魚類など，ほうれんそう（芽），ブロッコリースプラウト
少ない（50〜100 mg）	うなぎ，わかさぎ，肉類の一部，肉加工品，ほうれんそう（葉），カリフラワー
きわめて少ない（〜50 mg）	魚肉加工品，大豆製品，乳製品，卵類，植物性食品全般（野菜類，いも類，穀物，穀物加工品，海草）

［日本痛風・尿酸核酸学会　ガイドライン改訂委員会（編）：高尿酸血症・痛風の治療ガイドライン　第 3 版，p142，診断と治療社，2018 より許諾を得て改変し転載］

- よう，情報提供と行動変容につなげるための支援が必要である（➡コラム：行動療法，p.75）．
- たんぱく質・アルコール摂取過多を解消し，適正エネルギー量の摂取と併せて 1 ヵ月で 1〜2 kg 程度の減量を図る．
- 糖質エネルギー比の低下（脂質エネルギー比の上昇もしくは脂質摂取過多）は脂肪酸のエネルギー利用を高め，尿の pH が低下しやすいことに注意する．
- 栄養量は標準体重 1 kg あたり 25〜30 kcal，たんぱく質 1.0〜1.2 g，脂質エネルギー比 20〜25％，糖質エネルギー比 60〜65％を目安とし，プリン体 400 mg 未満とする（表 8-15）．
- 尿排泄量を増やすため（2,000 mL 以上/日），十分な水分摂取量を確保する．
- アルコールはプリン体を含まないものを含めて，適正な量とする．
- 連日の飲酒は尿酸値を上昇させやすいため，禁酒日を設けることを勧める．
- 運動療法については肥満症に準ずる（➡ p.69）．

アルコール（純エタノール量として 25 g/日）の目安量
- 日本酒：1 合
- ビール：中瓶（500 mL）
- ウイスキー：ダブル 1 杯（60 mL）
- 焼酎：グラス 1/2 杯（100 mL）
- ワイン：グラス 2 杯（200 mL）

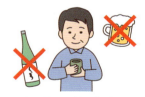

適正量での飲酒とする．禁酒日を設ける．

column

アルコール摂取と尿酸値

　高尿酸血症を指摘されてから，プリン体を多く含むビールはやめて，プリン体を含まない焼酎にしたという患者は多い．しかし，飲酒そのものが尿酸産生を高め，さらには尿酸排泄を抑制することはあまり理解されていないことが多い．
　アルコールは肝臓でアセトアルデヒドから酢酸に代謝される．酢酸はさらにアセチル CoA からピルビン酸を経て乳酸となる．乳酸は尿細管で尿中に分泌される際に尿酸の排泄を抑制する．また，酢酸からアセチル CoA に代謝される過程において，ATP の消費が増大し，アデニンヌクレオチドが分解されて尿酸値が上昇する．すなわち，アルコールの摂取そのものが尿酸値を高めることを理解し，適正量での飲酒とすることが大切である．

第9章 消化器疾患

1 消化器の構造と機能

- 消化管は口腔から肛門まで管状の器官で構成されている．
- 食物の消化・吸収，蠕動運動による運搬，腸内細菌の維持，免疫機能，便の排出能をもつ．
- 食道の長さは約25cm（上切歯列より15〜40cmの長さ）で，胃管を口から入れた場合はおおむね40cm以上で胃の中に到達している（図9-1）．
- 胃は胃底部（胃穹窿部），胃体部，胃前庭部（幽門部）の3つに区別される（図9-2）．
- 小腸は十二指腸（長さは25〜30cm），空腸，回腸（空腸と回腸で6〜7m）から成る．
- 大腸は回盲部〜肛門に至る約1.5mの臓器である．盲腸（回盲部），上行結腸，横行結腸，下行結腸，S状結腸，直腸に分けられる．
- 消化管の壁構造は基本的に共通しており，粘膜層，粘膜下層，筋層，漿膜などからなる（図9-3）．しかし，食道は漿膜を欠くため，食道がんは周りに散らばり（浸潤し）やすいといえる．
- 肝臓は横隔膜に接しており，右上腹部に位置し，肋骨内に守られている．
- 肝臓には2本の流入血管（肝動脈と門脈）があり，1本の流出血管（肝静脈）がある．

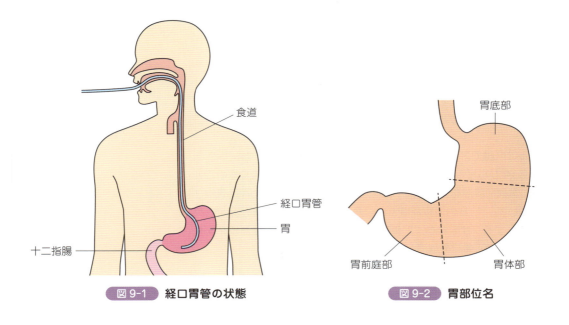

図9-1 経口胃管の状態　　図9-2 胃部位名

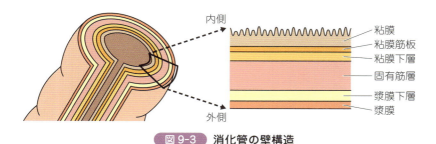

図 9-3 消化管の壁構造

食道には漿膜下層と漿膜が存在せず，固有筋層は薄く伸び縮みしやすい外膜で覆われている．

- 肝臓の流入血管に沿って胆管があり，肝臓で産生した胆汁を十二指腸のファーター（Vater）乳頭まで流している（図 9-4）．
- 肝臓は肝小葉とよばれる構造が集まってできている．肝小葉の中心に中心静脈がある．肝小葉の構造は六角形をしており，各頂点に肝動脈・門脈・胆管の 3 つが集まったグリソン（Glisson）鞘といわれる構造がある．肝動脈と門脈は肝細胞の並んだ間を類洞といわれる血管を通る間に，肝細胞と物質交換を行い，中心静脈に流入する．
- 門脈は腸管から吸収した栄養を肝臓に流す．門脈は肝臓全体の 70％の血流を占め，機能血管といわれる．
- 肝動脈は肝臓全体の血流の 30％を占め，酸素を多く含んだ血流を送り，栄養血管といわれる．
- 胆囊は肝臓で産生された胆汁を貯留・濃縮し，食事を摂ると収縮して胆道を介して胆汁を送る．下部総胆管は膵臓を貫いている．胆汁酸は脂肪の分解を助け，ミセル化して吸収する．
- 膵臓は内臓の中で最も背側に位置しており，後腹膜に存在する．
- 膵臓で産生された膵液は膵管を通って十二指腸に送られる．
- 総胆管と膵管はファーター乳頭といわれる部分で十二指腸に開口している．そのため，内視鏡的逆行性胆管膵管造影検査（ERCP）を行うと，膵管にも造影剤が入ることがあり，検査後に膵炎を発症する場合がある．
- 膵臓は外分泌機能としてアミラーゼ，キモトリプシン，トリプシン，リパーゼを分泌する．内分泌機能として小腸から分泌されるインクレチンの作用や血中のブドウ糖により，インスリンを分泌し血糖を下げる．

ERCP：endoscopic retrograde cholangiopancreatography

❷ 消化器の働き

- **嚥下**：口腔内の食塊・液体を飲み込み胃に送る運動．
- 嚥下は口腔咽頭相・咽頭食道相・食道相の 3 相に分けられる．
- **消化**：胃液の分泌（胃相）は胃に内容物が入り，胃壁を拡張すると，G 細胞からガストリンが分泌され，胃運動・胃液・ペプシノゲンの分泌促進が起こり消化が行われる．
- その後，胃内容物が十二指腸に移動（腸相）するとセクレチン，コレストキニンが分泌される．

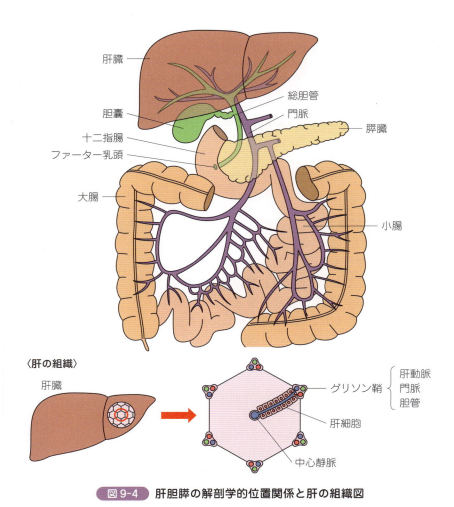

図 9-4 肝胆膵の解剖学的位置関係と肝の組織図

- 消化管からは約7Lの消化管液が分泌している．
- 水分は小腸で8L（85%），大腸で1L（15%）吸収される．
- 肝臓では胆汁の生成，グリコーゲンの合成，ビタミンの貯蔵を行う．血漿蛋白・コレステロール・凝固因子を合成する．アンモニアを尿素に変換し無毒化する．細胞内の核蛋白を分解し尿酸に変えている．薬物やアルコールを解毒する．

A 口内炎，舌炎

1 疾患の概要

- 定義 口腔内や周辺の粘膜，舌粘膜に起こる炎症の総称.
- 原因 細菌やウイルス・カビに感染することによって発症するものもあるが，原因不明の場合も多い.
- その他，不正咬合（噛み合わせがわるいこと）や歯ブラシなどによる粘膜への物理的刺激，唾液の不足や口腔の乾燥，口腔内の不衛生，歯垢（プラーク）の付着した入れ歯を装着する，ストレスや睡眠不足，ビタミン欠乏症等が原因としてあげられる.
- 貧血，抗菌薬やステロイド薬の使用に伴う免疫異常や，呼吸困難のために口呼吸をすることで口腔内が乾燥しているときに発症する場合もある.
- がんの治療で抗がん薬を使用している際にも発症する.
- 歯肉炎は局所因子（細菌やその産生物）の刺激により生ずる場合もある.

口内炎，舌炎

口腔内や周辺の粘膜，舌粘膜に起こる炎症の総称.

column

歯周病

歯周病では歯肉が腫脹し出血しやすくなる. 通常，口の中にはおよそ300〜500種類の細菌が存在している. 歯垢（プラーク）1mgの中には10億個の細菌が住みついているといわれ，う歯や歯周病を引き起こす. 歯周病は全身疾患とも関連性が深く，糖尿病患者では歯周病のリスクが2倍以上になる. 歯周病は誤嚥性肺炎の原因にもなる.

- 病態生理・症状 代表的な口内炎（stomatitis）である**アフタ性口内炎**は口腔内に直径5mm程度の灰白色斑（アフタ）を生じる.
- **鵞口瘡**は**カンジダ菌**が原因で，免疫力の低い乳児によく起こる. 保護者がカンジダ菌に感染していなくても，哺乳瓶や汚れた手を口にすることで菌が侵入することがある.
- **ヘルペス性口内炎**は，単純疱疹ウイルス（HSV-1）の感染により発症する. 大部分の初感染は小児にみられ，発熱，食欲不振，全身倦怠感などの潜伏期が1週間あり，口腔粘膜に小水疱が多発し，やがて小水疱は破れてびらんとなり，アフタ性口内炎の様相を呈し，接触痛が強く，易出血性で口臭を認める. 熱感，腫脹感，神経因性疼痛（しびれ，刺すような痛み），接触刺激による痛みの増強により，食事摂取量や含嗽（うがい）のセルフケアが低下する. コミュニケーションの低下も起こる.
- 治療 治療は原因の除去（歯周病，義歯の調整），丁寧な口腔ケアが最も大切で，ステロイド含有口腔用軟膏が有効である.
- ヘルペス性口内炎では，アシクロビルやビダラビンなどの抗ヘルペスウイルス薬を投与する.

表 9-1 ビタミンB群が豊富な食品

ビタミンB_1	豚肉，豚肉加工品，大豆，豆類，種実類，のり　など
ビタミンB_2	レバー（豚＞牛＞鶏），海藻類，うなぎ，どじょう，アーモンド，きくらげ，うずら卵　など
ビタミンB_6	まぐろ，かつお，鶏肉，レバー（牛＞鶏），さば，さけ，大豆，豆類，ごま，種実類，のり　など

[文部科学省：日本食品標準成分表（八訂）増補 2023 年より作成]

- ビタミン欠乏症であれば補充する．
- 真菌が原因であれば抗真菌薬を投与する．

2 栄養アセスメント

● 原因・原疾患の把握と，摂食状況の確認を行う

- 食事内容の偏りや，摂取不足の有無など，食事摂取状況を確認する．口内炎・舌炎（glossitis）の発症により摂食量の低下がみられる場合も多いため，炎症部位や炎症の状態と併せて発症後の摂取可能な食品，摂食量の確認も必要である．
- 生活習慣（飲酒・喫煙）および疲労の状態，服薬の影響について確認する．
- 低栄養状態の把握として，体重変化（%IBW，%UBW，BMI）および上腕三頭筋部皮下脂肪厚，上腕周囲長を計測する．

%IBW：% ideal body weight（標準体重比）
%UBW：% usual body weight（通常時体重比）

3 栄養ケア

● 休養と口腔内の状態に応じた食形態により，栄養素欠乏を是正する

- エネルギー量の算出はHarris-Benedictの式（→ p.27）を用いて算出した基礎代謝量に身体活動係数とストレス係数（1.1〜1.2程度）を乗じて求める．ストレス係数は口内炎・舌炎の状態のほか，発熱等の状況に応じて決定する．
- 経口摂取が可能な場合には，口腔内の状態に応じて軟菜食・流動食とし，適宜とろみを利用して食べやすい食形態を工夫する．摂食量が十分確保できない場合は栄養補助食品の利用も考慮する．
- 香辛料，過熱物，過冷物，濃い味つけ等は創傷部を刺激するので避ける．
- ビタミンB群（B_1・B_2・B_6）の摂取は口内炎の緩和に有用である（表9-1）．

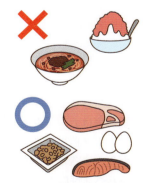

香辛料，加熱物，過冷物，濃い味つけは避け，ビタミンB群を摂取する．

B 胃食道逆流症

1 疾患の概要

- 定義 酸性の胃酸や食物，胃内に逆流した胆汁などが食道へ逆流することにより，胸やけや呑酸などの症状を呈する病態の総称．

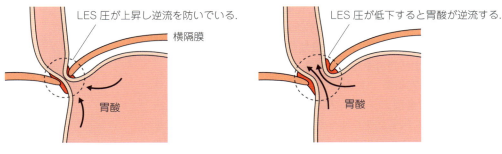

図 9-5 胃食道逆流症

- **原因** 通常，食道下部には**下部食道括約筋（LES）**が存在し，胃内容物の逆流を防止している．さまざまな理由（食道裂孔ヘルニア，大食，高脂肪食，加齢など）によりLES圧が低下し，食道内に胃内容物が逆流することで発症する（図 9-5）．
- 一過性のLES弛緩の原因として，過食時による胃壁の伸展，高脂肪食摂取などがある．
- 持続的なLES圧低下の原因として，食道裂孔ヘルニア（滑脱型），強皮症，薬剤性（カルシウム拮抗薬，亜硝酸薬）などがある．
- 肥満，妊娠，骨粗鬆症による円背，前屈位，臥位（夜間）などによる腹圧上昇が原因となり発症する場合がある．
- 胃切除術（術式の改善により減少傾向）などによる噴門機能障害も原因となる．
- ヘリコバクター・ピロリ［*Helicobacter pylori*（*H. pylori*）］除菌後に胃酸が通常どおり出ることで，胃酸分泌過多により発症する場合もある．
- 強皮症，糖尿病，加齢など，食道蠕動運動の低下も原因となる．
- 唾液分泌の低下により発症する場合もあるが，これは**シェーグレン（Sjögren）症候群**＊などが主な原因と考えられている．
- **疫学** 罹患率は欧米で10～40％，日本では約10～20％である．
- **病態生理・症状** 胃食道逆流症（GERD）は，内視鏡検査でびらんや潰瘍などの粘膜障害を認めるびらん性GERD（**逆流性食道炎**）と，胸やけや呑酸などの逆流症状を認めるが内視鏡で食道粘膜にびらんや潰瘍などの粘膜障害を認めない非びらん性GERD（**NERD**）に分類される．頻度は約1/3が逆流性食道炎で，約2/3がNERDである．
- 典型的な症状として，胸やけ，呑酸を認める．特に前屈位（腹圧が上昇する），食後，夜間（仰臥位）に多く認めやすい．その他，胸痛（非心臓性），呼吸器症状（咳嗽，喘息用発作），咽喉頭症状（違和感，つかえ感，嗄声）といった症状がでる場合がある．
- **診断** 上部消化管内視鏡検査（EGD）では食道胃接合部の食道粘膜に障害（びらん，潰瘍，白苔）を認める．また食道粘膜の白色混濁といった所見を認める．

LES : lower esophageal sphincter

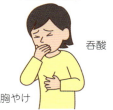

胃食道逆流症

- シェーグレン症候群：唾液腺や涙腺などに慢性炎症を生じる自己免疫疾患．

GERD : gastroesophageal reflux disease

NERD : non-erosive reflux disease

EGD : esophagogastroduodenoscopy

- 24 時間食道 pH モニタリング検査によって，食道内 pH ＜ 4.0 となる時間が 4〜5％を超えた場合に，異常な酸逆流と判定する．
- 食道内圧検査によって，LES 圧の低下や食道蠕動圧の低下を認める．
- 治療 肥満の改善などの生活指導を行う（➡ 3. 栄養ケア）．
- 薬物治療として，酸分泌抑制薬である**プロトンポンプ阻害薬（PPI）**，あるいは**カリウムイオン競合型アシッドブロッカー（P-CAB）**が第 1 選択となっている．P-CAB は PPI よりも速やかで有用な胃酸分泌抑制作用をあらわす．PPI より酸抑制作用が劣るが，ヒスタミン（H_2）受容体拮抗薬も使用されている．酸分泌抑制薬の補助として，消化管運動促進薬（モサプリド）や，粘膜保護薬（アルギン酸ナトリウムなど），漢方薬（六君子湯）も用いられる．
- 外科的治療として，噴門部形成による逆流防止手術（Nissen 法など）が腹腔鏡を使用して行われる場合がある．

PPI：proton pump inhibitor

> ### column
> #### バレット食道
> 　逆流性食道炎が慢性的に生じることで，重層扁平上皮である食道粘膜が胃粘膜と同じ円柱上皮に置き換わった状態をいう．バレット食道は食道腺がん（バレット食道腺がん）の発生母体となる．欧米に多い疾患だが，日本でもGERD 罹患率が上昇するとともに増加してきている．

❷ 栄養アセスメント

● 栄養状態と症状悪化要因を把握する

- 体重変化（BMI・%IBW・%UBW）を確認し，肥満度を評価する．症状の出現に伴い摂食量が減少し，低栄養状態に陥っている場合があるので注意する（SGA による評価を行う）．この場合，嚥下障害の有無を確認する．
- 喫煙，飲酒の有無と食事内容（量，嗜好，夕食時間，夜食の有無など），早食いの傾向を確認する．
- 食嗜好に関して，症状の増悪因子とされる高脂質食，甘味食，柑橘類，チョコレート，炭酸飲料の摂取状況を把握する．
- 前屈などの腹圧が高くなる姿勢や就寝時の右側臥位，臥位などの習慣についても確認する．

SGA：subjective global assessment（主観的包括的栄養評価）

❸ 栄養ケア

● 過食の是正と肥満の解消，もしくは栄養状態の改善を行う

- 肥満の改善により症状の改善が見込めるため，減量を図る．
- 栄養素量は目標体重あたりの摂取エネルギー量を 25〜30 kcal とし，たんぱく質エネルギー比 15〜20％，脂質エネルギー比 20〜25％とする（肥満症の食事療法に準ずる）．
- アルコールの過飲を避け，増悪因子とされる食品の摂取を控える．

- 禁煙が望ましい．
- 摂食量の減少，低栄養状態がみられる場合には，摂食嚥下状態に合わせた食形態とし，栄養状態の回復を図る．たんぱく質摂取量を標準体重あたり 1.2〜1.5 g に設定する．
- 経腸栄養剤を利用する場合は，とろみが強めのものを選択すると逆流しにくい．
- 右側臥位，臥位は LES 圧を下げるため，就寝時は LES 圧を上げる左側臥位の姿勢をとるか，頭部挙上（10〜20 cm 程度）の姿勢をとる．

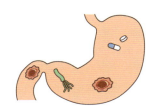

胃酸分泌を促す柑橘類やチョコレートなどの増悪因子を避け，LES 圧を低下させるアルコールを過飲しない．

C　胃潰瘍，十二指腸潰瘍

1　疾患の概要

- **定義** 胃・十二指腸の粘膜に粘膜下層（図 9-3）以上に深い粘膜欠損（潰瘍）を生じたもの．
- **原因** 非ステロイド性抗炎症薬（NSAIDs）とヘリコバクター・ピロリ菌（*H. pylori*）感染が二大原因と考えられている．
- 胃粘膜を攻撃する因子としての胃酸・ペプシンが，防御因子（粘液，血流，重炭酸イオン，プロスタグランジン）を上回ることで潰瘍が発生するバランス理論が古典的に考えられている．
- **疫学** 高齢者は胃潰瘍が多く，若年者は十二指腸潰瘍が多い．
- **病態生理・症状** ヘリコバクター・ピロリ菌感染は，菌に汚染された井戸水などの摂取によって感染し，慢性炎症が起こる（水道水では感染が起こることはない．現在は海外旅行などで現地の非衛生的環境で感染するケースがあると思われる）．
- 慢性炎症が持続することで，萎縮性胃炎を生じる．通常，何年もこの状態が続く際に，さらに胃にストレスが加わると胃潰瘍（gastric ulcer）や十二指腸潰瘍（duodenal ulcer）を発症する．また持続炎症が続くことで胃がんを発症する場合もある．慢性胃炎の時点では無症状の場合もある．
- 長期間の萎縮性胃炎から胃潰瘍や十二指腸潰瘍を発症すると，心窩部痛（特に胃潰瘍の場合は食後の胃が活発に動く時間帯，十二指腸潰瘍の場合は食前の高濃度の胃酸に曝露される時間帯に痛みを起こす），嘔気，嘔吐，吐血，下血，貧血といった症状を呈する．
- トライツ靱帯（十二指腸と空腸を境する）より口側の胃・十二指腸に滞った血液は吐血となりやすく，トライツ靱帯を越えた血液は下血となる．胃酸と混じった血液はコーヒー残渣様といわれる黒色をしている．胃酸と混じった血液が下血となった場合はコールタール様といわれるほど黒色をしている（図 9-6）．
- 急性にヘリコバクター・ピロリ菌が胃内に入ってきた場合は，**急性胃粘膜病変（AGML）**を発症する場合があり，激烈な痛みや嘔気，嘔吐を起こす．

NSAIDs : non-steroidal anti-inflammatory drugs

NSAIDs とヘリコバクター・ピロリ菌感染が二大原因と考えられている．

AGML : acute gastric mucosal lesion

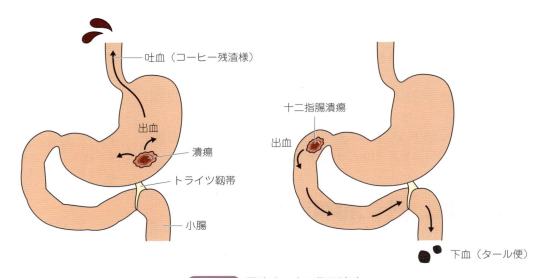

図9-6 胃潰瘍，十二指腸潰瘍

- **診断** 上部消化管内視鏡検査を行う．内視鏡を通して水でできるだけ潰瘍を洗い，潰瘍底に露出血管がないかを見極める．胃粘膜に萎縮性胃炎を認める場合，ヘリコバクター・ピロリ菌感染による胃潰瘍を疑い，感染の有無について検査を行う．
- ヘリコバクター・ピロリ菌の検査には尿素呼気試験，便中 *H.pylori* 抗原検査，血中・尿中抗 *H.pylori* IgG 抗体検査，病理組織学的検査，迅速ウレアーゼ試験，培養法がある．
- 腫瘍を疑う場合には血液検査も有効だが，CEA や CA19-9 などの腫瘍マーカーの特異性は低い．
- **治療** 通常の潰瘍であれば，NSAIDs など潰瘍を発症させたり，増悪させる薬については服薬を中止する．ただしステロイドについては中止することで全身状態が悪化する場合もあるのでその見極めが必要である．
- 胃酸分泌を抑制する薬として，現在はプロトンポンプ阻害薬（PPI）が第1選択で投与（内服あるいは静脈注射）されている．
- なんらかの理由で PPI 投与が困難である場合は，第2選択薬としてヒスタミン（H_2）受容体拮抗薬（H_2 ブロッカー）を投与（内服あるいは静脈注射）する（PPI のほうが H_2 ブロッカーよりも胃酸抑制作用が強く，24時間効果が持続するため1日1回の投与でよい．H_2 ブロッカーは12時間の作用時間であり1日2回投与を行う）．
- 潰瘍から出血している場合，潰瘍に刺激を与えないようにするため絶食とし，点滴加療を行うため，各種薬剤も静脈注射を選択する．
- そのほか防御因子増強薬を内服投与する．
- 上部消化管内視鏡検査を行った際に胃内に出血がある場合は，潰瘍底に血管が露出しているとそこから出血するリスクが高いため，内視鏡を使って

CEA : carcinoembryonic antigen
CA19-9 : carbohydrate antigen19-9

クリップで血管を縛る処置を行う．大量出血し，内視鏡的止血を得られない場合は外科的に処置することを考慮するが，その頻度は低下している．
- ヘリコバクター・ピロリ菌が陽性であれば除菌治療を行う．一般的には2種類の抗菌薬［アモキシシリン（ペニシリン系抗菌薬）＋クラリスロマイシン（マクロライド系抗菌薬）］，胃酸分泌抑制薬であるPPIを併用する治療法が行われている．この方法でヘリコバクター・ピロリ菌が除菌できなかった場合，2次除菌としてアモキシシリン＋メトロニダゾール（ニトロイミダゾール系の抗原虫薬，抗菌薬）＋PPIを用いる．

2 栄養アセスメント

● 食欲・食後不快感，腹痛，嘔吐，出血の有無を確認する
- %UBW または %IBW，BMI 値から体重減少の有無を評価する．
- 食欲・食後不快感，腹痛，嘔吐の有無とともに，摂取エネルギー量および栄養素量を確認する．
- 血液検査値より，たんぱく質の異化状態や貧血の程度を評価する．
- 出血（下血）の有無や食後不快感の強さから経口摂取の可否と食形態を判断する．
- 粘膜組織・潰瘍部位への刺激物となる食品の摂取状況を確認するとともに，食事や生活が規則正しいか，喫煙や飲酒の有無，ストレスの程度など，潰瘍に影響する生活習慣上の問題がないかを評価する．

3 栄養ケア

● たんぱく質の十分な摂取と貧血対策を行う．刺激物を控え，食欲に合わせた食事とする
- 急性期，出血がみられる場合は絶食とし，静脈栄養管理となる．
- 止血後，痛みの軽減など症状の改善に応じてできるだけ早くに経口摂取に移行する．流動食・易消化食から軟菜食へと経口摂取を進め，推定必要エネルギー量の確保と同時に粘膜組織の回復と出血による貧血改善のために，たんぱく質，鉄，亜鉛，ビタミンCなどの十分な摂取を心がける．
- たんぱく質は組織修復や貧血の改善に必要な栄養素であるが，過度のたんぱく質摂取や高脂質の食材は胃内滞留時間が長く胃酸分泌を促進する．たんぱく質量の確保においては，消化しやすい食材や形態（水分量の多い食材，薄切りやひき肉，乳化脂質など）をうまく選択することで，消化の負担軽減を図るとよい (表9-2, 表9-3)．
- 状態に応じて少量での頻回食とし，胃酸の分泌抑制に努める．
- 空腹の時間が長くなると，粘膜が胃酸による刺激を受けやすくなるため，食事は規則正しく摂取することで胃酸刺激を緩和する．
- 過度の制限は，患者のストレスとなりうるため，患者の状態と嗜好に応じた対応が望ましい．
- 食欲低下時など，食事での十分な栄養量が確保できない場合は，栄養強化食品・栄養補助食品や経腸栄養剤などの使用も検討する．

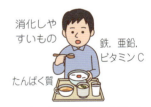

できるだけ早く経口摂取に移行する．

表9-2 | 易消化食に向かない食品

	特　徴	食品例
食物繊維が多い食品	不溶性食物繊維が多い食品は，胃内滞留時間が長くなるため胃酸分泌を亢進しやすい	きのこ類，海藻類，こんにゃく，豆類，雑穀など
脂質の多い食品	脂質含有量が多い食品や料理は胃内滞留時間が長く，消化液分泌を促進する．乳化脂質*・MCTは消化しやすくエネルギー源となるので，うまく利用するとよい	動物の脂身，揚げ物
刺激物	香辛料やアルコール，柑橘類などは消化液の分泌を促す．熱すぎる・冷たすぎる料理の摂取も消化液分泌を促す	唐辛子，柑橘類，アルコール類，炭酸飲料
咀嚼しにくい食品	果物や頭足類，海藻類は咀嚼しにくく，丸呑みしてしまうような食品や料理は，胃内滞留時間が長くなりやすい	たこ，いか，貝類 海藻類，柑橘類（砂のう），ぶどう，納豆（粒）

*バター，マヨネーズ，生クリーム，アイスクリームなど．

表9-3 | 消化されやすい食品・調理例

分　類	食品・料理	備　考
穀類	粥，パン粥，ソフトパン，麺（煮込み）	パンの表面は除く
いも類	とろろ芋，マッシュポテト，煮物	揚げ物は避ける
大豆製品	豆腐，呉汁，豆乳，きな粉	豆類は皮が硬く不向き
野菜類	ポタージュ（すり流し），煮物	繊維の強いものは除く
果実類	すりおろし，コンポート，バナナ，もも	
魚介類	すり流し，はんぺん，つみれ，煮魚	たこ・いか・貝類は除く
肉類	煮込み，肉団子	脂身は除く
卵類	茶碗蒸し，卵豆腐，スクランブルエッグ	
乳類	ホットミルク，ヨーグルト	チーズは消化されにくい
種実類油脂類	バター，生クリーム，マヨネーズ，ナッツペースト，練りごま	種実（粒）は除く．いずれも適量を使用

D　蛋白漏出性胃腸症

1 疾患の概要

- 定義 消化管から管腔にたんぱく質（主としてアルブミン）が漏出して，**低たんぱく質血症**をきたす．
- 原因 以下の①～③のように，いくつかの機序が考えられている．
- ①粘膜からのたんぱく質透過性が亢進したもの：メネトリエ（Menétrier）病，クロンカイト-カナダ症候群，アミロイドーシスなど．
- ②消化管にびらんや潰瘍の多発：クローン病，潰瘍性大腸炎，偽膜性腸炎など．
- ③消化管リンパの異常：腸リンパ管拡張症，収縮性心膜炎，うっ血性心不全，肝硬変など．
- 症状 低たんぱく質血症により血管内浸透圧が低下し，浮腫が生じる（図

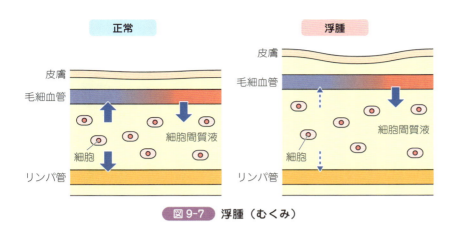

図9-7 浮腫（むくみ）

9-7).
- その他の症状として，腹水，胸水，脂肪便，低カルシウム血症や低マグネシウム血症などの電解質のバランスが崩れた状態で起こるテタニー（筋肉の痙攣），下痢，食欲不振，悪心・嘔吐，腹部膨満がある．
- 診断 便中 α_1-アンチトリプシン測定と放射性テクネチウム結合ヒトアルブミンによる腹部シンチグラフィが用いられる．
- 治療 食事療法が中心となる（→ 3．栄養ケア）．
- 浮腫や腹水に対しては，利尿薬を投与したり，アルブミンを補充する．

❷ 栄養アセスメント

● 原因疾患の状態と栄養障害の状況を把握する

- 蛋白漏出性胃腸症（protein-losing gastroenteropathy）の原因疾患とその状態により，栄養ケアにおける留意点は異なるため，疾患と状態の把握は重要である．
- 体重減少，低たんぱく質血症，貧血，ビタミン・ミネラル欠乏が起こりやすいことから自覚症状を確認する．
- 身体計測値，体重変化（BMI・%IBW・%UBW）および上腕三頭筋部皮下脂肪厚，上腕筋囲，上腕筋面積，小児患者では成長曲線のパターンに留意する．
- 血液検査値では，血清たんぱく質（総たんぱく質，アルブミン，トランスフェリン，レチノール結合蛋白，トランスサイレチン，アポ蛋白，凝固因子，分枝アミノ酸など），脂質（総コレステロール値，トリグリセリド，リン脂質），赤血球，血清鉄，血色素量，カルシウム，リンパ球，好酸球の値に留意する．
- 尿中3-メチルヒスチジン，クレアチニン排泄量より体たんぱく質異化の状態を把握する．
- 消化吸収障害に関しては，糞便中脂肪の増量を確認する．
- アレルギー性胃腸症の場合は，原因となる食品（アレルゲン）の確認，病

歴，家族歴等の聴取を行う．

3 栄養ケア

● **エネルギーとたんぱく質を十分に確保する**
- 蛋白漏出性胃腸症では，高度の低たんぱく質血症をきたすため，十分なエネルギー量の確保と高たんぱく質の摂取により，体内でのたんぱく質合成を促す．
- 原因疾患にもよるが，吸収障害が軽度の場合は1日の栄養量の目安は，標準体重あたりのエネルギー量は基礎代謝の2倍程度として40〜50 kcal，たんぱく質 1.5 g，脂質 5〜40 g とする．
- 脂質の吸収障害やリンパ系の異常が疑われる場合には，低脂肪（5〜10 g以下/日）とし，中鎖脂肪酸（MCT）を利用する．
- セリアック（Celiac）病*では無グルテン食，アレルギー性胃腸症では抗原除去食，クローン病では成分栄養剤の使用が有効とされている．
- 経口摂取では必要栄養量を満たせない場合が多いため，経腸栄養剤を併用する．消化管に問題がある場合は中心静脈栄養法の選択となる．いずれの栄養補給法においても，必須脂肪酸欠乏の予防のため，脂肪乳剤の点滴静注が必要である．
- 脂溶性ビタミン，ビタミン B_{12} の欠乏に留意する．

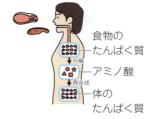

エネルギー量の確保と高たんぱく質を摂取する．

- セリアック病：グルテンを含む小麦，大麦，ライ麦などを使用した食品を摂取すると，小腸の上皮組織に炎症を生じる自己免疫疾患．グルテン過敏性腸症ともよばれる．

E 炎症性腸疾患；クローン病，潰瘍性大腸炎

1 疾患の概要（表9-4）

a. クローン（Crohn）病
- 定義 粘膜の全層に慢性肉芽腫性の炎症をきたす疾患．
- 口腔内〜肛門までのすべての消化管が病気となりうるが，特に回盲部に好発する．
- 寛解と再燃を繰り返す．
- 原因 原因不明の疾患である．
- 遺伝的な要因，感染症説，食事原因説，血流障害説などさまざまな理由が考えられている．
- 疫学 患者は4万人を超えている．
- 10歳代〜20歳代の若年者に好発し，男女比は約2：1と男性に多い．
- 病態生理・症状 特徴的な症状は腹痛と下痢で，50％以上の患者でみられる．
- 発熱，下血，腹部腫瘤（回盲部），体重減少，全身倦怠感，貧血などもみられる．
- 瘻孔（腸管と膀胱，腸管と皮膚などに穴が開き，中の便が出てくるようになる状態），狭窄（腸管が細くなり食べ物が詰まってしまう状態），膿瘍（瘻孔を介して腸管外に出た便が原因で炎症が起こること）などの腸管の

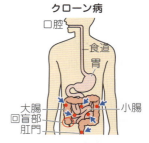

クローン病

粘膜の全層に慢性肉芽腫性の炎症をきたす．口腔内〜肛門までのすべての消化管に起こり，特に回盲部に好発する．

E 炎症性腸疾患：クローン病，潰瘍性大腸炎

表9-4 クローン病，潰瘍性大腸炎

	クローン病	潰瘍性大腸炎
病変部位	全消化器	大腸のみ
病変の特徴①	非連続（区域性）	直腸から連続性
病変の特徴②	縦走潰瘍 敷石像	多発びらん・潰瘍 偽ポリポーシス（周囲粘膜が脱落し，残った粘膜がポリープ状にみえること）
組織	非乾酪性類上皮細胞肉芽腫	陰窩膿瘍
臨床像	下痢，発熱，体重減少，肛門病変（痔瘻）	粘血便，下痢，腹痛
栄養療法	成分栄養剤や中心静脈栄養	大腸の炎症が主体であるため，決められていない（臨床症状により検討される）

合併症がみられる．その他，関節炎，虹彩炎，結節性紅斑，肛門部病変などの腸管外の合併症も認められる．
- 診断 臨床所見や貧血といった血液検査異常，上部・下部消化管内視鏡検査による特徴的な所見（**縦走潰瘍，非連続性病変，敷石状構造**など）があり，組織学的非乾酪性類上皮細胞肉芽腫（検出率は30％といわれている）を認めることで診断する．
- 治療 原因不明のため根治治療はないが，栄養療法，薬物療法，外科的治療を行う．
- 薬物療法：基本的には5-アミノサリチル酸（5-ASA）製剤とステロイド薬を投与する．コントロールが困難な場合，免疫抑制薬（イムランなど）を併用する．5-ASA製剤にはメサラジン（小腸病変にも有効）やサラゾスルファピリジン（大腸病変に有効，副作用として葉酸の吸収阻害）がある．生物学的製剤には抗TNFα阻害薬（インフリキシマブ，アダリムマブ），抗ヒトIL-12/23阻害薬（ウステキヌマブ）がある．
- その他，薬物治療ではないが，炎症を引き起こす白血球の成分を除去する血球成分除去療法も行われる場合もある．
- 外科的療法：高度の狭窄や穿孔，膿瘍などの合併症に対して腸管をできるだけ温存するために，小範囲の切除や狭窄形成術などが行われる．

b. 潰瘍性大腸炎（UC）

- 定義 大腸粘膜にびらんや潰瘍を形成する原因不明の非特異的炎症性疾患．
- 原因 不明である．なんらかの免疫異常が関与している．
- 疫学 現在，患者数は20万人を超えている．
- 近年，高齢者で発症する頻度が上昇している．高齢発症者では活動性が高く，入院や手術になる場合が多い．
- 病態生理・症状 大腸上皮細胞に変化が強いのが特徴である．
- 下血を伴う頻度の高い下痢，粘血便としぶり腹（テネスムス）といわれる腹痛がある．
- **病変は直腸から連続的**に口側に続き進展する．寛解期と再燃期を繰り返し，寛解期には健常な人と変わらない生活を送ることも可能である．重症化す

UC：ulcerative colitis

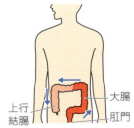

潰瘍性大腸炎

大腸粘膜にびらんや潰瘍を形成する．

ると頻回の血性下痢，持続する腹痛，発熱，体重減少等をきたす．

- **診断** 下部消化管内視鏡検査を行う．感染性腸炎の除外のための便培養も行う．
- 内視鏡検査では，直腸から連続した病変を認める．特に血管透見像の消失，易出血性，びらん，潰瘍形成を認める．生検による病理組織所見では粘膜に炎症細胞の浸潤を認め，陰窩膿瘍を認める．
- **治療** 根治療法はない．生活指導として，過労，睡眠不足，ストレス，暴飲暴食等を改善する指導を行う．
- 潰瘍性大腸炎の70％が軽度で，5-アミノサリチル酸（5-ASA）製剤が著効する．その一方で，副腎皮質ホルモン（ステロイド薬），免疫抑制薬（タクロリムス，シクロスポリン），TNFα阻害薬（インフリキシマブ，アダリムマブ，ゴリムマブ），$\alpha_4\beta_7$インテグリン阻害薬（ベドリズマブ）を必要とする難治症例も多く，高齢患者の治療は困難であることが多い．その他，血球成分除去療法も適応である．
- 内科的治療でコントロールできない場合や，中毒性巨大結腸症になった場合は，大腸を全摘出する手術を行う（クローン病と異なり，外科的に全摘治療を行うと根治療法になる可能性が高い）．
- 潰瘍性大腸炎は大腸がんの発生母地となるため，定期的な大腸内視鏡検査が必要である．

② 栄養アセスメント

● 慢性的な栄養不良状態の有無を確認する

- 炎症性腸疾患（IBD）では，上部消化管に病変が存在する場合や炎症部位が広範囲に及ぶと，栄養素の吸収障害が強まる．

IBD : inflammatory bowel disease

- 消化管からの漏出や消化・吸収能の低下，発熱や下痢，炎症による代謝亢進などから，体重減少，低たんぱく質血症，貧血，ビタミン・ミネラル欠乏，代謝性骨疾患が起こりやすいため，自覚症状の確認と体重変化（BMI・%IBW・%UBWなど）および関連する血液検査値（総たんぱく質，アルブミン，コリンエステラーゼ，フェリチン，血清鉄，ナトリウム，カリウム，クロール，赤血球，ヘモグロビン，ヘマトクリットなど）の把握に努める．
- 口内炎，舌炎，味覚障害，皮膚や爪の状態などの身体徴候は，ビタミン・ミネラル欠乏や貧血の疑いがある．
- 食事の摂取量，内容（経腸栄養剤の使用を含む）からエネルギー量および栄養素量を把握するとともに，再燃リスクに影響する食材の摂取の有無にも留意する．
- 小児の場合には慢性的な栄養不良状態から成長障害に陥ることもあるため，身長・体重の増加率（成長曲線）に照らした栄養管理が必要となる．
- 長期療養者においては，抗炎症薬（ステロイド薬）の使用による骨粗鬆症リスクが高いことに留意する．

3 栄養ケア

● **寛解期維持のために，成分栄養剤を併用して十分な栄養素量を確保する**

- 炎症性腸疾患では，個々に病変の部位や消化吸収の状態が異なるため，下痢や腹痛を誘発する食品は一律ではない．寛解期の栄養ケアにおいては，患者ごとに摂取可能な食品やその量を探りながらの対応が必要である．
- 脱水・低カリウム血症等の電解質異常，貧血，低たんぱく質血症，栄養障害への対応が必要である．
- 活動期の潰瘍性大腸炎では症状が重篤な場合，クローン病では著しい低栄養状態，頻回の下痢，重篤な腸管の病性や合併症がみられる場合や，経腸栄養療法が困難な場合に絶食として，中心静脈栄養療法とする．
- 経腸栄養法が可能な場合には低残渣・易消化食を基本とし，補助的に成分栄養剤あるいは消化態栄養剤を第1選択として用いる．成分栄養剤を用いる場合には10～20％脂肪乳剤200～500 mLを週1～2回点滴静注し，必須脂肪酸欠乏を防ぐ．亜鉛や銅などの微量元素欠乏にも注意する．
- 潰瘍性大腸炎はたんぱく質に対する抗原性がないため制限しない．クローン病では食事抗原が腸管での過剰な免疫応答を起こす恐れがあるため，適正量の摂取が望ましい．
- 脂質については明確に制限を勧める根拠は乏しい．しかし，クローン病においては寛解期では脂質摂取量の増加が再燃に影響することが知られており，脂質の過剰摂取を避ける．炎症抑制にはn-6系多価不飽和脂肪酸（リノール酸，アラキドン酸）の制限とn-3系多価不飽和脂肪酸（α-リノレン酸，EPA，DHA）の摂取が有用とされている．
- 炎症性腸疾患の寛解期には食物繊維の制限は推奨されていない．水溶性食物繊維を中心に摂取することで再燃の予防が期待できる．消化管狭窄がある場合は不溶性食物繊維の多い食品は避ける．オリゴ糖などの**プレバイオティクス**の利用は炎症を軽減することが示唆されている．

水溶性食物繊維を摂取する

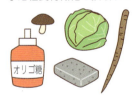

プレバイオティクスを利用してプロバイオティクスを活性化させる．

表9-5 炎症性腸疾患（寛解期）の栄養量目安

	潰瘍性大腸炎	クローン病
エネルギー量	25～30 kcal/kg（IBW）/日	30～35 kcal/kg（IBW）/日
たんぱく質	1.2～1.8 g/kg/日	1.2～1.8 g/kg/日
脂質	20～25％エネルギー比	20～25％エネルギー比[注]
食塩*	6.5～7.5 g/日	6.5～7.5 g/日
食物繊維*	18～20 g/日 活動期は10 g程度． （不溶性食物繊維を控える）	18～20 g/日 狭窄がある場合は10 g程度． （不溶性食物繊維を控える）
ビタミン* ミネラル*	日本人の食事摂取基準 推奨量	日本人の食事摂取基準 推奨量

注）脂質は30 g/日未満の制限が勧められてきたが，現在では強く推奨される根拠はない．ただし，高脂質食が下痢や腹痛を誘発することがあるので，個々に適切な量を設定することが望ましい．
*日本人の食事摂取基準に照らした値および理論上の計算により筆者が算出．

［炎症性腸疾患患者さんの食事についてQ&A（令和元年度改訂版 潰瘍性大腸炎・クローン病診断基準・治療指針「難治性炎症性腸管障害に関する調査研究」（鈴木班））より作成］

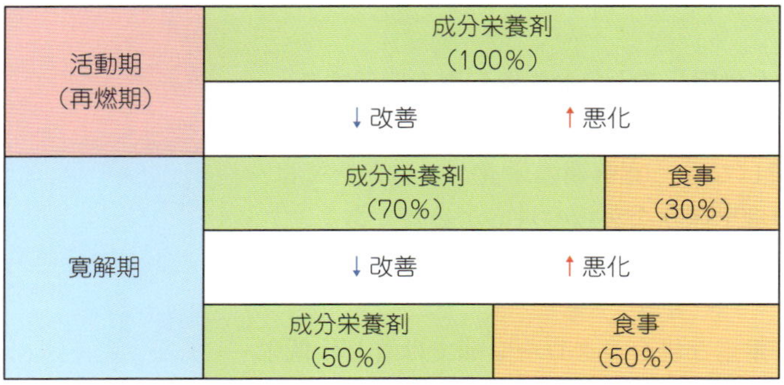

114　第9章　消化器疾患

図 9-8　クローン病食事療法の段階的対応（スライド方式）

［Yamamoto T et al.: Review article: diet and inflammatory bowel disease – epidemiology and treatment. Aliment Pharmacol Ther **30**：99-112, 2009 より作成］

- 小児の場合は栄養療法が先行して行われ，経腸栄養療法は寛解維持にも有用である（表 9-5, 図 9-8）.

column

プレバイオティクス

　プレバイオティクスは Gibson によって 1995 年に提唱された. 大腸内の特定の細菌（プロバイオティクス）を選択的に増殖および活性化させることにより，宿主であるヒトにとって有益な影響を与え，健康状態を改善する難消化性食品成分である. 難消化性のオリゴ糖類などがある.

　プレバイオティクスに先行して 1989 年に Roy Fuller が定義したプロバイオティクスは，「腸内フローラのバランスを改善することにより，ヒトに有益な作用をもたらす生きた微生物」として定義された. 2002 年に国連食糧農業機関（FAO）と世界保健機関（WHO）が合同採択した「十分量を摂取したときに宿主（ヒト）に有益な作用をもたらす生きた微生物」が，現在の主な定義となっている.

F　過敏性腸症候群

❶ 疾患の概要

- 定義 腸管に器質的な異常を認めないが，下痢，便秘，腹痛等の便通異常の症状が続く疾患を**過敏性腸症候群（IBS）**という.
- 原因 ストレスが誘因といわれている. 朝の出勤時や通学時など特定の場面になると症状が必ず出たりする場合もある.
- 疫学 有病率は 10〜15％といわれており，近年増加傾向にある.
- 病態生理・症状 通常，便秘型，下痢型，混合型，分類不能型に分けられる.

IBS：irritable bowel syndrome

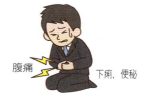

- 症状は腹痛を伴う便通異常が持続することが多い．腹鳴や腸管ガスの異常も生じる．便秘型では**兎糞状**の硬いコロコロ便を呈する．
- 全身倦怠感，動悸，不眠等の全身症状が出る場合もある．
- 通常，体重減少等の症状はない．
- 診断 内視鏡検査を行い，器質的疾患がないことを確認する．
- 国際的な診断基準として以下のRome Ⅳが用いられる．
- 【Rome Ⅳ】最近3ヵ月間，月に4日以上腹痛が繰り返し起こり，次の項目の2つ以上があること．①排便と症状が関連する，②排便頻度の変化を伴う，③便性状の変化を伴う．期間としては6ヵ月以上前から症状があり，最近3ヵ月間は上記基準を満たすこと．
- 治療 食事の内容とともに，規則正しい生活を送るように指導する（→ 3. 栄養ケア）．
- 薬物療法として，便秘型にはルビプロストン，リナクロチドを中心に排便のコントロールを行う．下痢型にはラモセトロンやロペラミドを使用する．混合型にはポリカルボフィルを使用する．

2 栄養アセスメント

● 便の状態とストレス要因を把握する

- 過敏性腸症候群（IBS）では，腹部不快感や下痢・便秘症状が生じるきっかけが不明瞭であることが多い．
- 便秘型，下痢型，混合型，分類不能型のいずれであるかを確認する．
- 食習慣・生活習慣を聞き取りながら，暴飲暴食やアルコール摂取過多，食事内容の偏りがないかを把握する．
- 体重減少や貧血，低たんぱく質血症などの栄養不良による症状はみられない．

3 栄養ケア

● 腸内環境を改善し，心身のリズムを整える

- 食事の時間や一度の食事量をできるだけ一定にし，腸管への過度の刺激や負荷を避けるとともに，心身のリズムを整える．
- 下痢または便秘症状を誘発しやすい食材は控える．誘因となる食材は個人により異なるが多くの場合に高脂質食，香辛料やカフェイン飲料，アルコール，熱すぎるもしくは冷たすぎる飲食物などの摂取が症状を誘発しやすい（表9-6）．
- 下痢型の場合は腸の蠕動運動が亢進しているため，低脂質で消化されやすく低刺激の食事とする．
- 便秘型の場合は痙攣性便秘であることが多い．水溶性食物繊維を中心とした食物繊維の摂取，ぬるめの白湯などのこまめな水分摂取を心がける．（→ G. 便秘, p.116）
- プロバイオティクスを利用した腸内環境の改善は，症状の軽減に有用である．
- フルクタン，ガラクタン，オリゴ糖，乳糖，果糖などを多く含む食品の摂

表9-6 腸管の状態に影響する食事や食品

腸管への影響	影響する食事・食品
消化管内の滞留時間が長く負担となりやすい	脂質の多い食事
腸の蠕動運動を亢進する	香辛料，アルコール，熱すぎる・冷たすぎる食品，カフェイン飲料，炭酸飲料
腸内環境を改善し整える	水溶性食物繊維の多い食品，発酵食品（ヨーグルト，納豆など）*

*症状を誘発する場合もあるため，個々の症状に応じて量や頻度を考慮する．

取は症状を誘発することがあるため，症状に合わせて摂取量や頻度を制限する．
- ストレスの解消が症状の緩和につながるため，継続可能な運動なども有用である．患者の抱える漠然とした不安を受け止めながら，個々の症状に応じた対応を行うことが大切である．

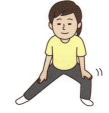

運動などでストレスを解消する．

G 便秘

1 疾患の概要

- 定義 本来体外に排出すべき糞便を十分量かつ快適に排出できない状態を**便秘**（constipation）という．
- 原因 便秘が生じる一般的な理由として，①直腸が知覚鈍麻で便が直腸に流入していても便意を催さない，②大腸の蠕動運動が低下している，③腹部の筋肉が萎縮し，十分に腹圧を高めることができない，④便中の水分量や食物繊維が少なく硬くなっている，⑤排便時に肛門括約筋や恥骨直腸筋を弛緩させることができない，などがある．
- 疫学 慢性便秘症は若年者で5％前後，高齢者では10％以上といわれている．高齢化に伴い患者数は増加している．
- 病態生理・症状 器質性便秘と機能性便秘に分けられる．
- 器質性便秘には，狭窄を起こす大腸がん，クローン病，虚血性大腸炎があり，狭窄を起こさない巨大結腸や直腸瘤などがある．
- 機能性便秘には，排便回数が減少する特発性，症候性，便秘型過敏性腸症候群，薬剤性があり，排便困難なものには硬便による排便困難（便秘型過敏性腸症候群），機能性に便排出障害があるものがある．症状としては腹部膨満感や腹痛などがある．
- 診断 腹部X線単純写真，腹部CT検査，大腸内視鏡検査により診断する．
- 治療 便秘症に対しては医療現場では長年にわたって，浸透圧下剤の中でも塩類下剤に分類される酸化マグネシウム製剤と，大腸刺激性下剤に分類されるセンナやセンノシドが高頻度で使用されてきた．これらの薬剤は高齢者に対しては使用しづらく，長期間連用することが好ましくない薬剤で

あった．近年になって，慢性便秘症や便秘型過敏性腸症候群の新しい治療薬が使用開始された．

- ルビプロストンは便中の水分量を増やし，蠕動運動も活性化して便秘を改善する．
- リナクロチドは腸管内水分を増加させる．また腸管の知覚神経の興奮性を低下させ腹痛を軽快させるため，便秘型過敏性腸症候群に使用されている．
- エロビキシバットは大腸内の胆汁酸を増加させ大腸粘膜からの水分分泌，大腸蠕動運動を高め，便の排泄を促す．
- ナルデメジンは麻薬性鎮痛薬（オピオイド）によって誘発される便秘の治療薬である．
- ポリエチレングリコール製剤は便を柔らかくし排出させる効果がある．

② 栄養アセスメント

● 便秘の要因となっている生活習慣・食習慣を把握する

- 便秘の期間や頻度を把握する（周期的か，イベントの前後に生じるかなど）．下剤の乱用，その他服薬の影響がないか（薬剤性便秘）も確認する．
- 便の状態（コロコロ・細いなど）や放屁回数・腹部膨満感，また，便秘出現以降の体重の変化を確認する．
- 生活リズム（起床就寝時間・食事時間・運動習慣・便意や排便のタイミングなど）の乱れや食事内容（食事量・回数・摂取食品の種類と摂取頻度）や飲酒の有無を確認する．女性では月経周期に関係することもある．

③ 栄養ケア

● 便秘の分類に合わせた栄養ケアを実施する

- 器質性便秘では腸管狭窄の原因疾患に合わせた対応となる．
- 機能性便秘では種類によらず，一定の生活リズムを保ち，排便のタイミングを確保することを基本とする．
- 機能性便秘の弛緩性では，食事量や飲水量の減少がある場合は少量頻回での摂取を勧める．食物繊維を多く含む食品（野菜・きのこ類・海草類・果物類），ガスを生じやすい豆類やいも類の摂取により腸管蠕動運動を促す．腸内細菌叢の改善には発酵食品の摂取が有用である．適度な脂質の摂取は脂肪酸による腸管刺激が期待できると同時に，排便を助ける．起床後の飲水（コップ1杯程度の冷水．冬場は常温水でもよい）も消化管の反射を高めるのに効果的である．
- 痙攣性便秘では，原因となりやすい過労やストレスの解消に努める．腸管を刺激し，腸内でガスを発生しやすい食品や香辛料，アルコールなどの摂取は控える．不溶性食物繊維も蠕動運動を亢進しやすいため控える．便の水分保持に有用な水溶性食物繊維は積極的に摂取する．ぬるめの白湯などでこまめな水分摂取も勧められる．
- 腸管狭窄がある場合や，直腸部分に滞便がある場合は，食物繊維の積極的な摂取は避ける．

- 食品・料理等の調整 主食となる穀類［弛緩性便秘の場合はできれば未精製の穀類（玄米・雑穀類）］を毎食摂取する．
- 発酵食品（納豆・ヨーグルト・キムチなど），乳酸菌飲料の利用は腸内環境の改善に有用である．

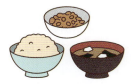

穀類，発酵食品を摂取する．

H 肝　炎

1 疾患の概要

- 定義 なんらかの原因によって，肝臓に炎症が起こった病態．日本ではA～E型肝炎ウイルスによる**肝炎**（hepatitis）が多い．その他，自己免疫性肝炎，原発性胆汁性胆管炎，薬物性肝炎，アルコール性肝炎，代謝機能障害関連脂肪肝炎，肝炎ウイルス以外のウイルスによるものがある（図9-9）．肝炎には**急性肝炎**，**慢性肝炎**，劇症肝炎がある．
- 原因 最も多いA型・B型・C型・E型ウイルス性肝炎について概説する．
- **A型肝炎**：生水・牡蠣の生食・生貝等から**経口感染**し，急性肝炎を起こすが慢性化することはまれである．ほとんどは自然治癒する．
- **B型肝炎**：**血液感染・体液感染・母子感染**によって感染する．感染力が最も強い．唯一のDNAウイルスであり，感染するとヒトの肝細胞内のDNAに組み込まれ，一生体内に居続ける．感染の時期によって肝炎の発症形態が異なる．成人で感染した場合，急性肝炎を発症し，HBs抗体*を作り肝炎は終息する．一部劇症肝炎となり致命的になる場合がある．母子感染（出生時に母親の産道を通る際に血液に曝露して感染する）では，ウイルスと共存するため，肝炎をはじめは起こさない（ヘルシーキャリアという）が，その後，青年期になる前後で肝炎を発症し慢性肝炎となることが多い．
- **C型肝炎**：**血液感染**（針刺し事故や麻薬等の回し打ち）によって急性肝炎

> **HBs抗体**：強力にB型肝炎ウイルスを抑制するため，中和抗体ともいう．B型肝炎ワクチンによっても作られる．

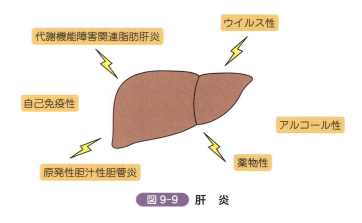

図9-9 肝　炎

を発症後 7 割が慢性肝炎となる.

- **E 型肝炎**：イノシシ，シカ，ブタの生焼けの肉の摂取で経口感染し，急性肝炎を起こす．妊婦が E 型肝炎で劇症肝炎をきたした報告が多い.

- 疫学 B 型肝炎ウイルス（HBV）の感染者（キャリア）は 110〜140 万人といわれる．1986 年からの B 型肝炎母子感染防止事業により，乳幼児の感染は大幅に減少した.

HBV：hepatitis B virus

- 日本における C 型肝炎ウイルス（HCV）の感染者は 190〜230 万人と推定されている.

HCV：hepatitis C virus

- E 型肝炎は日本においては年間 50 例前後の発生報告がある.

- 病態生理・症状 B 型肝炎は成人期に感染すると，急性肝炎を発症し HBs 抗体を自ら産生して血中からウイルスが排除され，肝炎が沈静化する（ただし肝細胞内のヒトの遺伝子に，ウイルスの遺伝子が組み込まれ残っている）．肝炎を発症しない不顕性感染も多いといわれており，感染したことに気がつかず，性交渉等による水平感染によって感染が拡大していくリスクがある．出生時に母親の産道を通る際に感染した場合は，免疫が発達していないため，ウイルスと共存し肝炎を発症しない（ヘルシーキャリア）．成長とともに免疫能が発達し，ウイルスの存在を宿主であるヒトの免疫が認識すると肝炎を発症する.

- C 型肝炎は感染すると急性肝炎を発症した後，30〜40％はウイルスが排除され，既往感染の状態となる．残りの 60〜70％においてウイルスが体内に残った状態（持続感染）となり，慢性肝炎の状態となる．慢性肝炎の状態が 20〜30 年経過すると肝硬変となる．肝硬変では年率 7〜8％が肝細胞がんを発症する.

- B 型肝炎・C 型肝炎ともに急性肝炎の状態になった場合の症状は，全身倦怠感，食欲不振，黄疸，褐色尿が出ることが多い．慢性肝炎の状態になると，軽度の倦怠感以外は症状がほぼ消失するため，健康診断などの血液検査で肝機能障害が初めてわかることも多く，発見されたときには肝硬変・肝細胞がんを発症している場合もある.

- 診断 血液検査・画像検査で診断する.

- 血液検査では，AST・ALT・LDH・ALP・γ-GTP といった肝細胞内に含有している酵素が，肝細胞が破壊されることで血中に流入し高値となる.

- B 型肝炎では，HBs 抗原が陽性であれば血中に HBV の存在を示す．その場合は HBV DNA を測定しウイルスの量を判定する.

- 過去，成人期に B 型肝炎に感染し，ウイルスを排除している状態であれば HBs 抗体あるいは IgG HBc 抗体が陽性となっていることがほとんどである（既往感染）.

- C 型肝炎に感染すると HCV 抗体が陽性となる．HCV 抗体はウイルスを排除する効果はなく，持続感染でも既往感染でも陽性となる．HCV 抗体が陽性であれば HCV RNA を測定して，現在ウイルスが持続感染しているかを判定する.

- 画像検査では，肝臓の状態について判定する．慢性肝障害，肝硬変，肝細

胞がんの有無について判定する.
- 治療 急性肝炎の場合，安静，栄養療法が基本となる．食事摂取が少ない場合は点滴加療を行う．ヒト免疫力でウイルスの排除を期待する．
- B型慢性肝炎の場合は2つの治療法があり，インターフェロン（IFN）製剤（注射薬）と核酸アナログ製剤（内服薬）がある．どちらもB型肝炎ウイルスの増殖を抑制し，肝機能が改善する．核酸アナログ製剤にはラミブジン，エンテカビル，テノホビル等多くの薬が開発されている．核酸アナログ製剤は基本的には継続する必要がある．
- C型肝炎の場合，HCVに直接作用する抗ウイルス薬（直接作用型抗ウイルス薬：DAA製剤）の開発が進み，多くの患者でウイルス排除が可能になった．

DAA：direct acting antivirals

2 栄養アセスメント

● 原因疾患の状態と栄養障害の状況を把握する
- 身体計測値，摂食状況を把握するとともに，黄疸，浮腫・腹水の有無を確認する．主観的包括的栄養評価（SGA）を用いるとよい．
- 急性肝炎ではAST，ALT，ビリルビン，プロトロンビン時間延長，慢性肝炎では加えて総たんぱく質，アルブミン，コリンエステラーゼ，コレステロール，アンモニアの変動に留意し，炎症や肝機能の状態ならびに栄養状態を把握する．

3 栄養ケア

● 組織再生のために十分な栄養補給を行う．慢性期は対症療法が必要となる

a．急性肝炎
1）急性期
- 炎症期は強い倦怠感・嘔気・嘔吐などから食欲が減退しており，脂質の吸収障害が生じることもあり，必要に応じて静脈栄養管理となる．経口摂取が可能であっても十分な摂食量の確保がむずかしい場合は，末梢静脈栄養管理を併用する．
- エネルギー量，栄養素量の特別な制限はない．糖質エネルギー比を増やし，各種ビタミン・ミネラルを確保する．標準体重1kgあたり，エネルギー量25～30kcal，たんぱく質0.8～1.0g，脂質エネルギー比15～20％が目安となる（表9-7）．黄疸や消化器症状がある場合は脂質を制限する．
- 食欲に応じて易消化食・軟食とする．

2）回復期
- 静脈栄養管理から経口摂取への移行は軟食から始め，段階的に常食に戻す．肝臓組織の再生のために糖質，たんぱく質の十分な確保とビタミン・ミネラルの補給に留意し，脂質は回復の中～後期で健常時のレベルとする．
- 標準体重1kgあたりエネルギー量30～35kcal，たんぱく質量1.0～1.3g，脂質エネルギー比20～25％が目安となる（表9-7）．回復期では過剰なエネルギーの摂取により脂肪肝となりやすいことに留意する．

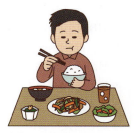

十分な栄養補給を行う．

表 9-7 肝炎の栄養基準（標準体重 1 kg あたり / 日）

	急性期	回復期	慢性期
エネルギー量（kcal）	25〜30	30〜35	30〜35
たんぱく質（g）	0.8〜1.0	1.0〜1.3	1.2〜1.5
脂質エネルギー比（%）	15〜20 黄疸・消化器症状があれば低めに設定	20〜25	20〜25
備　考	静脈栄養管理からの移行では糖質比を増やし，たんぱく質とビタミン・ミネラルを確保する．経口摂取での補給が不十分な場合は末梢静脈栄養管理法を併用	エネルギー摂取過多による肝臓への脂肪蓄積に留意．肥満，糖尿病，脂質異常症合併の場合は身体活動量を考慮	エネルギー摂取過多による肝臓への脂肪蓄積に留意．肥満，糖尿病，脂質異常症合併の場合は身体活動量を考慮．鉄制限では 6 mg 以下 / 日

- 肥満，糖尿病，脂質異常症を伴う場合はそれらの状態を考慮して栄養量を決定する．

b. 慢性肝炎（慢性期）

- 慢性肝炎では肝臓への負担を避け，肝硬変への進行を抑える．
- 肥満の合併は肝細胞がんへの進行リスクが大きい．また，脂質代謝や糖代謝異常をきたしやすくなる．肥満や糖尿病もしくは耐糖能異常がみられる場合には身体活動量を考慮して栄養量を決定する．
- 標準体重 1 kg あたりエネルギー量 30〜35 kcal，たんぱく質 1.2〜1.5 g，脂質エネルギー比 20〜25％が目安となる（表 9-7）．慢性期も肝臓への脂肪蓄積をきたしやすいため，過剰なエネルギー摂取とならないよう留意する．
- n-3 系多価不飽和脂肪酸の摂取を増やし，n-6 系多価不飽和脂肪酸が減少することで炎症の抑制が期待できる．
- アルコールの摂取は控える．特にアルコール性肝炎の場合は原則禁酒となる．
- 食塩摂取量は食事摂取基準に準ずる．浮腫が認められる場合は 5〜7 g/ 日に減塩する．
- 過剰な鉄貯蔵がみられる場合（高血清フェリチン値）は，**鉄制限食**（6 mg/日以下）とする．鉄制限に伴いたんぱく質摂取が不足しないよう注意する．
- 食物繊維の積極的な摂取は腸内環境を整え，腸内細菌叢によるアンモニアの発生を抑制することは，肝臓への負担軽減につながる．
- インターフェロン治療では，副作用のために強い倦怠感や食欲不振が生じることがある．食べやすい食事とし，1 回の量を減らして頻回食としてもよい．

I 肝硬変

1 疾患の概要

- 定義 各種原因により肝炎が持続し，肝臓に線維が増加することで硬く萎縮し，機能低下状態になることを指す（図9-10）．
- 原因 ウイルス性肝炎，アルコール性肝炎，代謝機能障害関連脂肪肝炎，自己免疫性肝炎，原発性胆汁性胆管炎など持続的な肝炎が原因となる．
- 病態生理・症状 肝細胞の破壊が持続的に起きると，肝細胞の再生が起こる際に線維が増生する．肝臓の組織において小葉構造が壊され，偽小葉といわれる構造に変化した状態を**肝硬変**（cirrhosis）という．
- 肝硬変の初期は無症状である．
- 肝硬変が進行すると，蛋白合成，解毒といった機能が低下する．そのために血管内浸透圧の低下をきたし，浮腫・腹水・胸水を生じ体重は増加する．肝臓にグリコーゲンの貯蔵ができないため，エネルギーを作るのに体蛋白を壊すようになり，全身の筋肉が萎縮し，筋肉がつる症状が出る．
- 特に食事と食事の間が長い夜間に健康な人が3日間絶食した状態と同じ状態に毎晩陥り低血糖状態となる．
- 解毒能の低下に伴い，便秘をするとアンモニア等が血中に増加し，意識障害や昏睡状態を生じる．黄疸症状が出る．
- 肝臓に線維が増えるため，肝臓が固くなり，肝臓に流れ込む門脈血流が停留し，その末梢に圧力がかかる．その結果，食道や胃に静脈瘤という血管の瘤ができ，そこから出血すると吐血や下血といった症状が生じる．
- 診断 血液検査と画像検査で行う．
- 慢性肝炎のときには，AST・ALTは上昇しているが，肝硬変になると肝細胞数が減少するため，AST・ALTが低下し見かけ上基準範囲内に落ち着いている場合がある．
- 蛋白合成能の低下により，アルブミンの低下，凝固因子の低下（プロトロンビン時間の延長）が認められる．
- 解毒能の低下により，ビリルビンの上昇，**アンモニアの上昇**が認められる．
- **フィッシャー比（→ p.125）の低下**が認められる．
- 治療 肝硬変になる原因が除去できるものであれば，原因療法を行う．アルコール性であれば禁酒，C型肝炎ウイルスが原因であればDAA製剤で除去を行う．B型肝炎ウイルスが原因であれば核酸アナログ製剤を投与しウイルス量を抑える．代謝機能障害関連脂肪肝炎（MASH）が原因であれば現在のところ原因を除去する治療法はない．自己免疫性肝炎も原因除去はできないため，ステロイド薬の継続投与を行う．原発性胆汁性胆管炎も原因除去できないため胆汁酸利胆薬（ウルソデオキシコール酸）を継続投与する．
- 肝硬変は**代償期**と**非代償期**に分類される．代償期は基本的に外来で加療す

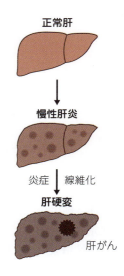

正常肝

↓

慢性肝炎

炎症 ↓ 線維化

肝硬変

肝がん

MASH：metabolic dysfunction associated steatohepatitis

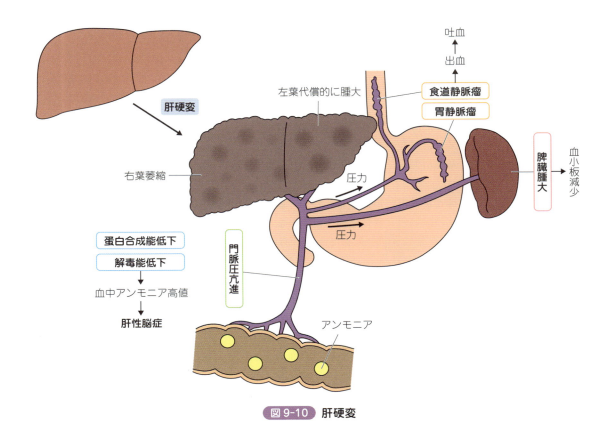

図 9-10 肝硬変

る．非代償期になると，腹水，肝性脳症など日常生活が送りにくい状態となるため入院加療となる．
- 肝硬変の病態に対する内科的治療は対症療法となる．
- 肝臓の蛋白合成能低下に伴い，食事をとっても低アルブミン血症となる非代償期肝硬変患者においては，**分枝アミノ酸製剤**の適応となる．
- 腹水対策として，食事中の塩分を 5〜7 g に制限する．その上で利尿薬の内服（スピロノラクトン 25〜50 mg/日±フロセミド 20〜40 mg/日）を行う．上記で治療抵抗性の場合はトルバプタン（バゾプレッシン V₂ 受容体拮抗薬）3.75〜7.5 mg/日を内服する．さらに治療抵抗性の場合，アルブミン製剤投与＋利尿薬静注療法を行う．治療抵抗性の場合，腹水穿刺排液や腹水濾過濃縮再静注法（腹水からたんぱく質を取り出し点滴で血管に戻す方法）を行う．その他，腹腔-静脈シャント（腹水を静脈に直接戻す方法）もある．外科的治療法として生体・脳死肝移植術もある．
- 便秘によりアンモニアが血中に増加し，意識障害・昼夜逆転をきたす．これを**肝性脳症**という．そのためラクツロース（植物由来の二糖類，腸内を弱酸性に保ち，アンモニアの産生を抑制し，排便を促す効果がある）を内服し，下痢を起こすことで便秘を防ぐ．
- 肝硬変では門脈の圧力が増加する門脈圧亢進症が起こり，側副血行路が形

成され，胃・食道静脈瘤ができる場合がある．そこから出血すると吐血や下血をきたすため，内視鏡を使った静脈瘤の治療（内視鏡的静脈瘤結紮術，内視鏡的静脈瘤硬化療法）が行われる．

❷ 栄養アセスメント

● 代償期～非代償期の症状を把握する

- 肝硬変の要因（ウイルス性，アルコール性など）を確認するとともに，摂食状況および活動量，身体計測値，血液検査値から栄養摂取の過不足を評価する．
- 身体計測値，肝機能指標と併せて耐糖能異常，浮腫・腹水，肝性脳症など肝機能の低下に伴う種々の症状の有無を把握する．重症度分類には Child-Pugh 分類を用いる．ICG 試験による肝障害度評価もある．
- 血液検査値では AST・ALT の上昇（＜ AST），ビリルビン・アンモニア・γ-グロブリンの上昇，総たんぱく質・アルブミン・コリンエステラーゼ・コレステロールの低下，汎血球減少（特に血小板減少）とプロトロンビン時間延長，γ-GTP，ALP などの上昇もみられる．食後高血糖を認めることもある．
- 浮腫・腹水出現時は利尿薬の使用と併せて，体重，血清ナトリウム値にも留意する．

❸ 栄養ケア

● 肝臓の庇護と対症療法を行う

- 肝臓への負担を軽減し，残存する肝機能を庇護する．肝機能がある程度保持されている代償期から機能障害がみられる非代償期への移行の過程では，進行に伴い出現する種々の症状に対応した栄養素の摂取制限（対症療法）が必要となる．
- 肥満の合併は肝細胞がんへの進行リスクが大きくなるため，エネルギー過剰状態は避ける．脂質や糖代謝異常の出現など，代謝状態に応じて身体活動量を考慮しながら栄養素量を決定する．体重増加では浮腫・腹水の存在に注意する．
- 1 日の栄養素量は標準体重 1 kg あたりエネルギー量 30～35 kcal，脂質エネルギー比 20～25％が目安となる．たんぱく質は 1.2～1.3 g であるが，高アンモニア血症・肝性脳症・**フィッシャー比**の低下，低アルブミン血症がみられる場合には低たんぱく質食（0.6～1.0 g）とし，不足分を **BCAA（分枝アミノ酸）製剤**で補う（表 9-8）．

BCAA : branched chain amino acid

- n-3 系多価不飽和脂肪酸の摂取を増やし，n-6 系多価不飽和脂肪酸を減少することで炎症の抑制が期待できる．脂肪吸収障害がみられる場合は MCT の利用を考慮する．
- 食塩量は食事摂取基準に準じ，浮腫・腹水がみられる場合は 5～7 g/ 日とする．
- 滞便は腸内細菌叢によるアンモニアガスの発生を増加させる．腸内環境の

表9-8	分枝アミノ酸製剤・肝不全用成分栄養剤		
商品名	リーバクト®	ヘパンED®	アミノレバン®EN
製造販売元	EAファーマ（株）	EAファーマ（株）	大塚製薬（株）
重量/包	4.15 g	80 g	50 g
L-バリン	1,144 mg	1,615 mg	1,602 mg
L-ロイシン	1,904 mg	2,122 mg	2,037 mg
L-イソロイシン	952 mg	1,730 mg	1,922.5 mg
エネルギー量	16 kcal	約310 kcal	213 kcal
アミノ酸量	3.0 g	11.2 g	13.5 g
備考	顆粒剤とゼリー剤がある. 食事から1日1,000 kcal, たんぱく質40 g以上の摂取が必要. 1日3回, 食後に経口摂取	BCAA以外のアミノ酸・糖質・脂質ビタミン・ミネラルも含む. 成人で1回量として1包を約250 mLの常温の水または微温湯に溶かし, 経口摂取する. 1日量は2包	BCAA以外のアミノ酸・糖質・脂質ビタミン・ミネラルも含む. 粉末状の製品を水または温湯（50℃以下）180 mLに溶かし, 経口摂取. 1日3包, 適宜増減する. 注射剤（アミノレバン®点滴静注）もある.

［各添付文書をもとに作成］

改善と便秘予防のため, 食物繊維の摂取に留意する.
- アルコールの摂取は原則禁止である.
- グリコーゲン合成・貯蔵および糖新生能の低下から, 食事間が長くなる夜間から早朝にかけて低血糖をきたしやすくなる. 低血糖予防のために就寝前に200 kcal程度の**軽食（LES）**を摂取する.

LES：late evening snack

- 食道静脈瘤を認める場合は, 熱いものの摂取は避ける. 硬いもの, 丸呑みしやすいもの, 血流量が増加するような刺激物や熱すぎるものなどの摂取は控える.
- 利尿薬の利用や腹水の穿刺による除去等で低ナトリウム血症をきたした場合は, 水分制限を行う（1,000～1,500 mL/日）.

column

フィッシャー比（BCAA/AAA比）

分枝アミノ酸（BCAA）と芳香族アミノ酸（AAA）のモル比をあらわす. 通常3.5程度だが, 肝硬変, 肝不全では1.0以下となる. BCAAは筋肉や脂肪組織で消費される. 一方, 肝臓で代謝されるAAAやメチオニン, トリプトファンは, アミノ酸代謝の低下から血中濃度が上昇する. このような状態をアミノ酸インバランスという.

> **column**
> **BCAA製剤（分枝アミノ酸製剤）**
> BCAA（バリン，ロイシン，イソロイシン）を多く含むアミノ酸製剤．肝機能の低下によるグルコースからのエネルギー供給の減少を補うため，BCAAの利用が亢進する．血中のBCAA濃度低下が肝性脳症の一因と考えられている．BCAA製剤の利用により肝性脳症，高アンモニア血症，アルブミン合成が改善することが報告されている．

> **column**
> **LES食**
> LES食には，摂取後の高血糖を緩和させるため，吸収がゆるやかなデンプン製品等の利用が好ましい．BCAA製剤を利用することもある．

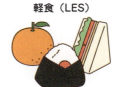

軽食（LES）

J 代謝機能障害関連脂肪性肝疾患（MASLD），脂肪肝

1 疾患の概要

- **定義** 代謝機能障害関連脂肪性肝疾患（MASLD）は，主にメタボリックシンドロームに関連する因子とともに，肝臓に脂肪沈着を認めた病態を指す．
- MASLDは，**脂肪肝**（単純脂肪肝，非アルコール性脂肪肝；病態がほとんど進行しない）と**MASH**（代謝機能障害関連脂肪肝炎；病態が進行し肝硬変や肝細胞がんの発生母地になる）に分けられる．
- **原因** MASLDやMASHの原因として肥満があげられる．その他にメタボリックシンドローム，2型糖尿病，脂質異常症，高血圧症があげられる．
- **疫学** 日本において男性35〜40％，女性10〜15％程度の有病率と報告されている．世界的に見ても有病率は増加傾向にある．
- **病態生理・症状** 遺伝的素因，特に*PNPLA3*という遺伝子は脂質代謝に関係しており，その変異が病気の発症や病態の進展に影響している．
- 肥満や糖尿病にエンドトキシンや酸化ストレスが加わってMASHに至るtwo-hit theoryが考えられていた．最近では歯周病，腸内細菌叢や免疫系の変化などたくさんの因子が関与するmultiple parallel hit theoryが考えられている．
- 症状は特にないが時に右季肋部の違和感（肝臓の腫大による）を認める．
- **診断** 脂肪肝の有無については，腹部エコー検査が簡便である．その他CT検査，MRI検査も有用である．肝臓の脂肪蓄積（肝細胞の5％以上）および線維化，肝細胞の障害（肝細胞の風船様変性）を調べるためには肝生検を行う．

MASLD：metabolic dysfunction associated steatotic liver disease

MASH：metabolic dysfunction associated steatohepatitis

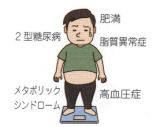

- **治療** 運動療法も有用である．
- 薬物療法では，MASLD/MASH で保険適応された薬はない．
- 合併する糖尿病，脂質異常症，高血圧などを治療することが重要である．
- 高度肥満症がある場合，肥満外科手術（日本では胃スリーブ切除術）が考慮される．

2 栄養アセスメント

● 肝機能，栄養状態から身体状況を把握する

- 体重，BMI，体脂肪率，体脂肪量，除脂肪体重もしくは骨格筋量を評価する．
- 摂食状況（量・内容・摂食時間，間食，飲酒の有無，味の嗜好，中食外食の頻度），身体活動量の把握と，合併症（糖尿病，脂質異常症，高血圧など）の有無を確認する．
- MASLD では AST・ALT が正常か軽上昇であることが多い（AST＜ALT）．アルコール性脂肪性肝疾患（AFLD）の場合は AST・ALT だけでなく γ-GTP も上昇する（AST＞ALT）．
- AFLD 患者は，飲酒過多で食事量が不足しているために低栄養状態である場合が多い．高尿酸血症や乳酸アシドーシスの存在にも注意する．

AFLD：alcoholic fatty liver disease

3 栄養ケア

● 体重の適正化と適切な栄養補給が必要となる

- 脂肪肝は自覚症状に乏しいため，患者の改善意欲を引き出し，維持させることが大切である．
- MASLD では肥満や肥満傾向，脂質異常症，インスリン抵抗性がある場合が多い．栄養基準は脂質異常症もしくは糖尿病の食事療法に準ずる．
- 標準体重 1 kg あたりエネルギー量 25〜35 kcal，たんぱく質 1.0〜1.2 g，脂質エネルギー比 20〜25％が目安となる．
- 7％以上の減量により改善が期待できる．食事療法と併せて身体活動量の増加を図る．ただし，急激な減量は病態悪化をまねく恐れがあるため，2〜3 kg/月程度の減量にとどめる．
- AFLD で著しい栄養不良状態の場合や慢性的な低栄養状態による脂肪肝の場合は，高たんぱく質（1.5 g 程度）とし，エネルギー量は必要量まで漸増させる．この場合はビタミン B 群の不足に注意する．
- AFLD では断酒が必須であることから，アルコール依存者には精神的ケ

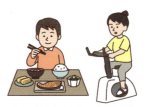

食事療法と併せて身体活動量の増加を図る．

表 9-9 ビタミン E の豊富な食品

・植物油	・マーガリン	・マヨネーズ
・アーモンド	・ごま	・きな粉
・油揚げ	・枝豆	・糸引き納豆
・こしあん	・かぼちゃ	・うなぎ

アも必要である．MASLDでも禁酒が望ましい．
- ビタミンA（β-カロテン）・ビタミンC・ビタミンEの摂取によりMASLDからMASHへの進行要因と考えられる活性酸素の働きを抑制することが期待できる**(表9-9)**．「NAFLD/NASH 診療ガイドライン2020（改訂第2版）」*ではビタミンE投与がエビデンスレベルAとして強く推奨されている．

＊2023年にNAFLDはMASLDに，NASHはMASHに名称が変更された．

K 胆石症，胆嚢炎

1 疾患の概要

- 定義 胆道系に結石が形成される病態を**胆石症**（cholelithiasis）という．胆嚢内に結石がある胆嚢結石と胆管内に結石がある胆管結石とがある**(図9-11)**．
- 胆嚢に生じた炎症性疾患を**胆嚢炎**（cholecystitis）という．胆汁うっ滞と細菌感染が併さった病態である．
- 原因 胆嚢炎は胆嚢結石が原因のことが多い．胆嚢管が閉塞し，十二指腸からの逆行性感染が原因となる．
- 疫学 約5％の人が胆石をもつ．女性が多いといわれていたが最近は男性のほうが多い．肥満体型，40歳以上に多い．
- 病態生理・症状 胆嚢結石の多くは無症状である．
- 胆石が胆道を閉塞するようになると**胆石疝痛発作**（痛み，発熱，黄疸）が出る．右季肋部痛が出ることが多い．総胆管結石があると，胆汁が十二指腸に流れ出るところを閉塞するため，腹痛・発熱が生じ，菌血症（胆道内の細菌が肝臓を経て血液に流入すること）や敗血症（細菌が血中を流れることで血圧が低下し重篤な状態になること）をきたす場合がある．胆汁の流れが塞き止められると，胆汁が肝臓に逆流し血液に流れ込むため黄疸が

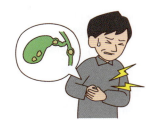

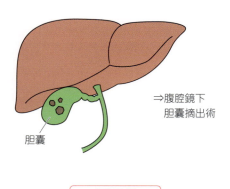

胆嚢結石

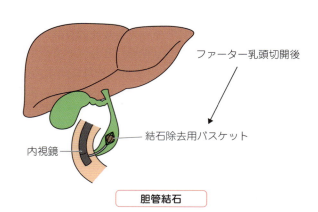

胆管結石

図9-11 胆石症

出る．また AST，ALT，LDH，ALP，γ-GTP 等の酵素が上昇する．白血球数（WBC）も上昇し，CRP も高値となる．

- **診断** 腹部超音波検査，CT 検査，MRI 検査（MRCP）によって診断する．
- **治療** 無症状の胆嚢結石については，経過観察することが多い．
- 胆嚢結石は外科的手術（腹腔鏡下胆嚢摘出術）を行う．
- 総胆管結石については内視鏡的逆行性胆管膵管造影検査（ERCP）を行い，十二指腸ファーター乳頭を切開し（EST），結石を排出する．
- 感染が起こっている場合は，抗菌薬の点滴投与を行う．基本的には絶食となる．

② 栄養アセスメント

● 体重変化，血清脂質・体たんぱく質の変動に注意する
- 胆石症のリスクである肥満（体重変化）と血清脂質値の経過を評価する．
- 糖尿病や脂質異常症の合併の有無，食習慣や生活習慣についても把握する．
- 腹背部痛，嘔気・嘔吐などの症状により食事量が減少している場合は，体たんぱく質動態の評価と血清アルブミン値に注意する．
- 炎症指標（WBC，CRP），AST・ALT・γ-GTP，発熱，脱水の有無，痛みの程度を確認する．

③ 栄養ケア

● 静脈栄養管理を行い，経口摂取は流動食から開始する．糖質中心の低脂質食となる

a. 急性期〜回復期
- 強い疼痛発作・発熱・黄疸などの症状がみられる時期で消化管使用不可の場合は静脈栄養管理となる．消化管の使用が可能であれば早期の経腸栄養管理が好ましい．
- 経口摂取が可能となれば，糖質中心の流動食から開始し（脂質量5〜30 g/日程度），軟菜食から常食に戻す．軟菜食から常食に移行する際も低脂質食（15〜20％を目安）とする．
- エネルギー量は，標準体重1 kg あたり25〜30 kcal とする．肥満，糖尿病，脂質異常症がある場合はそれぞれの栄養管理基準に準ずる．
- 便の様子を見ながら徐々に食物繊維と脂質の量を漸増する．
- 胆嚢摘出術後の脂質制限は不要である．

b. 無痛期・寛解期
- 胆嚢収縮・胆汁分泌を促進し，炎症や疼痛を誘発する高脂質食や飲酒は控える．
- コレステロール胆石の場合は，コレステロールの摂取を控える（高コレステロール血症の栄養管理に準ずる）．
- 脂質吸収障害がある場合には，必須脂肪酸欠乏の予防のために多価不飽和脂肪酸（リノール酸，リノレン酸，EPA，DHA）の豊富な食品をうまく選択する．脂溶性ビタミンの不足にも留意する．MCT の利用を考慮して

もよい．
- 調理方法は，揚げるは避けて，焼く・煮る・蒸す・茹でるを選択する．
- 脂質の摂取を増やす際には，消化されやすい乳化油（マヨネーズ，マーガリン，バターなど）を適量利用するとよい．
- 食事間隔が長い場合や一度の食事量が多いと，胆囊うっ血をきたし，胆石が形成されやすい．回復以降は規則正しく，適量摂取の食生活が重要である．

L 膵炎

1 疾患の概要

a. 急性膵炎

- 定義　飲酒等が原因となり，膵臓内で膵液の活性化に伴う炎症が起こり，腹腔内臓器に融解壊死が起こる病態を指す．感染を併発することが多く，腎不全，播種性血管内凝固症候群（DIC）を誘発し，重篤となることもある．原因としてアルコールの多飲，胆石が胆管下部に嵌頓し発症する．
- 原因　男性ではアルコールの摂取，女性では特発性が多い．そのほか総胆管結石の嵌頓に伴う胆石性膵炎がある．
- 疫学　日本の急性膵炎患者は推定6万3,000人で重症例は20％．30〜70歳代に多く，55歳以上では重症化しやすい．男女比は2：1で男性に多い．
- 病態生理・症状　膵液は十二指腸内に出て活性化する．ところが，なんらかの理由で膵液がスムーズに十二指腸に排出されにくくなり，膵臓内で活性化する．膵液はたんぱく質を溶かす性質をもつため，自己消化をしていく．膵液にはリパーゼ，エステラーゼ，カリクレイン等の膵酵素があり，それらが活性化され，炎症が起こる．血管透過性が亢進し血管外にたんぱく質が流出し脱水となる．循環血液量が低下しショック状態となる．急性膵炎は「お腹の火傷」といわれる．
- 症状：腹痛，背部痛，発熱，イレウス，重症化すると腎臓への炎症が広がる．無尿，敗血症，DIC，呼吸不全，胸水，腹水，イレウス等をきたす．
- 診断　緊急造影CT検査を行い，膵臓の炎症，壊死の有無，膵炎（pancreatitis）の波及の程度について検査する．血液検査で膵酵素（リパーゼやアミラーゼ）の上昇を認める．
- 治療　膵酵素の活性化を起こさないように絶食，安静とする．極度の脱水に対して大量の輸液を行う．
- 腸管粘膜の萎縮と腹腔内への感染を防ぐため，入院後24時間以内に鼻からEDチューブを挿入し，トライツ靱帯より奥の空腸に先端を留置し，経腸栄養を開始する．トライツ靱帯を越えて栄養療法を行うと膵臓を刺激しない．
- 重症者の場合は，腎機能補助目的に持続的血液濾過透析（CHDF）を行う．
- また膵動脈にカテーテルを留置し，膵臓に栄養を供給する動脈内に蛋白分

DIC：disseminated intravascular coagulation

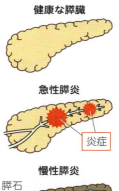

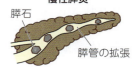

ED：elemental diet

CHDF：continuous hemodiafiltration

L 膵炎　131

解酵素阻害薬と抗菌薬を直接動注する.

b. 慢性膵炎

- 定義 軽度の膵炎が繰り返し起こることで慢性化し膵臓内に膵石等を発症する.
- 原因 男性ではアルコールが最も多い. 女性では特発性が多い.
- 疫学 日本では年間4万5,000人が発症する.
- 病態生理・症状 長期間にわたり, 膵臓に炎症を繰り返すことで, 膵臓の実質が破壊され線維化が起こり荒廃が進行する. 膵臓の内分泌機能や外分泌機能が徐々に低下していく. 慢性膵炎で膵機能がある程度保たれている期間を**代償期**といい, 廃絶した期間を**非代償期**という. 代償期の症状は腹痛や食欲不振, 背部痛などの自覚症状が強く出る. 非代償期になるとそれらの症状は軽減する. 膵外分泌機能が低下すると消化吸収不良が生じ, 脂肪便や下痢, 体重減少が起こる. 膵内分泌機能が低下すると糖尿病となる.
- 診断 画像検査［超音波検査（US）, CT, MRI］で膵管の拡張や膵石を認めると診断できる.
- BT-PABA試験*での尿中PABA排泄率が70％以下で異常と判定される.
- 便中脂肪染色法ではズダンⅢ染色によって便中の脂肪を検出する. 膵外分泌機能が低下してリパーゼが減少するとトリグリセリドが増加する.
- 治療 食事療法を行う（➡ 3. 栄養ケア）
- 代償期は原因療法として, 禁酒する. 胃酸の分泌を促し膵臓を活性化するため禁煙を励行する.
- 急性増悪期は急性膵炎に準じた治療を行う.
- 膵外分泌機能が低下している場合, 消化酵素を補充する. 現在ではパンクレリパーゼが高力価のアミラーゼ, リパーゼ, およびプロテアーゼを含有する膵消化酵素を含有しているため第1選択となっている.

BT-PABA：*N*-benzoyl-L-tyrosyl-*p*-amino-benzoic acid

- **PABA試験**：BT-PABAを経口投与すると, キモトリプシンの作用で分解されてPABAとして尿中に排泄される. キモトリプシンは膵外分泌機能を反映するので, 尿中PABA排泄率を測定することで間接的に膵外分泌機能を知ることができる.

② 栄養アセスメント

● 異化亢進の状態と内分泌異常の有無を確認する

- アルコール摂取の有無と量, 体重変化（肥満度, ％UBW, 除脂肪体重）, 血清脂質値（コレステロール, トリグリセリド）, 短期でのたんぱく質動態指標（RBP）, 耐糖能異常の有無, 血糖値, CRPを確認する. 主観的包括的栄養評価（SGA）の利用は栄養障害者抽出に有用である.
- 食事内容（量, 嗜好など）, 喫煙の有無を確認する.
- 腹痛の消失, 膵リパーゼ値の低下が経口栄養法開始の判断指標となる.
- 慢性膵炎では痛みの回避から食事摂取量が減少し, 糖尿病や消化吸収障害の合併から低栄養状態に陥っていることが多い. 体重変化, 血糖値, HbA1c, アルブミン, 総たんぱく質, 総コレステロール値, 膵酵素の動態, 脂肪便を確認し, 必須脂肪酸・脂溶性ビタミン・ビタミンB_{12}・マグネシウム・カルシウムの欠乏に注意する.
- 糖尿病例ではインスリンだけでなくグルカゴン分泌も低下しており, インスリン療法での低血糖に注意する. 可能であれば自己血糖測定値を確認する.

③ 栄養ケア

● 高脂質，多飲を避け，栄養状態の改善を図る

a. 急性膵炎

- 絶飲絶食として輸液での脱水の改善，炎症の鎮静化を図る．
- 軽症例では中心静脈栄養管理を行うことは推奨されず，重症例でも腸管が使用できる場合は中心静脈栄養と経腸栄養を併用することが望ましい．
- 腸管合併症のない場合は，経腸栄養法を遅くとも入院後48時間以内に開始することが望ましい．経腸栄養法では空腸までのチューブ挿入が望ましいが，むずかしい場合は十二指腸内や胃内への挿入とする．
- 経腸栄養剤は消化態栄養剤，半消化態栄養剤，成分栄養剤のいずれかを選択する．
- 軽症膵炎では腸蠕動が回復すれば経口摂取が可能である．
- 標準体重1 kgあたりエネルギー量は25〜35 kcal，炭水化物3〜6 g，たんぱく質1.2〜1.5 g，脂質2 g以下とし，血糖値180 mg/dL以下，血中トリグリセリド320 mg/dL未満となるよう調整する．
- 腹痛の消失，膵リパーゼ値の低下後の経口栄養管理開始では，糖質を中心とした流動食から開始する．
- たんぱく質源には脂質の少ない魚・肉や大豆製品，卵白を利用し，乳製品は低脂肪を選ぶか使用量を少なくする．
- 回復以降の食事においても脂質の過剰摂取を避け，禁酒とする．適正体重の維持と規則正しい食事摂取が必要である．胆石症による場合は胆石症の食事療法に準ずる．

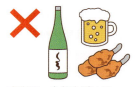

高脂質，多飲を避ける．

b. 慢性膵炎

- エネルギー量は基礎代謝量，身体活動量，体重変化率を考慮し決定する．
- 膵機能が保持される代償期では，腹痛・背部痛がある場合は，脂質を1日30〜35 gとし，1食あたり10 g以下とする．腹痛・背部痛がない場合は，制酸薬や消化酵素薬を補充しながら40〜70 gとする．
- 非代償期は個々の栄養状態と合併症に応じて栄養素量を決定する．消化吸収障害例では，標準体重1 kgあたりのエネルギー量は30〜35 kcal，脂質は40〜70 g（脂質エネルギー比30〜40％）を目安として，MCTの利用も考慮する．
- 脂溶性ビタミン，必須脂肪酸，微量元素の欠乏に注意する．
- 食欲減退時には少量頻回摂取とする．
- 糖尿病合併例では栄養状態の改善を優先し，エネルギー量や脂質摂取の制限は行わない．標準体重1 kgあたり，エネルギー量は30 kcal以上，脂質は1日40〜60 gを目安とし，インスリン療法により血糖をコントロールする．夜間から早朝に低血糖を認める場合には，夜食の摂取も検討する．
- 糖尿病性網膜症，腎症，神経障害，大血管障害がある場合は，良好な血糖管理とともに，減塩と血圧コントロールにも努める．
- アルコール性の場合は断酒とする．腹痛軽減，合併症抑制，生命予後の改

善が期待できる．また，糖尿病合併例では低血糖のリスク回避にもつなが
る．

- 喫煙は膵臓の石灰化リスクを高めることから，禁煙が望ましい．

column

1日の飲酒量と膵炎の発症リスクの関係

1日の飲酒量がエタノール24g以下の場合は非飲酒者と発症リスクに差は
ないが，48g以上になると発症リスクは2.5倍になることが報告されている．
急性膵炎再発率は断酒した場合が16.4％であるのに対し，減酒した例では
34.8％，飲酒量不変の例では54.6％と報告されている（表9-10）．

表9-10　エタノール48gを含む酒類の量

ビール（5度）	1,200 mL	中瓶1本：500 mL
日本酒（15度）	430 mL	1合：180 mL
焼酎（25度）	260 mL	ロック1杯：約90 mL
ウイスキー（43度）	140 mL	シングル1杯：30 mL
果実酒（12度）	500 mL	ロック1杯：約90 mL
缶チューハイ（5度）	1,200 mL	ロング缶1本：500 mL

第10章 循環器疾患

1 循環器系

- 循環器系は，心臓と血管（動脈，静脈，毛細血管）からなる．
- 循環器系には，O_2に富んだ血液を全身に送る体循環と，肺に血液を送ってO_2に富んだ血液を戻す肺循環がある（図10-1，表10-1）．

2 心臓の構造と機能

- 心臓は，体循環と肺循環の両方で，血液を送るポンプとして働く（図10-2，表10-2）．

3 血管の種類と特徴

- 血管は，動脈，静脈，毛細血管からなる（表10-3）．

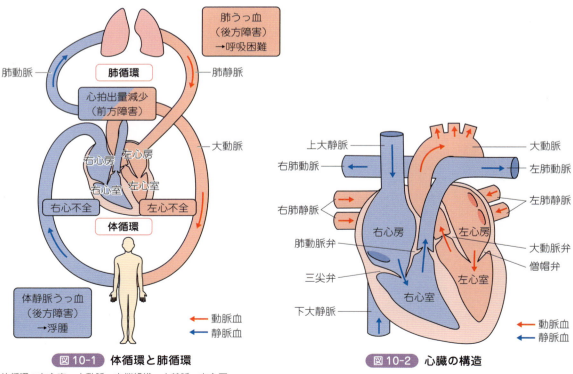

図10-1 体循環と肺循環

図10-2 心臓の構造

体循環：左心室→大動脈→末梢組織→大静脈→右心房
肺循環：右心室→肺動脈→肺→肺静脈→左心房

表 10-1 循環器系の機能

1. O_2とCO_2の運搬：体循環は末梢へO_2を運びCO_2を運び出す．肺循環は肺でCO_2を放出し，O_2を取り込む
2. 栄養分と水の運搬：栄養分と水を小腸から取り込み，末梢組織へ送る．また，末梢組織と肝臓や腎臓の間で運搬する
3. 末梢組織の代謝で産生されるH^+を運び出し，組織のpHを保つ
4. ホルモンなどの各種伝達物質を運ぶ
5. 白血球や抗体などの生体防御に働くものを運ぶ
6. 腎臓で尿を作る
7. 末梢組織での体温維持，調節に寄与する

表 10-2 心臓の構造と機能

構　造	機　能
右心房，右心室，左心房，左心室の4つの部屋	筋肉組織の壁でできていて，収縮と拡張を繰り返し，血液を送るポンプとして働く
三尖弁，肺動脈弁，僧帽弁，大動脈弁の4つの弁	血液が一方向へ流れるように働き，逆方向への流れを防いでいる
冠動脈	心臓組織にO_2と栄養を供給する
自律神経（交感神経系と副交感神経系）と刺激伝導系	心臓の収縮と拡張のサイクルを規則正しく制御する

表 10-3 血管の種類と特徴

動　脈	静　脈	毛細血管
内膜，中膜，外膜の3層からなる	3層からなるが，動脈に比べ薄い	血管内皮細胞の1層からなる
中膜は，心臓に近い大動脈では弾性線維に富み，それ以外の動脈では平滑筋細胞が主体　収縮することで血管抵抗となり，血圧調節にかかわる	伸展しやすく，血液を貯留することができる．血液の逆流を防ぐための弁が備わっている	その薄い壁を通して，組織や細胞との間の物質交換（O_2，CO_2，栄養，水分など）が行われる．臓器や組織内で網目状の毛細血管床を形成している

A 高血圧

1 疾患の概要

- 定義 診察室での測定で，収縮期血圧 140 mmHg 以上，もしくは拡張期血圧 90 mmHg 以上を**高血圧**（hypertension）とする．家庭での測定で，収縮期血圧 135 mmHg 以上，もしくは拡張期血圧 85 mmHg 以上の場合も高血圧とする．
- 原因 高血圧は，原因となる疾患の有無により**本態性高血圧**と**二次性高血圧**に大別できる（表 10-4）．
- 病態生理・症状 高血圧は一般的に無症状のことが多い．しかし，高血圧を放置すると，動脈硬化が進み，その結果，脳血管障害（脳梗塞，脳出血など），虚血性心疾患，大動脈瘤，腎機能障害などの生命にかかわる臓器障害や合併症が発生する．
- 診断 血圧測定で診断される．二次性高血圧では血液検査（カリウム，レニン，アルドステロン，糖質コルチコイド，カテコールアミンなど）も行う．
- 治療 生活習慣の修正を行う．次に，薬物治療を行う（図 10-3）．
- 降圧目標は年齢や合併症により異なる（表 10-5）．

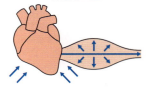

収縮期血圧

心臓が収縮するときの血圧．

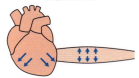

拡張期血圧

心臓が拡張するときの血圧．

表 10-4 本態性高血圧と二次性高血圧

	本態性高血圧	二次性高血圧
特徴	明らかな原因となる併存疾患がない 高血圧全体の約 90%	原因となる疾患があり，その 1 症状として高血圧をきたす
年齢	35〜60 歳で発症	若年（＜ 35 歳）または高齢（＞ 60 歳）
発症の危険因子・原因疾患	1. 加齢 2. 遺伝因子 3. 生活習慣（食塩過剰摂取，運動不足，肥満，アルコール過剰摂取，喫煙）	1. 腎性高血圧（糖尿病性腎症，慢性腎炎などの腎実質性高血圧と，腎動脈の狭窄・閉塞による腎血管性高血圧） 2. 内分泌性高血圧（原発性アルドステロン症，クッシング症候群，褐色細胞腫など） 3. その他（大動脈縮窄症，睡眠時無呼吸症候群，薬剤誘発性高血圧など）
治療・管理	1. 生活習慣の修正 2. 薬物治療	原因疾患の治療

表 10-5 降圧目標

	診察室血圧 (mmHg)	家庭血圧 (mmHg)
75 歳未満	＜ 130/80	＜ 125/75
75 歳以上	＜ 140/90	＜ 135/85
糖尿病	＜ 130/80	＜ 125/75
慢性腎臓病	＜ 130/80	＜ 125/75

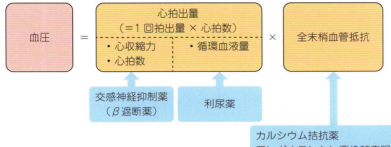

図 10-3 高血圧に対する薬物療法

> **column**
> **診察室血圧と家庭血圧**
>
> 血圧には，病院・クリニックなどで測る診察室血圧と，自宅で自分で測る家庭血圧がある．最近の研究で，脳卒中や心筋梗塞などの発症を予測する方法として，診察室血圧よりも家庭血圧のほうが優れていることがわかってきた．そのため，高血圧の判定では，診察室血圧よりも家庭血圧を優先されることが多い．

> **column**
> **白衣高血圧と仮面高血圧**
>
> 白衣高血圧は，診察室で測定した血圧が高血圧であっても，診察室外では非高血圧を示す状態をいう．高血圧患者の15〜30％にみられ，その割合は高齢者で増加する．
>
> 仮面高血圧は，診察室で測定した血圧が非高血圧であっても，診察室外では高血圧を示す状態をいう．

❷ 栄養アセスメント

● **血圧，身体組成，生活習慣（食習慣，運動，喫煙など），血液・生化学検査を評価する**
- 年齢，性別，高血圧の家族歴および既往歴，喫煙歴を問診する．
- 身長，体重を測定し，BMIを計算する．
- 血圧の測定とその記録から血圧変動を評価する．
- 食事摂取状況や生活習慣を把握し，表10-6に示す生活習慣の修正項目について改善を要する点を抽出する．また，実施状況を評価し，適宜修正する．
- 脂質異常症，糖尿病，慢性腎臓病に関連した血液・生化学検査項目（血清脂質値，HbA1c，血糖値，eGFRなど）を評価する．

| | 表 10-6 | 生活習慣の修正項目 |

1. 食塩制限 6 g/ 日未満
2. 野菜・果物の積極的摂取*
   飽和脂肪酸，コレステロールの摂取を控える
   多価不飽和脂肪酸，低脂肪乳製品の積極的摂取
3. 適正体重の維持：BMI（体重[kg]÷身長[m²]）25 未満
4. 運動療法：軽強度の有酸素運動（動的および静的筋肉負荷運動）を毎日 30 分，または 180 分 / 週以上行う
5. 節酒：エタノールとして男性 20〜30 mL/日以下，女性 10〜20 mL/日以下に制限する
6. 禁煙

生活習慣の複合的な修正はより効果的である．
*カリウム制限が必要な腎障害患者では，野菜・果物の積極的摂取は推奨しない．肥満や糖尿病患者などエネルギー制限が必要な患者における果物の摂取は 80 kcal/ 日程度にとどめる．
[日本高血圧学会高血圧治療ガイドライン作成委員会：高血圧治療ガイドライン 2019，ライフサイエンス出版，p64，表 4-1 より許諾を得て転載]

❸ 栄養ケア

● 生活習慣の修正（減塩，食事パターン，適正体重の維持，運動，節酒，禁煙）が重要である

- 生活習慣の修正は，高血圧予防や薬物療法開始前だけではなく，薬物療法開始後も重要である（表 10-6）．

1）減　塩

- 減塩目標は，食塩 6 g/ 日未満とする．
- 食塩摂取量の評価法として，食事調査や 24 時間蓄尿によるナトリウム排泄量，随時尿や起床後第 2 尿でのナトリウム / クレアチニン比による評価法がある．これらの手法を用いて食塩摂取量を評価し，具体的かつ実践可能な減塩手法を提案する．
- 栄養成分表示には，ナトリウムは食塩相当量として表示されている．ただし，ナトリウム塩が添加されていない食品では，ナトリウムの表示がされている場合があり，以下の換算式で換算できる．

食塩相当量≒ナトリウム（mg）× 2.54 ÷ 1,000

2）栄養素と食事パターン

- カリウムはナトリウムの血圧上昇作用に対して拮抗的に作用するため，野菜・果物などカリウムを多く含む食品の摂取が推奨される．ただし，肥満や糖尿病患者などでは，適正なエネルギー摂取の範囲内に果物の摂取をとどめる必要がある（目安として 80 kcal/日程度）．また，腎障害患者では，カリウムの摂取に対して注意が必要である．
- コレステロールや飽和脂肪酸の摂取を控え，多価不飽和脂肪酸や低脂肪乳製品の積極的な摂取が推奨される．脂質の量だけでなく，質を考慮する．

3）適正体重の維持

- 肥満がある場合は，肥満の是正（BMI 25 未満）を行う．肥満がない場合は，「日本人の食事摂取基準」を目安に摂取し，適正体重を維持する．

4）節　酒

- 男性では，エタノールで **20〜30 mL/日以下**（日本酒1合，焼酎半合，ウイスキーダブル1杯，ワイン2杯程度）が推奨される．女性では，**10〜20 mL/日以下**が推奨される．
- 食品・料理等の調整 野菜や豆類，穀類，いも類，海藻類，果物など，カリウムなどのミネラル類を多く含む食品を勧める．
- 魚類などの多価不飽和脂肪酸の多い食品を勧める．
- 食塩含有量の多い調味料（醤油，みそなど），漬物，加工食品を控える．
- 減塩しょうゆなどの減塩食品の利用も工夫の1つである．
- 肉類などの飽和脂肪酸の多い食品を控える．
- 鶏卵，魚卵などコレステロールが多く含まれる食品を控える．
- カルシウム拮抗薬の薬効を増強させてしまうため，グレープフルーツなどの摂取は避ける（➡ p.47）．
- 野菜・果物・低脂肪乳製品が豊富で，飽和脂肪酸とコレステロールが少ない **DASH食** は，有効な降圧効果が報告されている．
- 伝統的な日本食パターン［肉の脂身や動物脂（牛脂，ラード，バター）を控え，大豆，魚，野菜，海藻，きのこ，果物，未精製穀類を取り合わせた食事］に減塩を組み合わせることが望ましい．
- その他の減塩食の工夫として，①調味料の使用方法・頻度の変更（例：「かける」から「つける」），②酸味，うまみ，香辛料やハーブの活用，③汁物の回数を減らすなどがある．

DASH : dietary approaches to stop hypertension

伝統的な日本食パターン

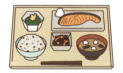

B　動脈硬化症

1 疾患の概要

- 定義 動脈壁の肥厚，硬化や機能低下をきたす動脈病変の総称．粥状硬化，中膜硬化，細動脈硬化の3つの種類がある．狭義の動脈硬化は粥状硬化（atherosclerosis）を指す．
- 危険因子 修正可能な危険因子として，脂肪の多い食事，喫煙，肥満，運動不足，ストレスがある．修正できない危険因子としては，家族歴と年齢がある．また，**動脈硬化**（arteriosclerosis）の増悪要因として，高血圧，高血糖，脂質異常症がある．
- 病態生理・症状 動脈硬化（特に**粥状硬化**）の好発部位とその結果起こる病変としては，冠動脈：狭心症・心筋梗塞，脳血管動脈・頸動脈：脳血管疾患（脳梗塞など），大動脈：大動脈瘤，末梢動脈：閉塞性動脈硬化症などがある（図10-4）．
- 診断 診察（脈拍触知）や画像診断（頸動脈エコー，動脈造影検査など）で診断される．高血圧，高血糖，脂質異常症のチェックも必要である．
- 治療 禁煙，食事療法，運動療法などの危険因子に対する治療を行う．

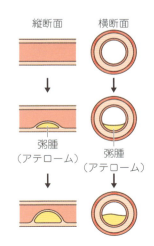

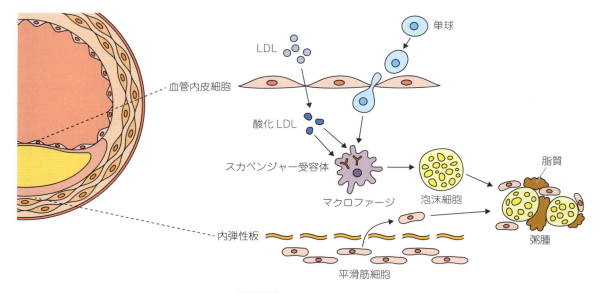

図 10-4 動脈硬化の病態

①脂質異常，喫煙などが引き金となって，内皮細胞が障害される．②内皮下に単球やリンパ球が侵入しLDL（低比重リポ蛋白）などの脂質も血管壁に入る．③LDLが酸化され，これをマクロファージが取り込んで泡沫細胞となり，脂質が沈着する．④中膜平滑筋細胞が内膜に遊走し増殖し，粥腫（アテローム）を形成する．⑤粥腫が大きくなって血管壁が狭くなる，また粥腫が破綻して閉塞する．

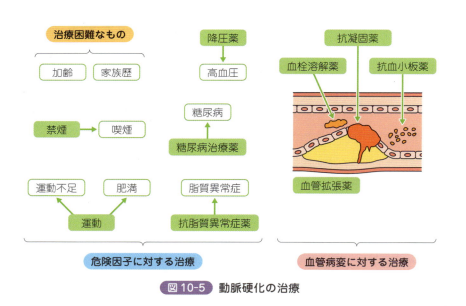

図 10-5 動脈硬化の治療

- 必要な場合には，血栓予防，血管形成術やバイパス手術などの血管病変に対する治療も行う（図10-5）．

表 10-7　動脈硬化症予防のための生活習慣の改善すべき項目

禁煙	禁煙は必須．受動喫煙を防止．
体重管理	定期的に体重を計測する． BMI＜25 kg/m² であれば適正体重を維持する． BMI≧25 kg/m² の場合は，摂取エネルギーを消費エネルギーより少なくし，体重減少を図る．
食事管理	適切なエネルギー量と，三大栄養素（たんぱく質，脂質，炭水化物）およびビタミン，ミネラルをバランスよく摂取する． 飽和脂肪酸やコレステロールを過剰に摂取しない． トランス脂肪酸の摂取を控える． n-3 系多価不飽和脂肪酸の摂取を増やす． 食物繊維の摂取を増やす． 減塩し，食塩摂取量は 6 g 未満/日を目指す．
身体活動・運動	中等度以上*の有酸素運動を中心に，習慣的に行う（毎日合計 30 分以上を目標）． 日常生活の中，座位行動**を減らし，活動的な生活を送るように注意を促す． 有酸素運動の他にレジスタンス運動や柔軟運動も実施することが望ましい．
飲酒	アルコールはエタノール換算で 1 日 25 g*** 以下にとどめる． 休肝日を設ける．

*中等度以上とは 3 METs 以上の強度を意味する．METs は安静時代謝の何倍に相当するかを示す活動強度の単位．**座位行動とは座位および臥位におけるエネルギー消費量が 1.5 METs 以下の全ての覚醒行動．***およそ日本酒 1 合，ビール中瓶 1 本，焼酎半合，ウイスキー・ブランデーダブル 1 杯，ワイン 2 杯に相当する．
[日本動脈硬化学会（編）：動脈硬化性疾患予防ガイドライン 2022 年版，p155，2022 より許諾を得て転載]

2　栄養アセスメント

● **身体組成，食生活状況，血液・生化学検査から危険因子の有無を正確に把握し，動脈硬化性疾患の発症を予防する**

- 年齢，性別，冠動脈疾患の家族歴および既往歴，喫煙歴を問診する．
- 身長，体重を測定し，BMI を計算する．
- 食事摂取状況や生活習慣を把握し，改善を要する点を抽出する．
- 脂質異常症，糖尿病を血液・生化学検査により評価する．

3　栄養ケア

● **肥満，脂質異常症，高血圧，糖尿病などの危険因子への対策を行い，生活習慣を改善することが重要である**

- 動脈硬化性疾患は，遺伝素因に過食や身体活動不足などの環境因子が加わり発症するため，生活習慣の改善を行うことはきわめて重要である（表10-7）．
- 動脈硬化性疾患予防のための食事療法については表 8-13（→ p.93）参照．
- 脂質異常症，糖尿病，高血圧など動脈硬化性疾患の危険因子となる疾患があれば，それぞれの疾患の食事指導も行う（各章を参照）．
- 食品・料理等の調整　飽和脂肪酸と置換することで血清脂質の改善が期待できる**一価不飽和脂肪酸**を多く含むオリーブオイルや菜種油を勧める．
- トリグリセリドの低下や冠動脈疾患発症の抑制に有効である **n-3 系多価不飽和脂肪酸**（エイコサペンタエン酸：EPA，ドコサヘキサエン酸：

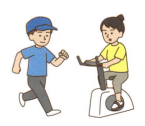

DHA）を多く含む魚類を勧める．
- 食物由来のコレステロールの排泄を促進する**食物繊維**を多く含む野菜，海藻，大豆製品，未精製穀類を勧める．
- **飽和脂肪酸**を多く含む肉の脂身，バターやラードを控える．
- 鶏卵，魚卵などの**コレステロール**の含有量が多い食品を控える．
- ハードマーガリン，ファットスプレッド，ショートニングなどに多く含まれる**トランス脂肪酸**を控える．
- 脂質異常症治療薬（HMG-CoA 還元酵素阻害薬など）の薬効を増強させてしまうため，グレープフルーツなどの摂取は避ける（➡ p.47）．
- 減塩に留意した伝統的な日本食パターンの食事［肉の脂身や動物脂（牛脂，ラード，バター）を控え，大豆，魚，野菜，海藻，きのこ，果物，未精製穀類を取り合わせた食事］が推奨される．
①肉類より魚介類や大豆・大豆製品を主菜とする献立を取り入れる．
②エネルギー摂取量の約半分を穀類から取り入れる．
③主食の穀類として，雑穀や未精製穀類を取り入れる．
④野菜・海藻・きのこは毎食摂取する．

C 狭心症・心筋梗塞

1 疾患の概要

- **定義** 狭心症（angina pectoris）は，心筋への酸素供給と心筋の酸素需要の不均衡を生じた結果として，心筋に虚血が生じるものである．
- **心筋梗塞**（cardiac infarction）は，冠動脈の閉塞により心筋に血液が流れなくなり，不可逆的な心筋細胞の壊死が生じるものである．
- **原因** 冠動脈の動脈硬化病変（粥腫による狭窄や粥腫の破裂による血栓閉塞）によって起こる．
- **病態生理・症状** 狭心症の胸部絞扼感は 10 分以内で，安静により寛解する．
- 心筋梗塞の胸痛は 20 分以上継続する激烈な胸痛で，安静で寛解しない．心筋梗塞では，不整脈，心不全，心原性ショック，心臓破裂などの重篤な合併症から死に至ることもある．
- **診断** 狭心症と心筋梗塞で，それぞれ特徴的な心電図所見を呈す（表 10-8）．
- 心筋梗塞では，心筋逸脱酵素の血中濃度が上昇する．
- **治療** 狭心症の胸痛発作にはまずニトログリセリンを使用する．動脈硬化の危険因子の治療や管理も必要である．経皮的冠動脈形成術（PTCA）などの処置が行われる場合もある．
- 心筋梗塞の胸痛にはモルヒネを使用する．O_2 投与とともに，合併症に備えて全身管理を行う．血栓溶解療法や経皮的冠動脈形成術などの処置が行われる場合もある．

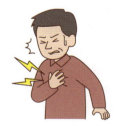

PTCA：percutaneous transluminal coronary angioplasty

表 10-8 狭心症と心筋梗塞

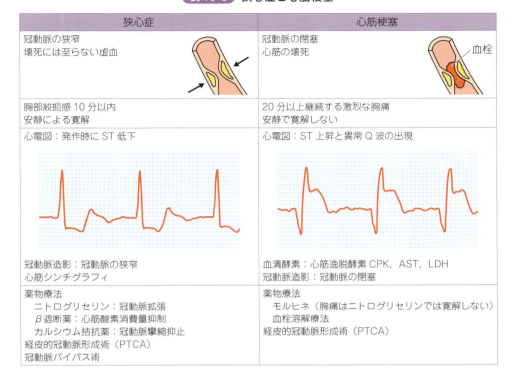

狭心症	心筋梗塞
冠動脈の狭窄 壊死には至らない虚血	冠動脈の閉塞 心筋の壊死
胸部絞扼感 10 分以内 安静による寛解	20 分以上継続する激烈な胸痛 安静で寛解しない
心電図：発作時に ST 低下	心電図：ST 上昇と異常 Q 波の出現
冠動脈造影：冠動脈の狭窄 心筋シンチグラフィ	血清酵素：心筋逸脱酵素 CPK，AST，LDH 冠動脈造影：冠動脈の閉塞
薬物療法 　ニトログリセリン：冠動脈拡張 　β遮断薬：心筋酸素消費量抑制 　カルシウム拮抗薬：冠動脈攣縮抑止 経皮的冠動脈形成術（PTCA） 冠動脈バイパス術	薬物療法 　モルヒネ（胸痛はニトログリセリンでは寛解しない） 　血栓溶解療法 経皮的冠動脈形成術（PTCA）

❷ 栄養アセスメント

● **エネルギー，脂質をはじめとした多量栄養素のみならず，ビタミン，ミネラルなどの微量栄養素量を正確に把握し，身体計測値と併せて評価を行う**

- 体重，BMI などの身体計測値を適切に評価する．ただし，胸水貯留や腹水，体重増加，両下肢浮腫などを伴う場合，体重を正確に評価できないため注意を要する．
- 血清脂質値（総コレステロール，LDL コレステロール，HDL コレステロール，トリグリセリド），クレアチンキナーゼ，血圧を評価する．
- 嗜好（飲酒，それに伴うおつまみ）などを把握し，食習慣を評価する．

❸ 栄養ケア

● **外科手術や薬物による治療に併せ，心臓への負担を軽減するための栄養補給および栄養管理が重要である**

- 狭心症および心筋梗塞の発症要因として，高血圧，高コレステロール血症，耐糖能異常などがあげられるため，これらの危険因子を予防する食事療法が必要である．
- 血圧の管理を目的として，食塩相当量は 6 g/日未満とする．
- 肥満を有する場合は，緩やかな減量を目的としたエネルギー設定を行う．

エネルギーは 25〜30 kcal/kg/日を目安とする．ただし，安静および運動制限がある場合はエネルギー量を減らす．
- 血清脂質値に応じて，高値を示す場合，「動脈硬化性疾患予防ガイドライン 2022」に基づき，脂質エネルギー比率を 25%/日以下とする．また，飽和脂肪酸摂取量はエネルギー比 7%/日未満を目指す．
- 血圧の上昇を回避するために，飲酒歴を有する場合は原則禁酒とする．医師と協議し，適量（アルコール量 30 g/日未満）を許可することも可能とする．
- 抗血液凝固薬であるワルファリンを服用している場合は，薬効を減弱するビタミン K を多く含む食品の摂取に注意が必要である（→ p.49）．
- カルシウム拮抗薬を服用している場合は，薬効を増強するグレープフルーツなどの摂取に注意が必要である．
- 食品・料理等の調整 脂身の多い肉は控える．
- 魚介類や豆類に多く含まれる多価不飽和脂肪酸の摂取量を増やす．
- 外食や加工食品を避け，減塩を意識した献立を考える．

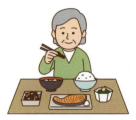

外食や加工食品を避け，減塩を意識する．

D 心不全

1 疾患の概要

- 定義 心不全（heart failure）は，心臓のポンプ機能が低下し，身体が必要とする血液を十分に拍出できない状態をいう．
- 原因 多くの心疾患が進行して心不全に陥る．その他，肺疾患なども原因となる（表 10-9）．
- 病態生理・症状 心臓のポンプ機能が低下するため，うっ血による症状（後方障害）と心拍出量減少による症状（前方障害）が現れる．左心不全と右心不全では，症状の特徴が異なる（図 10-1）．
- 診断 胸部 X 線で心拡大がみられる．心電図，心エコーなどで評価する．
- 治療 薬物療法が主体となる．前負荷や後負荷の軽減と心収縮力増強によって，血行動態を改善する（表 10-10）．

> **column**
>
> **前方障害 / 後方障害と前負荷 / 後負荷**
>
> 「前方障害 / 後方障害」という用語における前と後は，心臓を通って流れていく血液の方向の視点において前方（forward, 動脈側）か後方（backward, 静脈側）かを意味する．しかし，ややこしいことに，「前負荷 / 後負荷」という用語における前と後は，血液が通過する心臓を起点として心臓よりも前（pre, 静脈系）か後（after, 動脈系）かを意味する．混乱しやすい用語なので注意が必要である．

表 10-9	心不全の原因疾患

1. **心疾患**
  心筋梗塞, 心筋症:心収縮力の低下
  大動脈弁狭窄, 高血圧:心室に対する圧負荷(心室からの駆出障害)
  大動脈弁閉鎖不全, 僧帽弁閉鎖不全:心室に対する容量負荷
  心タンポナーデ, 収縮性心膜炎:心臓の拡張障害
2. **肺疾患やその他**
  肺血栓塞栓症, 慢性閉塞性肺疾患:心室に対する圧負荷(心室からの駆出障害)
  甲状腺機能亢進症, 貧血, 敗血症:心拍出量が増加するが維持できない高拍出性心不全

表 10-10	心不全の治療

1. **前負荷の軽減**
  利尿薬(ループ利尿薬など):循環血液量を減少
  硝酸薬:静脈の拡張により静脈還流量減少
2. **後負荷の軽減**
  カルシウム拮抗薬:動脈拡張により末梢血管抵抗減少
  アンギオテンシン変換酵素阻害薬:動脈拡張により末梢血管抵抗減少
  アンギオテンシンⅡ受容体拮抗薬:動脈拡張により末梢血管抵抗減少
3. **心収縮力の増強**
  強心薬(ジギタリス製剤など):心筋収縮力を増強

❷ 栄養アセスメント

● **心不全の重症度に応じた栄養評価を行う**

- 心拍出量の減少に伴い血圧が低下するため, 血圧を評価する.
- **脳性ナトリウム利尿ペプチド(BNP)** および **心房性ナトリウム利尿ペプチド(ANP)** の評価を行い, 心不全の病態把握を行う.
- 循環血液量の低下に伴い, 各器官への血液量が低下することから, 臓器の能力などを評価する必要がある.
- 消化管への循環血液量が低下すると, 消化吸収の低下を引き起こし, 食欲低下を誘発することがあるため, 定期的な摂取量の評価が必要である.
- 摂取量の低下に伴い総たんぱく質, アルブミンなど, たんぱく質合成能の低下を導くため, 定期的な栄養状態の評価が必要である. ただし, 炎症状態が続いている場合, たんぱく質が消費されるため, 参考になりにくいことがあるので, 併せて評価を行う.
- 水分摂取量および尿量を評価し, 浮腫の有無を併せて, 適切に水分を管理する.

❸ 栄養ケア

● **心臓への負担を軽減するために, 安静を第1にした栄養補給および栄養管理が重要である**

- 水分, 食塩の摂取を適切に行い, 血圧を適切に管理する. ただし, 低栄養により浮腫などがみられる場合はより厳格に管理を行う.
- 1回の食事量が多くなると, 心臓へ負担をかけることから, 投与量は徐々

に増やして対応する．
- 栄養状態が良好でない場合，たんぱく質摂取量は食事摂取基準の推奨量よりわずかに増やして対応する（1.0～1.2 g/kg/日）．
- 利尿薬の服用，食事摂取量は不足すると低カリウム血症を生じる場合があるため，カリウムの豊富な食品を摂取する必要がある．ただし，定期的な血清カリウム値の観察が必要である．
- 食品・料理等の調整 食塩の制限などで，食事量が十分に摂れないことが予想されるため，味の工夫に努める．
- 高齢者は，消化のよい食品を選び，食材を小さくカットしたり，加熱しすぎないなど調理の工夫が必要である．
- 心血管障害の予防となるビタミン，ミネラル，食物繊維を多く含む野菜，果物やナッツの摂取を意識的に増やす．ただし，エネルギーの過剰摂取にならないよう適量が望ましい．

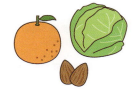

E　不整脈；心房細動，心室細動，心室頻拍

1　疾患の概要

- 定義 不整脈（arrhythmia）とは，正常洞調律（60～100/分）以外の異常な心拍リズムのことである．
- 原因 不整脈の原因には，心疾患，電解質異常，薬物，内分泌疾患などがある．
- 病態生理・症状 不整脈は，発生のしくみから，刺激生成の異常，興奮伝導の異常，洞機能不全に分類される．症状は，動悸や失神などさまざまである．
- 診断 心電図（標準12誘導心電図とホルター心電図）で調べる．
- 治療 薬物療法や除細動などで治療する（表10-11）．

2　栄養ケア

- 心房細動では脳梗塞の発症を予防するためにワルファリンが用いられることがある．その場合はワルファリンに拮抗作用をもつビタミンKを多く含む食品（納豆，青汁，クロレラなど）の摂取に注意が必要である．

ワルファリン服用時の注意点

ワルファリン
ビタミンKの働きを抑えて血液凝固を防ぐ．

納豆
ビタミンKの合成を促進．

F　脳出血，脳梗塞，くも膜下出血

1　疾患の概要

- 定義 脳血管障害は，脳の一部が虚血あるいは出血によって一過性または持続的に障害された状態をいう（表10-12）．

F 脳出血，脳梗塞，くも膜下出血 147

表10-11 不整脈の種類と特徴

心房細動	心室頻拍	心室細動
心房が高頻度に無秩序に興奮する状態	3連発以上続く心室起源の頻拍	心室の電気的同期性が消失し，心室が局所的に無秩序に電気活動を起こしている状態
P波が消失，RR間隔は不規則で一定でない	心拍数100〜250/分で，QRS幅が広い頻拍	不規則な波形あるいは無秩序な基線のゆれだけ
主な原因は，僧帽弁疾患，高血圧性心疾患，虚血性心疾患など	主な原因は，心筋梗塞や心筋症など	主な危険因子は，心室期外収縮の多発，発作性心室頻拍，急性心筋梗塞などの心疾患
動悸をきたすことがある．心房内血栓を生じ，脳梗塞の原因になることもある	無症状のこともあれば，倦怠感，動悸，失神，ショックなどのこともある	心停止の状態．脈が触れなくなり意識が消失する．死に至る重篤な不整脈
停止には，電気的除細動（直流通電）または薬物（ベラパミルなど）による除細動．予防にはアプレーション（心筋焼灼術），さらに抗凝固療法	停止には，電気的除細動（直流通電）または薬物（リドカイン）．予防にはアプレーション（心筋焼灼術）または薬物療法	ただちに，心肺蘇生と電気的除細動．予防には薬物療法

- **脳出血**（cerebral hemorrhage）は，脳実質内の出血である．
- **脳梗塞**（cerebral infarction）は，脳動脈の狭窄や閉塞のために脳組織が壊死した状態をいう．
- **くも膜下出血**（subarachnoid hemorrhage）は，脳表面の血管の破綻によってくも膜下腔へ出血した状態をいう．
- 原因 脳血管障害の危険因子には，高血圧，糖尿病，脂質異常症，心房細動などの基礎疾患と，喫煙，大量飲酒，肥満，運動不足などの生活習慣がある．
- 病態生理・症状 脳組織が壊死し，その脳組織の有する機能が失われることにより，片麻痺，しびれ，構音障害などの局所神経症状をきたす．
- 脳の圧迫や出血の刺激により，頭痛，悪心・嘔吐，意識障害などの随伴症状をきたす．
- 診断 CT，MRIや脳血管造影の画像診断で調べる．
- 治療 まず，呼吸，血圧，輸液・栄養管理と感染症対策を含む全身管理を行う．さらに，抗脳浮腫療法，抗凝固療法，抗血小板療法，血栓溶解療法などを行う．

表 10-12 脳血管疾患の種類と特徴

脳梗塞	脳出血	くも膜下出血
脳動脈の狭窄や閉塞のために脳組織が壊死した状態	脳実質内の出血	脳表面の血管の破綻によってくも膜下腔へ出血した状態
血行の途絶	出血／細い動脈の破綻	くも膜下出血／脳動脈瘤の破裂
アテローム血栓性脳梗塞の原因は動脈硬化，脳塞栓症は心房細動で形成された血栓が主な原因	主に高血圧が関与する細い動脈壁の変性壊死	主に脳動脈瘤の破裂／脳動脈瘤は女性に多い
脳血管障害の死亡の約60%／要介護の原因の1位	脳血管障害の死亡の約30%／脳幹出血と視床出血は予後不良	脳血管障害の死亡の約10%
片麻痺，しびれ，構音障害などの局所神経症状と意識障害	片麻痺，しびれ，構音障害などの局所神経症状と意識障害などの随伴症状	頭痛，悪心・嘔吐，意識障害などの随伴症状

2 栄養アセスメント

● **脳血管障害の重症度に応じ，意識障害，摂食嚥下障害など，さまざまな視点での栄養評価を行う必要がある**

- 脳血管障害の発症原因に，糖尿病，高血圧，脂質異常症を伴っている場合があるため，血液検査指標の評価のみならず，食習慣などを評価する．
- 体重，BMIなどの身体計測値を適切に評価する．ただし，意識障害などを伴う場合，膝下高の測定などを実施し，推定値を用いて評価する．
- 経口摂取が可能か，摂食・嚥下機能を評価する．同時に，後遺症に応じて，自発的に経口摂取が可能かなども評価する．
- 経口摂取が可能な場合は，摂食量を測定し，栄養素の過不足を評価する．
- 静脈栄養法を施行する際には，投与栄養量を評価する．

3 栄養ケア

● **摂食・嚥下機能の障害を伴う場合は，誤嚥性肺炎など合併症を回避した対応が必要である**

- 急性期において，静脈栄養法施行時には，投与栄養量のみならず，水や電解質バランスにも留意して補給する．
- 慢性期において，長期間経口摂取がむずかしい場合は，**経皮内視鏡的胃瘻**

F 脳出血，脳梗塞，くも膜下出血

造設術（PEG）などを検討し，経管栄養法なども視野にいれ，対応を行う．

PEG：percutaneous endoscopic gastrostomy

- 低栄養を予防するために，エネルギー摂取量は消費エネルギー量を鑑み，決定する．
- 栄養素の過不足に注意し，適切なビタミンやミネラルの補給を行う．
- 後遺症に対するリハビリテーションを行う場合，運動量の増加などに併せて，食事量を調整し，対応する．
- アテローム血栓性脳梗塞の場合，「動脈硬化性疾患予防ガイドライン2022」を利用した栄養管理が必要である．
- 抗血液凝固薬であるワルファリンを服用している場合は，薬効を減弱するビタミンKを多く含む食品の摂取に注意が必要である．
- 嚥下機能が低下した場合，水分補給が十分でないことが多いため，ゼリーやポタージュなどを利用し水分補給を行う．

表 10-13 学会分類 2021（とろみ）早見表

	段階 1 薄いとろみ【Ⅲ-3 項】	段階 2 中間のとろみ【Ⅲ-2 項】	段階 3 濃いとろみ【Ⅲ-4 項】
英語表記	mildly thick	moderately thick	extremely thick
性状の説明（飲んだとき）	「drink」するという表現が適切なとろみの程度．口に入れると口腔内に広がる．液体の種類・味や温度によっては，とろみが付いていることがあまり気にならない場合もある．飲み込む際に大きな力を要しない．ストローで容易に吸うことができる	明らかにとろみがあることを感じ，かつ「drink」するという表現が適切なとろみの程度．口腔内での動態はゆっくりですぐには広がらない．舌の上でまとめやすい．ストローで吸うのは抵抗がある	明らかにとろみが付いていて，まとまりがよい．送り込むのに力が必要．スプーンで「eat」するという表現が適切なとろみの程度．ストローで吸うことは困難
性状の説明（見たとき）	スプーンを傾けるとすっと流れ落ちる．フォークの歯の間から素早く流れ落ちる．カップを傾け，流れ出た後には，うっすらと跡が残る程度の付着	スプーンを傾けるととろとろと流れる．フォークの歯の間からゆっくりと流れ落ちる．カップを傾け，流れ出た後には，全体にコーティングしたように付着	スプーンを傾けても，形状がある程度保たれ，流れにくい．フォークの歯の間から流れ出ない．カップを傾けても流れ出ない（ゆっくりと塊となって落ちる）
粘度（mPa・s）【Ⅲ-5 項】	50〜150	150〜300	300〜500
LST 値（mm）【Ⅲ-6 項】	36〜43	32〜36	30〜32
シリンジ法による残留量（mL）【Ⅲ-7 項】	2.2〜7.0	7.0〜9.5	9.5〜10.0

学会分類 2021 は，概説・総論，学会分類 2021（食事），学会分類 2021（とろみ）から成り，それぞれの分類には早見表を作成した．本表は学会分類 2021（とろみ）の早見表である．本表を使用するにあたっては必ず「嚥下調整食学会分類 2021」の本文を熟読されたい．なお，本表中の【 】表示は，本文中の該当箇所を指す．
粘度：コーンプレート型回転粘度計を用い，測定温度20℃，ずり速度 50 s^{-1} における 1 分後の粘度測定結果【Ⅲ-5 項】．
LST 値：ラインスプレッドテスト用プラスチック測定板を用いて内径 30 mm の金属製リングに試料を 20 mL 注入し，30 秒後にリングを持ち上げ，30 秒後に試料の広がり距離を 6 点測定し，その平均値を LST 値とする【Ⅲ-6 項】．
注 1．LST 値と粘度は完全には相関しない．そのため，特に境界値直付近においては注意が必要である．
注 2．ニュートン流体では LST 値が高くでる傾向があるため注意が必要である．
注 3．10mL のシリンジ筒を用い，粘度測定したい液体を 10 mL まで入れ，10 秒間自然落下させた後のシリンジ内の残留量である．
（『日摂食嚥下リハ会誌 25（2）：135-149, 2021』または日本摂食嚥下リハ学会 HP ホームページ：https://www.jsdr.or.jp/wp-content/uploads/file/doc/classification2021-manual.pdf『嚥下調整食学会分類 2021』を必ずご参照ください。）
［日本摂食嚥下リハビリテーション学会嚥下調整食委員会：日本摂食嚥下リハビリテーション学会嚥下調整食分類2021，日摂食嚥下リハ会誌 25（2）：144，2021 より許諾を得て転載］

150　第 10 章　循環器疾患

表 10-14　学会分類 2021（食事）早見表

コード【I-8 項】		名称	形態	目的・特色	主食の例	必要な咀嚼能力【I-10 項】	他の分類との対応【I-7 項】
0	j	嚥下訓練食品 0j	均質で，付着性・凝集性・かたさに配慮したゼリー．離水が少なく，スライス状にすくうことが可能なもの	重度の症例に対する評価・訓練用．少量をすくってそのまま丸呑み可能．残留した場合にも吸引が容易．たんぱく質合有量が少ない		（若干の送り込み能力）	嚥下食ピラミッド L0 えん下困難者用食品許可基準 I
	t	嚥下訓練食品 0t	均質で，付着性・凝集性・かたさに配慮したとろみ水（原則的には，中間のとろみあるいは濃いとろみ*のどちらかが適している）	重度の症例に対する評価・訓練用．少量ずつ飲むことを想定．ゼリー丸呑みで誤嚥したり，ゼリーが口中で溶けてしまう場合．たんぱく質含有量が少ない		（若干の送り込み能力）	嚥下食ピラミッド L3 の一部（とろみ水）
1	J	嚥下調整食 1j	均質で，付着性，凝集性，かたさ，離水に配慮したゼリー・プリン・ムース状のもの	口腔外ですでに適切な食塊状となっている（少量をすくってそのまま丸呑み可能）．送り込む際に多少意識して口蓋に舌を押しつける必要がある．0j に比し表面のざらつきあり	おもゆゼリー，ミキサー粥のゼリーなど	（若干の食塊保持と送り込み能力）	嚥下食ピラミッド L1・L2 えん下困難者用食品許可基準 II UDF 区分：かまなくてもよい（ゼリー状）（UDF：ユニバーサルデザインフード）
2	1	嚥下調整食 2-1	ピューレ・ペースト・ミキサー食など，均質でなめらかで，べたつかず，まとまりやすいもの．スプーンですくって食べることが可能なもの	口腔内の簡単な操作で食塊状となるもの（咽頭では残留，誤嚥をしにくいように配慮したもの）	粒がなく，付着性の低いペースト状のおもゆや粥	（下顎と舌の運動による食塊形成能力および食塊保持能力）	嚥下食ピラミッド L3 えん下困難者用食品許可基準 III UDF 区分：かまなくてもよい
	2	嚥下調整食 2-2	ピューレ・ペースト・ミキサー食などで，べたつかず，まとまりやすいもので不均質なものも含む．スプーンですくって食べることが可能なもの		やや不均質（粒がある）でもやわらかく，離水もなく付着性も低い粥類	（下顎と舌の運動による食塊形成能力および食塊保持能力）	嚥下食ピラミッド L3 えん下困難者用食品許可基準 III UDF 区分：かまなくてもよい
3		嚥下調整食 3	形はあるが，押しつぶしが容易，食塊形成や移送が容易，咽頭でばらけず嚥下しやすいように配慮されたもの．多量の離水がない	舌と口蓋間で押しつぶしが可能なもの．押しつぶしや送り込みの口腔操作を要し（あるいはそれらの機能を賦活し），かつ誤嚥のリスク軽減に配慮がなされているもの	離水に配慮した粥など	舌と口蓋間の押しつぶし能力以上	嚥下食ピラミッド L4 UDF 区分：舌でつぶせる
4		嚥下調整食 4	かたさ・ばらけやすさ・貼りつきやすさなどのないもの．箸やスプーンで切れるやわらかさ	誤嚥と窒息のリスクを配慮して素材と調理方法を選んだもの．歯がなくても対応可能だが，上下の歯槽提間で押しつぶすあるいはすりつぶすことが必要で舌と口蓋間で押しつぶすことは困難	軟飯・全粥など	上下の歯槽提間の押しつぶし能力以上	嚥下食ピラミッド L4 UDF 区分：舌でつぶせる　および UDF 区分：歯ぐきでつぶせる　および UDF 区分：容易にかめるの一部

学会分類 2021 は，概説・総論，学会分類 2021（食事），学会分類 2021（とろみ）から成り，それぞれの分類には早見表を作成した．本表は学会分類 2021（食事）の早見表である．本表を使用するにあたっては必ず「嚥下調整食学会分類 2021」の本文を熟読されたい．なお，本表中の【　】表示は，本文中の該当箇所を指す．

*上記 0t の「中間のとろみ・濃いとろみ」については，学会分類 2021（とろみ）を参照されたい（表 10-12）．

本表に該当する食事において，汁物を含む水分には原則とろみを付ける【1-9 項】.

ただし，個別に水分の嚥下評価を行ってとろみ付けが不要と判断された場合には，その原則は解除できる．

他の分類との対応については，学会分類 2021 との整合性や相互の対応が完全に一致するわけではない【1-7 項】．

（『日摂食嚥下リハ会誌 25（2）：135-149, 2021』または日本摂食嚥下リハビリテーション学会ホームページ：https://www.jsdr.or.jp/wp-content/uploads/file/doc/classification2021-manual.pdf 『嚥下調整食学会分類 2021』を必ずご参照ください.）

［日本摂食嚥下リハビリテーション学会嚥下調整食委員会：日本摂食嚥下リハビリテーション学会嚥下調整食分類 2021，日摂食嚥下リハ会誌 25（2）：139, 2021 より許諾を得て転載］

- 食品・料理等の調整 嚥下障害を伴う場合，以下の点を考慮して調整する．
- 水分を多く含む料理は誤嚥を生じやすいため，ペースト状にするなど，一手間をかける．
- ミキサー食は，見た目などで食欲を低下することもあることから，成型するなどの工夫を行う．
- 嚥下困難に対応した食品の選択（特別用途食品，スマイルケア食）などを上手に利用する．
- 「日本摂食嚥下リハビリテーション学会嚥下調整食分類2021」を利用し，対応する（表10-13，表10-14）．

スマイルケア食は，健康維持上栄養補給が必要な人向けの食品に「青」マーク，噛むことがむずかしい人向けの食品に「黄」マーク，飲み込むことがむずかしい人向けの食品に「赤」マークを表示し，それぞれの人の状態に応じた「新しい介護食品」の選択に寄与するものである（農林水産省ホームページより）．

第11章 腎・尿路疾患

1 腎・尿路の構造と機能 (図11-1, 表11-1)

- 腎臓は後腹壁（背中側）で第12胸椎と第3腰椎の高さの間に左右一対存在し，大きなそら豆形をした左右各100～130 gの臓器である．
- 腎臓の皮質にある腎小体は一側の腎臓に約100万個，両側あわせて200万個以上存在する．腎小体は毛細血管の毛毬のような腎糸球体とこれを囲むボーマン嚢からなり，ボーマン嚢は尿細管へと連なる．
- 腎小体とそれに続く尿細管は腎臓の最小機能単位でありネフロンという．

2 尿の生成 (図11-2)

- 尿生成は糸球体濾過と，尿細管での再吸収／分泌という過程である．
- 濾過された原尿は，尿細管を通る間に水分と体に有用な物質［糖質，たんぱく質，アミノ酸，ナトリウム（Na），クロール（Cl），重炭酸イオン（HCO_3^-）］の99％以上が再吸収される．
- 体にとって不要／過剰になった物質［アンモニア（NH_3），有機酸，カリ

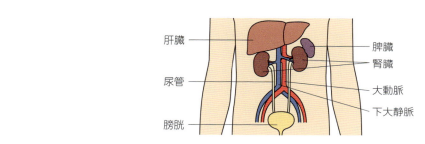

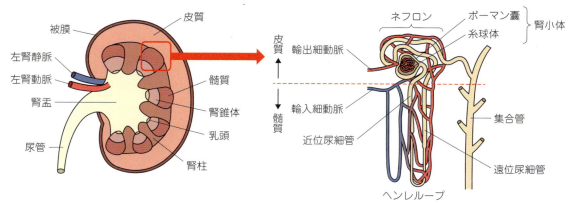

図11-1 腎・尿路の構造

尿細管は皮質内を迂曲して走り（近位曲尿細管），髄質に下ってループを作り（ヘンレループ），再び皮質へ戻って迂曲し（遠位曲尿細管），髄質で合流して集合管となり，腎錐体の頂部（乳頭）で腎盂に向かって開口する．腎盂は尿管に続き，下行して膀胱に至る．

表11-1 腎・尿路の機能

1. 老廃産物の排泄
   ①たんぱく質の代謝産物である尿素，尿酸，クレアチニンの排泄
   ②毒・薬物，ホルモンの代謝産物と異常代謝産物の排泄
2. 体液水分と電解質の調整
   ①尿量による体液水分量の調節
   ②電解質（Na, K, Cl）の排泄調節による正常体液の組成，浸透圧の維持
   ③酸処理，アルカリ再吸収による体液pHの調節
3. 特殊物質の産生
   ①昇圧系物質レニンの産生
   ②造血因子エリスロポエチン*の産生とビタミンDの活性化

*エリスロポエチン：赤血球の産生を促進するホルモンで，肝臓でも生成されるが，主に腎臓の尿細管間質細胞で生成される．慢性腎不全ではエリスロポエチンの生成が低下し，腎性貧血が起こる．

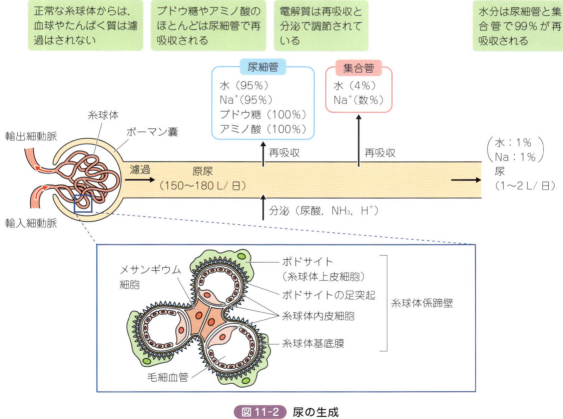

図11-2 尿の生成

ウム（K），水素イオン（H$^+$），尿素の一部］は糸球体から濾過され，尿細管から分泌されて尿中に捨てられる．
- 副腎皮質ホルモンの**アルドステロン**（電解質コルチコイド）はNaの再吸収，Kの排泄を促進して電解質の調整に関与する．
- 下垂体後葉からの**抗利尿ホルモン**（バソプレシン）は水の吸収を促進し，

体液量と浸透圧を調節する．また HCO_3^- などの再吸収，H^+ の排泄，NH_3（$NH_3 + H^+ \rightarrow NH_4^+$）の分泌も促進し，体液 pH の最終調節に関与する．

③ 腎・尿路の異常

- 老廃産物の排泄のためには 1 日 400〜500 mL の尿が必要である（**不可避尿**）．腎疾患の場合はこれが限界を超え体内で減少・増大することがある．1 日尿量が 100 mL 以下を**無尿**，400 mL 以下を**乏尿**，2,500〜3,000 mL 以上を**多尿**という．
- **浮腫**は種々の原因により発生するが腎臓が原因による**浮腫**には，①糸球体濾過量の減少と，②蛋白喪失による血漿膠質浸透圧の減少によるものがある．糸球体濾過量が減少すると，水分や Na の貯留で体液量が増加して**高血圧**を生じる．
- 尿検査では**蛋白尿**（150 mg/日までは正常），**血尿**（赤血球；数個 / 毎視野までは正常），**白血球尿**（白血球；数個 / 毎視野までは正常）などの所見が得られる．
- 糸球体濾過量（eGFR）を推算する式が日本腎臓学会から提出されている．また，eGFR を反映する指標として**クレアチニンクリアランス（Ccr）**があるが蓄尿が必要となる．

$$eGFR（mL/分/1.73m^2）= 194 \times Cr^{-1.094} \times 年齢^{-0.287}（女性は \times 0.739）$$

$$\frac{クレアチニンクリアランス}{（基準値\ 90\,mL/分以上）} = \frac{（1\,分間の尿量 \times 尿中\,Cr\,濃度）}{血漿\,Cr\,濃度}$$

A　急性・慢性糸球体腎炎

1 疾患の概要

- 糸球体の炎症により血尿や蛋白尿が出る病気を**糸球体腎炎**（glomerulonephritis）という（図11-3）.

a. 急性糸球体腎炎

- 定義　糸球体に急性の炎症が認められ，発病後1年未満のものを指す.
- 原因　上気道感染の後，一定の潜伏期をおいて急激に発症する.
- 先行の感染症としては扁桃炎，咽頭炎などが多い．その病原菌である**A群β溶血性連鎖球菌**（溶連菌）を主とする細菌や，一部ウイルスに対する抗原と抗体の免疫複合体が糸球体へ沈着することで腎糸球体炎が発症する．
- 疫学　小児期（3〜10歳にピーク）に多い．男女比は2：1である．
- 病態生理・症状　先行感染からの潜伏期は10〜14日で，突然，**血尿**，**浮腫**を発症し，**高血圧**，蛋白尿，乏尿を生じる．
- 自覚症状としては全身倦怠感，食欲不振，頭痛，腰痛，咽頭炎症状などがみられる．ただし軽症では気づかない程度のこともある．
- 診断　確定診断には腎生検による糸球体の観察が必要となる．糸球体内に好中球，単球の浸潤と糸球体内皮細胞の腫大と増殖による糸球体係蹄壁の腫大，分葉化，半月体形成や糸球体係蹄上皮側に補体第3成分（C3）沈着などを認める．
- 尿検査では，血尿（顕微鏡的血尿100％，肉眼的血尿30〜50％），蛋白尿（0.5〜1.0 g/日），尿沈渣で赤血球円柱を認める．
- 血中尿素窒素（BUN）や血中クレアチニン（Cr）の上昇，クレアチニンクリアランス（Ccr）の減少がみられる．溶連菌による場合，血清ASO，ASKなどの抗体の上昇，血清補体値の低下などが指標になる．

急性糸球体腎炎を疑うサイン

①むくみ

②血尿，蛋白尿，尿の泡立ち

③高血圧

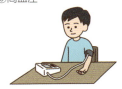

ASO：anti-streptolysin O antibody（抗ストレプトリジン-O抗体）
ASK：anti-streptokinase antibody（抗ストレプトキナーゼ抗体）

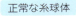

正常な糸球体	糸球体腎炎
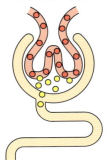	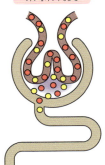
濾過機能が正常に働いている	濾過機能が正常に働かなくなる

図11-3　糸球体腎炎

- 治療 特効薬はないため，臥床，保温などの庇護療法と食事療法が中心となる．
- 発症後1ヵ月の安静度が予後を左右する．安静は代謝を抑制し腎臓の負担を軽減するとともに，腎血流を確保して利尿的に働く．
- 小児では予後は良好（治癒率95%）で治りが早く，2〜3ヵ月で治癒するが，成人では治りが遅く長引いて，20〜30%が慢性腎炎に移行する．
- 退院後は激しい運動は控え，1年間検尿でのフォローが必要となる．
- 高血圧と浮腫に対しては，必要に応じて降圧薬や利尿薬を用いる．

b. 慢性糸球体腎炎

- 定義 1年以上にわたって，蛋白尿，血尿が持続的に認められるもの．緩徐に進行して，腎機能低下を認める．
- 原因 原因は不明であるが，免疫学的機序が関与していると考えられている．
- 疫学 糖尿病性腎症が第1位になるまでは，透析導入の1番の原因疾患であった．組織学的にさまざまな病態を示すが，日本では30%以上で**IgA腎症**が占めている．
- 病理学的分類・特徴 以下のように分類される．

❶微小変化群

- 顕微鏡所見では，糸球体は正常に近いが，電子顕微鏡所見にてポドサイトの融合と多数の微絨毛を認める．
- 1次性ネフローゼ症候群の原因疾患の代表であり，高度の蛋白尿と低たんぱく質血症をきたす．
- 小児に多く，予後は良好であるが再発を繰り返す．

❷膜性腎症

- 糸球体基底膜がびまん性に肥厚し，免疫複合体が沈着する．
- 成人男性に好発する．
- ネフローゼ症候群を呈する例も多く，薬剤やウイルス感染による2次性のものもある．

❸ IgA 腎症

- 糸球体内にIgAの沈着を認める．
- 好発年齢は10〜20歳代である．
- 一般的に予後良好であるが，長期例で腎不全に至る例もある．

❹巣状糸球体硬化症

- 糸球体に分節状に硬化性病変を認める．
- 治療抵抗性であり，腎不全に移行することが多い．
- 症状 無症状なことが多く，健診で尿検査異常から見つかる例が多い．
- 典型例では高血圧，浮腫，血尿を認めるが，病型によって症状の発現が異なる．
- 診断 蛋白尿や顕微鏡的血尿を認め，1年以上続く．
- 糖尿病性腎症などの2次性糸球体疾患を否定する．
- Cr値の上昇やCcrが低下する．

A 急性・慢性糸球体腎炎

- 腎生検を行い組織型の診断を行う．
- 治療 予後は病型によって異なり，蛋白尿や腎機能の程度から治療法を決定する．
- 軽症のものは，食事療法のみで薬物療法は必要ない．
- 蛋白尿が中等度以上のものでは，抗血小板薬，抗凝固薬，ACE阻害薬／ARB，副腎皮質ステロイド，免疫抑制薬などが使用される．
- 高血圧に関しては降圧薬が使用される．

ACE：angiotensin converting enzyme（アンギオテンシン変換酵素）
ARB：angiotensin receptor blocker（アンギオテンシンⅡ受容体拮抗薬）

2 栄養アセスメント

● 尿量や補液，食事摂取量，飲水量を正確に把握し，調節する

- 年齢，性別，腎炎の既往歴と全身症状などの主訴を問診する．
- 食事摂取量，飲水量，補液量などのinと，尿や出血量などのoutを評価する．
- 体重を測定し，体液量管理を評価する．
- 浮腫や血圧，呼吸状態を観察する．
- 尿や血液・生化学検査で病変を評価する．

3 栄養ケア

● 症状に合わせた体液管理が重要である

- 尿毒素の産生を抑制するため，エネルギー（糖質，脂質）は十分に摂取する．
- 乏尿状態では溶質の排泄が不十分となるため，厳しいたんぱく質制限を行う．
- 浮腫や高血圧の改善のため，食塩制限は必須である．また，水分は「前日の尿量＋不感蒸散量」を目安に摂取する．
- 血清カリウム値が高い場合は，カリウムの摂取も制限する．
- 急性腎炎の極期には厳重な腎庇護食が必要となる（表11-2）．
- 食品・料理等の調整 降圧療法の目標は血圧130/80 mmHgとし，食塩の多い食品は控える．
- 食塩を多く含む食品として，漬物，干物，つくだ煮，加工食品，インスタント食品などがある．調味料も食塩を多く含む．
- 塩化ナトリウムを塩化カリウムに置き換えた減塩調味料は，血清カリウム値を上げる場合があるので注意が必要である．

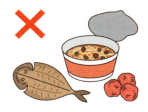

食塩の多い食品は控える．

表11-2 急性腎炎症候群の治療食指針

		総エネルギー (kcal/kg*1/日)	たんぱく質 (g/kg*1/日)	食塩 (g/日)	カリウム (g/日)	水　分
急性期	乏尿期 利尿期	35*2	0.5	0～3	5.5 mEq/L以上のときは制限する	前日尿量＋不感蒸散量
回復期および治癒期		35*2	1.0	3～5	制限せず	制限せず

*1 標準体重．*2 高齢者，肥満者に対してはエネルギーの減量を考慮する．

B ネフローゼ症候群

1 疾患の概要

- 定義 蛋白尿，低たんぱく質血症，脂質異常症，浮腫を主症状とする症候群である．
- 病態 糸球体係蹄壁の障害により透過性が亢進することで，ボーマン嚢内へ血漿蛋白が漏出して大量の蛋白尿が出現する．
- 原因 原因によって1次性・2次性に分類される．

ネフローゼ症候群
低アルブミン血症
脂質異常症
浮腫
多量の蛋白尿

❶ 1次性ネフローゼ症候群
- 糸球体腎炎由来のものである．
- 小児では，90％近くが微小変化群であるのに対して，成人ではそれ以外のものが多い．

❷ 2次性ネフローゼ症候群
- 糖尿病性腎症，全身性エリテマトーデス（SLE），アミロイドーシスなどが該当する．

SLE : systemic lupus erythematosus

- 症状 軽症では，眼瞼・下腿に浮腫を認める．
- 重症では，乏尿となり全身性の浮腫となり，胸水，腹水を認めることもある．
- 全身倦怠感や食欲不振もみられる．
- 診断 以下により診断される．**①多量の蛋白尿（3.5 g/日），②低アルブミン血症（3.0 g/dL 以下），③浮腫，④脂質異常症**
- 治療 安静，食事療法として，塩分制限（6 g/日未満），たんぱく質制限（微小変化群を除く）を行う（➡ 3. 栄養ケア）．
- 副腎皮質ステロイド，免疫抑制薬，抗血小板薬などが用いられる．浮腫に対しては利尿薬を用いる．
- 2次性ネフローゼ症候群では，原因となる疾患の治療を行う．

2 栄養アセスメント

- **尿量，たんぱく質・食塩摂取量，飲水量を正確に把握し，調節する**
- 臨床所見，血液・尿検査，腎生検などより，詳細な病態を把握する．
- 浮腫の有無を評価し，尿量や体重の増減も把握する．
- 食欲不振，全身倦怠感を評価する．
- 定期的に血圧を測定し，観察する．
- 腹痛，下痢などの消化器症状を把握する．
- 血清脂質値，血清カリウム値を定期的に観察する．
- 24時間蓄尿を行い，尿量，たんぱく質排泄量，Na排泄量，クレアチニンクリアランス（Ccr）などを評価する．併せて，たんぱく質および食塩摂取量を推算し，摂取状況を評価する．

表11-3 ネフローゼ症候群の治療食指針

病型	総エネルギー (kcal/kg*/日)	たんぱく質 (g/kg*/日)	食塩 (g/日)	カリウム (g/日)	水分
微小変化型ネフローゼ症候群以外	25～35	0.8	3以上6未満	血清カリウム値により増減	制限せず
治療反応良好な微小変化型ネフローゼ症候群		1.0～1.1			

*標準体重
[日本腎臓学会（編）：エビデンスに基づくネフローゼ症候群診療ガイドライン2020，p62-64．東京医学社，2020より作成]

3 栄養ケア

● **低栄養状態を予防・改善することが重要である**

- 病型により，たんぱく質の摂取量が異なる（表11-3）．基本的には蛋白尿を抑制するために極端なたんぱく質制限を行わず，過剰な摂取にならないよう控える．
- たんぱく質を適切に管理するうえで，窒素バランスを維持するために十分なエネルギー量を確保する．
- 浮腫に対して，水分制限ではなく，食塩摂取の遵守を十分に管理する．
- トリグリセリド値，LDLコレステロール値の増悪を防ぐために，脂質の過剰摂取を控える．
- ステロイド療法時，糖尿病や肥満の合併例において，血糖管理や体重の変化を考慮し，エネルギー摂取量を考慮する．
- 腎機能の程度により，カリウムの排泄が低下する可能性が生じた場合は，カリウムの摂り方に注意する．
- 食品・料理等の調整 ステロイド療法時は，耐糖能の悪化が観察されるため，単糖類，二糖類などの摂取を控え，穀類などの複合糖質を利用する．
- ステロイド療法が長期間続く場合は，骨粗鬆症や易感染を生じやすくなるため，カルシウムなどの微量栄養素が不足しないように注意する．
- 加工食品など食塩を多く含む食品を控える．

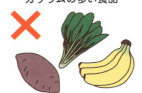
カリウムの多い食品

C 急性・慢性腎不全

1 疾患の概要

a．急性腎不全

- 定義 腎機能が数時間から数日で急激に低下し，体内の代謝物・老廃物の排泄や電解質バランスの維持ができなくなった状態をいう．
- 最近では**急性腎障害（AKI）**という概念が，臨床では使われており，以下

AKI：acute kidney injury

の3つの条件で定義される．
①急激な（48時間以内）腎機能低下
②腎機能低下とは，血清クレアチニン（Cr）0.3 mg/dL以上増加，または血清Crが1.5倍以上に上昇
③尿量0.5 mL/kg/時以下が6時間以上持続すること

- 原因 急性腎不全は原因により以下のように分類される．
- 腎前性腎不全：腎の血流が低下して腎機能が低下する．脱水，心不全，出血など．
- 腎性腎不全：急性尿細管壊死や糸球体障害により腎実質の機能が低下する．虚血，腎毒性物質．
- 腎後性腎不全：尿管や膀胱などの尿路の閉塞が起こって尿の排泄ができなくなることで腎機能が悪化する．悪性腫瘍など．
- 症状 乏尿，無尿がみられる．
- 腎性，腎後性ではその後，尿毒症症状や心不全を呈する．
- 血清尿素窒素，クレアチニン値の急激な上昇がみられる．
- 高カリウム血症や代謝性アシドーシスを呈する．
- 胸部X線上で肺うっ血や肺水腫所見がみられる．
- 診断 数日間での急激な腎機能の悪化を認める．
- 腎前性腎不全では，尿細管の機能は保たれており，尿浸透圧が上昇して，尿中ナトリウム排泄が低下する．
- 腎性腎不全では，尿比重は1.010付近に固定され，尿中ナトリウム濃度の低下もない．
- 腎後性腎不全では，超音波やCT検査で尿路の閉塞による両側の水腎症*がみられる．
- 治療 原因の究明を行い，原因が明らかとなった時点でそれを取り除くための治療，対処を行う．予後は原疾患によって決まることが多い．
- 体液の過剰，脱水，高カリウム血症，代謝性アシドーシスなどの腎不全の病態に応じての治療を行う．
- 腎臓の回復を待つ過程で保存的治療以外に透析療法も必要となることがある．
- 以下のような食事療法が基本となる（→3. 栄養ケア）．
①十分なエネルギー投与
②たんぱく質制限
③水分制限，電解質への配慮

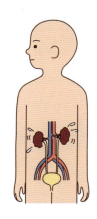

- 水腎症：腎臓で作られた尿が尿管や腎盂にたまり拡張した状態．通過障害を取り除くことが第一選択である．

b. 慢性腎不全

- 定義 腎機能が障害された状態が長期間にわたって継続して，体内代謝物，老廃物の蓄積や電解質バランスも維持できなくなるなど体内の恒常性が維持できなくなった状態をいう．
- 原因 慢性糸球体腎炎，糖尿病性腎症，腎硬化症，多発性囊胞腎，腎盂腎炎が原因としてあげられる．
- 症状 糸球体濾過量（GFR）の低下状態によって症状は異なるが，低下とともに以下の症状を認める．

GFR：glomerular filtration rate

- **電解質異常**（**高カリウム血症，低カルシウム血症，高リン血症**），**代謝性アシドーシス**，**腎性貧血**，体液貯留（浮腫，胸水貯留，心不全），高血圧，尿毒症症状（悪心，食欲不振，嘔吐，全身倦怠感）．
- **診断** 血清検査により，クレアチニン，BUN 上昇，クレアチニンクリアランスまたは，推算 GFR（eGFR）の低下により診断する．

    BUN : blood urea nitrogen（血中尿素窒素）

- その他，症状の所見も診断の 1 つとなる．
- **治療** 基礎疾患の治療とともに，肥満の是正や禁煙などの生活習慣の改善，食事療法，必要に応じて薬物療法を併用する．
    治療は早期より行い，腎不全の進行と合併症をできるだけ抑える．
    ❶薬物療法
- 高血圧改善のため，アンギオテンシン変換酵素（ACE）阻害薬，アンギオテンシンⅡ受容体拮抗薬（ARB）（糸球体内圧を減らすことで腎機能低下抑制が報告されている），カルシウム拮抗薬を使用する．
- 乏尿やそれに伴う浮腫が生じたときには，利尿薬，蛋白尿減少効果を期待して血小板凝集抑制薬を使用することがある．
- 症状に応じて，高カリウム血症に対するカリウム吸収抑制，低カルシウム血症に対する**活性型ビタミン D**，腎性貧血に対する**エリスロポエチン製剤**などを使用する．
    ❷運動療法
- 以前はクレアチニンが 2 mg/dL を超えると，過度な運動は原則禁止であった．現在は 2 mg/dL 以上でも腎血流を急激に低下させない運動であれば，運動は腎不全の進行を遅くして腎保護につながることがわかっている．腎保護となる運動の質，量，メカニズムはまだはっきりとしていない．

❷ 栄養アセスメント

● 原因に合わせた症状を把握し，病期に応じた適切な栄養評価を行う

- 乏尿期，利尿期，回復期の状態を評価する．
- 電解質の異常（高カリウム血症，高リン血症），代謝性アシドーシスの有無を評価する．
- 悪心，嘔吐，食欲低下や全身倦怠感を観察する．
- 体液の貯留により，全身性浮腫，胸水，腹水，心不全や高血圧などの循環器症状を評価する．
- 貧血，出血や循環血液量の低下などを評価する．
- 異化の亢進による体たんぱく質崩壊，高窒素血症の有無を評価する．
- 利尿期において，脱水，電解質異常を観察する．
- 食事摂取量，輸液量を併せた栄養摂取量を正確に把握する．

❸ 栄養ケア

● 症状に合わせた栄養管理が重要である

- 急性期において，腎機能が著しく低下しているため，厳重な栄養管理が必要である．

- 体たんぱく質の異化亢進を抑制するために，十分なエネルギーを提供し，たんぱく質および食塩の管理を適切に行う．
- 尿量の変化に応じて，食事量，投与輸液量を見直す必要がある．
- すべての病期に対して，エネルギー量は20〜30 kcal/標準体重kg/日とする．
- 透析を必要としない異化亢進状態にない患者に対して，たんぱく質は0.8〜1.0 g/標準体重kg/日とする．
- 透析を施行中の患者においては，たんぱく質摂取量を増やす（最高1.7 g/標準体重kg/日）ことが望ましい．
- 高カリウム血症を生じる可能性がある場合は，カリウム制限を行う．
- 高血圧，浮腫を生じる可能性がある場合は，食塩および水分制限を行う必要がある．
- 食品・料理等の調整 カリウム，リンについては，血液透析時の管理と同じように対応する［→ G「血液透析，腹膜透析」(p.169) または表11-8］．

制限が必要な栄養素

たんぱく質　食塩
カリウム　リン

D 糖尿病性腎症

1 疾患の概要

- 定義 糖尿病の合併症として腎機能が低下した症状をいう．
- 原因・病態 血糖管理が不良で高血糖状態が続くと，腎糸球体血管周囲の結合組織が増生，糸球体構造が破壊されて機能障害が起こる．蛋白尿が出現して，ネフローゼ症候群を呈することもあり，最終的には腎不全に至る（→表8-7, p.84）．
- 慢性糸球体腎炎などに比べて，腎不全の進行が速い．
- 疫学 1998年以降，新規透析導入の原因疾患の第1位になっている．
- 1998年以降右肩上がりで新規透析導入が増えていたが，2010年以降血糖管理，療養指導も含めた集学的な治療により，新規透析導入が頭打ちとなりつつある．
- 症状・診断 初期は自覚症状がないが，進行すると浮腫，高血圧をきたす．
- 腎機能が低下すると腎不全と同様の症状を認める．
- 尿検査で微量アルブミン，尿蛋白が陽性となる．
- 糖尿病であっても他の腎疾患の合併による尿蛋白陽性の可能性もあり，網膜症，神経症などの高血糖による合併症も認めれば，糖尿病性腎症（diabetic nephropathy）が示唆される．
- 診断が不確定のときには，腎生検も必要となり，糸球体の特徴的なびまん性病変または結節性病変を認める．
- 治療 血糖管理を行う（→第8章 B「糖尿病」，p.76）．
- 合併症予防には，HbA1c 7%未満を目指すことが推奨されている．
- 血圧高値により腎糸球体内圧が増加することで腎機能障害が進行するため，表8-7の病期分類に応じて血圧のコントロールを行うことが，結果とし

糖尿病の三大合併症

神経症

腎症

網膜症

て腎症改善，進行予防となる．アンギオテンシン変換酵素（ACE）阻害薬，アンギオテンシンⅡ受容体拮抗薬（ARB）が糸球体内圧を低下させるために使用される．
- 病期に合わせた食事療法を行う（➡ 3．栄養ケア）．
- 運動療法は慢性腎不全の項目を参照（➡ p.160）．

② 栄養アセスメント

● **腎臓の保護および心血管疾患の発症抑制のため，適切に血糖値を管理する**
- 適正体重の維持を目的に体重の変動を観察する．
- 空腹時血糖値，HbA1c，血清脂質値を観察し，栄養摂取の過多を評価する．
- 微量アルブミン尿，蛋白尿を定期的に観察する．
- 随時尿にて**アルブミン / クレアチニン比（ACR）**を用いて，腎機能の変化を評価する．
- 病期に応じた栄養素摂取量を正確に把握する．特に，たんぱく質量，食塩相当量，カリウムなど，指示量を遵守できているかを評価する．
- 腎機能について，24 時間蓄尿などのクレアチニンクリアランスや eGFR を用いて評価する．
- 糖尿病性網膜症などの合併症の発症や進展について観察する．
- 顕性腎症期以降，尿たんぱく質の排泄量の増加に伴い，浮腫や高血圧を生じる可能性があるため，観察する．

③ 栄養ケア

● **病期，症状に合わせた栄養管理が重要である**
- 第 1 期，第 2 期である正常アルブミン尿期，微量アルブミン期において，糖尿病の食事療法を基本とし，血糖値の上昇を防ぐ献立を考える（表 11-4）．
- 第 3 期以降は，エネルギー制限の対応からたんぱく質を減らした食事に移行し，脂質，炭水化物でエネルギーを補う．大きく食事療法が変わるため，患者への配慮が必要である．
- 第 4 期では，たんぱく質はより厳しい制限を行う．そのため，過度なエネルギー制限を行うと体たんぱく質の異化が亢進するため，低栄養状態を予

表 11-4　糖尿病性腎症の発症や進展予防のための食事

・たんぱく質摂取量の上限：エネルギー摂取量の 20% 未満とすることが望ましい．*¹
・低たんぱく食（0.6〜0.8 g/kg 目標体重 / 日）を検討すべき症例*² 　・顕性アルブミン尿（＋）かつ GFR < 45 mL/ 分 /1.73 m² 　・微量アルブミン尿以下かつ GFR < 45 mL/ 分 /1.73 m² かつ進行性に腎機能低下（− 3〜−5/ 分 /1.73 m² 年以上が目安） ・GFR < 30 mL/ 分 /1.73 m² の場合
・食塩摂取量：高血圧合併や顕性腎症の場合，1 日 6 g 未満が推奨される．

*¹ ただし，栄養障害 / サルコペニア，フレイルのリスクを有する症例（特に高齢者）では，重度の腎機能障害がなければ十分なたんぱく質の摂取を目指す．
*² 低たんぱく質食を実施する際には，エネルギー摂取量（普通の労作 30〜35 kcal/kg 目標体重）の十分な確保が必要であり，より大きいエネルギー係数を考慮する．
［日本糖尿病学会（編・著）：糖尿病治療ガイド 2024，p77-78，文光堂，2024 より作成］

防するうえで，エネルギーを少し高めに設定する．
- 食塩相当量は，高血圧を有する場合は，第1期から6 g/日未満とする．
- 食品・料理等の調整 血糖管理を行ううえで，炭水化物の質と量を考慮し，3食均等に配分する献立を考える．
- 病期の進展に伴い，たんぱく質を摂りすぎないことと併せて，炭水化物，脂質の比率に注意する．
- 単糖類，二糖類を含む食品を控える．
- 第4期では，腎臓病の治療用特殊食品として利用されているたんぱく質調整食品，でんぷん製品，中鎖脂肪酸（MCT）製品の利用を勧める．
- 血糖値の管理を目的に，食物繊維を多く含む穀類や野菜を多く摂る際，高カリウム血症を有する患者には注意が必要である．

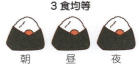

E 慢性腎臓病（CKD）

CKD：chronic kidney disease

1 疾患の概要

- 定義 ①尿異常，画像所見，血液検査，病理診断で腎障害の存在が明らか，特に0.15 g/gCr以上の蛋白尿（30 mg/gCr以上のアルブミン尿）の存在が重要であり，②**GFRが，60 mL/分/1.73m² 未満**であることのいずれかまたは両方が3ヵ月を超えて続くもの．
- 原因 糖尿病，高血圧，メタボリックシンドローム，加齢などがあげられる（図11-4）．
- 分類 原因，尿蛋白，GFRによって，表11-5に示す重症度分類がなされている．
- 重症度のステージは，尿蛋白区分，GFR区分を併せて評価する．
- 死亡，末期腎不全，心血管死亡のリスクが色分けされており，ステージが上がるほどリスクは上昇する．

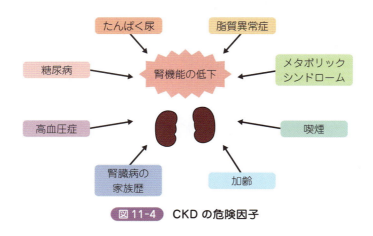

図11-4 CKDの危険因子

E 慢性腎臓病（CKD）　165

表11-5 CKD 重症度分類

原疾患	蛋白尿区分		A1	A2	A3
糖尿病関連腎臓病	尿アルブミン定量（mg/ 日） 尿アルブミン /Cr 比（mg/gCr）		正常	微量アルブミン尿	顕性アルブミン尿
			30 未満	30〜299	300 以上
高血圧性腎硬化症 腎炎 多発性嚢胞腎 移植腎 不明 その他	尿蛋白定量（g/ 日） 尿蛋白 /Cr 比（g/gCr）		正常	軽度蛋白尿	高度蛋白尿
			0.15 未満	0.15〜0.49	0.50 以上
GFR 区分 （mL／分 /1.73m²）	G1	正常または高値	≧ 90		
	G2	正常または軽度低下	60〜89		
	G3a	軽度〜中等度低下	45〜59		
	G3b	中等度〜高度低下	30〜44		
	G4	高度低下	15〜29		
	G5	高度低下〜末期腎不全	＜ 15		

重症度は原疾患・GFR 区分・蛋白尿区分を合わせたステージにより評価する．CKD の重症度は死亡，末期腎不全，CVD 死亡発症のリスクを緑　のステージを基準に，黄　，オレンジ　，赤　の順にステージが上昇するほどリスクは上昇する．
（KDIGO CKD guideline 2012 を日本人用に改変）
［日本腎臓学会（編）：CKD 診療ガイド 2024，p8，東京医学社，2024 より許諾を得て転載］

表11-6 CKD ステージごとの診療目標と治療

CKD ステージ	CKD ステージ G1 CKD ステージ G2	CKD ステージ G3a/b	CKD ステージ G4	CKD ステージ G5
生活習慣の改善	禁煙・BMI 25 未満			
血圧管理	130/80 mmHg 未満			
	ACE 阻害薬や ARB を処方			
血糖管理 （糖尿病の場合）	HbA1c 7.0% 未満			
脂質管理	LDL-C 120 mg/dL 未満			
貧血管理	Hb 値 10〜12 g/dL			

- 治療　CKD の GFR によるステージごとの診療目標と治療を表11-6 に示す．
- 食事療法を行う（➡ 3. 栄養ケア）．
- 血糖，血圧，脂質コントロール目標は，過去のエビデンスから，重症度分類におけるリスク軽減のために，それぞれのガイドラインで示されている．
- 血圧の薬物療法，高カリウム血症，貧血などの治療は慢性腎不全の項目を参照（➡ p.160）．
- 早期治療によって末期腎不全への進行と心血管疾患の発症を抑制する．

a．糖尿病関連腎臓病（DKD）

- 概念・定義　糖尿病性腎症の典型的な経過と異なり，**顕性アルブミン尿**を伴わないまま GFR が低下する患者が増えてきている．

DKD：diabetic kidney disease

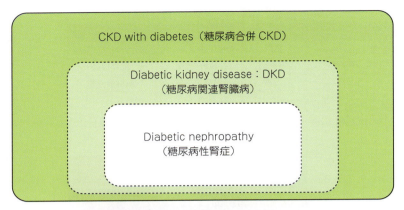

図 11-5 糖尿病関連腎臓病（DKD）の概念図

DKD は典型的な糖尿病性腎症に加え，顕性アルブミン尿を伴わないまま eGFR が低下する非典型的な糖尿病関連腎疾患を含む概念である．さらに糖尿病合併 CKD は，糖尿病と直接関連しない腎疾患（IgA 腎症，PKD など）患者が糖尿病を合併した場合を含む，より広い概念である．DKD と糖尿病性腎症は CKD の重症度分類と，糖尿病性腎症病期分類によって明確に分類されるが，腎生検なしに糖尿病の関与を推測するのが困難な場合があるため，その範囲は破線で示した．
[日本腎臓学会（編）：エビデンスに基づく CKD 診療ガイドライン 2023，p44，東京医学社，2023 より許諾を得て改変し転載]

- 糖尿病性腎症と非典型的な糖尿病関連腎疾患を含む概念として **糖尿病関連腎臓病**（DKD）が使用されるようになった（図 11-5）．
- DKD は，糖尿病の病態が関与する CKD 全般を包括した概念といえる．
- 原因 顕性アルブミン尿を伴わない糖尿病患者における GFR の低下には，加齢や高血圧を背景とした動脈硬化や脂質異常症が関与している．
- 分類・治療 CKD の疾患の概要の項および糖尿病性腎症の項を参照．

b. 腎硬化症

- 定義・特徴 高血圧により腎障害が生じている CKD を **腎硬化症** という．
- 尿蛋白が多くても 1 日 1 g 以下である．
- 肉眼的血尿を認めることはまずない．
- 分類・治療 CKD の疾患の概要の項を参照．

② 栄養アセスメント

● **腎臓の保護および心血管疾患の発症抑制のための病期に応じた適切な栄養評価を行う**

- 糖尿病，高血圧，脂質異常症など，心血管疾患のリスク因子を有しているかを評価する．
- 腎機能低下およびエリスロポエチンの分泌低下に伴い，腎性貧血を生じているかを評価する．
- 低カルシウム血症，高リン血症などの電解質異常およびビタミン D の活性化の障害による易骨折性や異所性石灰化などのミネラル代謝異常を生じていないかを観察する．

E 慢性腎臓病（CKD）　167

表11-7　CKD ステージ別の治療食指針

ステージ（GFR）	エネルギー (kcal/ 標準体重 kg/日)	たんぱく質 (g/ 標準体重 kg/日)	食塩 (g/日)	カリウム (g/日)
1（GFR ≧ 90）	25～35	過剰な制限をしない	3 以上 6 未満	制限なし
2（GFR 60～89）				
3a（GFR 45～59）		0.8～1.0		
3b（GFR 30～44）		0.6～0.8		≦ 2
4（GFR 15～29）				≦ 1.5
5（GFR < 15）				≦ 1.5
5D（透析療養）	別表			

注）エネルギーや栄養素は，適正な量を設定するために，合併する疾患（糖尿病，肥満など）のガイドラインなどを参照して，病態に応じて調整する．性別，年齢，身体活動度などにより異なる．

［日本腎臓学会（編）：慢性腎臓病に対する食事療法基準　2014 年版，p2，東京医学社，2014 より許諾を得て改変し転載］

- 尿毒症物質の増加，炎症性サイトカインの増加などに伴う食欲低下の有無を評価する．
- 重炭酸イオン濃度，代謝性アシドーシスの誘導など，酸塩基平衡にかかわる指標を観察する．
- 摂取たんぱく質の制限およびエネルギーの不足により，筋たんぱく質の異化亢進および窒素バランスが負に傾くことによる，**たんぱく質－エネルギー消耗状態（PEW）**が生じているかを評価する．

PEW：protein-energy wasting

- 病期に応じた栄養素摂取量を正確に把握する．特に，たんぱく質量，食塩相当量，カリウムなど，指示量を遵守できているかを評価する．
- 腎機能について，24 時間蓄尿などを行いクレアチニンクリアランスや eGFR を用いて評価する．併せてたんぱく質および食塩摂取量を推算し，摂取状況を評価する．

❸ 栄養ケア

● 病期，症状に合わせた栄養管理が重要である

- たんぱく質の過剰摂取は，糸球体の過剰濾過，たんぱく質代謝産物やカリウム，リンの蓄積につながるため，指示量を遵守する（表 11-7）．
- ステージ G 1 および G 2 は，過剰なたんぱく質の摂取を控え（1.3 g/標準体重 kg/日を超えない），**ステージ G 3a から 0.8～1.0 g/ 標準体重 kg/ 日，ステージ G 3b から 0.6～0.8 g/ 標準体重 kg/ 日**と段階的に制限を厳しくする．
- たんぱく質制限に伴い，摂取エネルギーが不足すると，体たんぱく質の異化亢進が生じるため，十分なエネルギーを確保する．
- 食塩摂取量は，血圧の上昇，腎機能の低下を誘導するため，すべてのステージにおいて 3～6 g/日が推奨される．特に，腎臓のナトリウム保持能が低下している場合は，低ナトリウム血症を生じやすいため，3 g/日未満の厳しい制限を推奨しない．
- 腎機能の低下に伴い高カリウム血症を引き起こすため，カリウム摂取量は

ステージ G 3b では 2 g/日以下，ステージ G 4 移行後は 1.5 g/日以下を目標とする．
- 腎機能の悪化に伴い，高リン血症を引き起こすため，注意が必要である．特に，リンはたんぱく質を多く含む食品や加工食品に含まれているため，前者は制限が遵守できていれば，自ずとリン制限が可能となる．
- 食品・料理等の調整 たんぱく質は，**アミノ酸スコア**を考慮し食品を選択する．
- 腎臓病の治療用特殊食品として利用されているたんぱく質調整食品，でんぷん製品，MCT 製品の利用を勧める．
- カリウムは水溶性であるため，生野菜やいも類など，小さく切り，水さらしや茹でこぼしを行うことで，カリウム含有量を減らすことができる．ただし，水溶性ビタミン類も減少することがあるため，注意が必要である．
- リンも水溶性であるため，茹でこぼしなどでリン含有量を減らすことができる．ただし，低減率が低い食材もある．

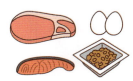

アミノ酸スコアとは，化学的に分析された食品中のアミノ酸組成を用いて計算されたものであり，必須アミノ酸の含有バランスを評価する指標．たんぱく質を多く含む食材はアミノ酸スコアが高くアミノ酸バランスがよい．

F　尿路結石症

1　疾患の概要

- 定義・病態・原因 腎臓や尿管などの尿路内に結石が形成される．
- 結石の約 90% は，シュウ酸カルシウム結石，リン酸カルシウム結石などのカルシウム結石であり，その他に尿酸結石などもある．
- 尿の濃縮が誘因となる．
- 誘因となる尿の pH は，結石の種類によって異なる．
- 症状 結石発作では，腰背部痛，側下腹痛を認める．
- 尿管の狭小部位に嵌頓すると強い激しい痛み（疝痛）が起こる．
- 結石が尿路を閉塞すると水腎症を呈することもある．
- 診断 検尿で潜血陽性以上の血尿を認める．
- カルシウム結石は，腹部単純 X 線で結石を確認できる．
- 尿酸結石は，尿中に結晶を認める．
- エコー検査で結石の検出や水腎症の所見を認められることがある．
- 治療 飲水励行により自然排石を促す．
- 疼痛に対しては，非ステロイド系抗炎症薬などを使用する．
- 自然排石が認められないときには，状況に応じて体外衝撃波結石破砕術などの砕石術や，水腎症予防も含めて尿管ステントなどの留置が行われる．

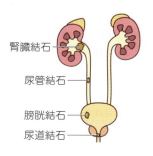

腎臓結石
尿管結石
膀胱結石
尿道結石

2　栄養アセスメント

- 体重，生活習慣病を管理し，食事，水分摂取量を正確に把握し栄養管理を行う
- 結石の主成分は，シュウ酸カルシウム，リン酸カルシウム，尿酸，リン酸

マグネシウムである．それらを把握するために，血清カルシウム値，血清リン値，血清マグネシウム値を観察する．
- 体重の増減を把握し，肥満度などを評価する．
- 24時間蓄尿を行い，クレアチニンやカルシウムの排泄だけでなく，尿酸，シュウ酸，クエン酸などの有機酸を評価する．
- 水分摂取量，飲酒量などを評価する．

3 栄養ケア

- ● **再発を防ぐために，肥満の予防，食生活の改善が重要である**
- 食事以外で1日2,000 mL以上の水分摂取の指導を行い，結石の自然排泄を促す．
- 脱水などにより尿中ミネラル濃度が高くなることで尿路結石を生じやすいため，十分に水分摂取を行う．
- 生活習慣病の予防および治療を目的に，エネルギーの過剰摂取を控える．
- アルコールは尿酸排泄を抑制するため，節酒を勧める．
- たんぱく質などプリン体を多く含む食品や核酸などのうまみ成分は，尿酸生成が高まるので控える．
- ほうれんそう，ブロッコリーなどの葉菜類，たけのこ，バナナ，チョコレートなどのシュウ酸を多く含む食品の過剰摂取を控える．
- 腸内でシュウ酸とカルシウムが結合し，排泄されるため，カルシウムを十分に摂取する必要がある．
- 脂肪を過剰摂取することで，腸内でカルシウムと結合し排泄されるため，適切な量を勧める．
- コラーゲンを多く含む食材やサプリメントは，シュウ酸の過剰産生をまねく可能性があるため注意が必要である．
- 食品・料理等の調整 ほうれんそうなどは茹でることでシュウ酸を低減することに期待ができ，お浸しなど絞り汁にも出すことができるため，調理による工夫ができる．
- 食塩は，尿細管でのカルシウムの再吸収を抑制するため，過剰摂取を控える．
- レモンや果汁に含まれるクエン酸が結石の再発予防に有効であるという報告もある．

食事以外で1日2,000 mL以上の水分を摂取する．

G 血液透析，腹膜透析

1 概要

- 人工的に血液中の余分な水分や老廃物を取り除き，腎臓の機能の一部を代替することを**透析**という．
- 腎不全末期において，尿毒症症状を呈した場合または体液量の増加によって心不全をきたした場合には，蓄積した老廃物，水，電解質を除去するた

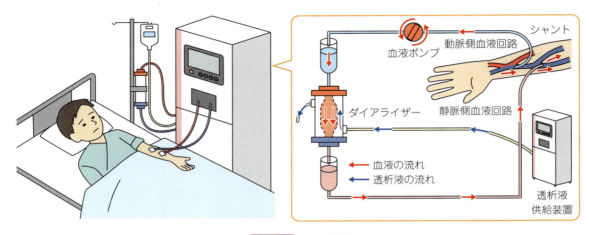

図 11-6 血液透析

めに透析が行われる.

a. 血液透析（HD）
- 主に利き腕でない前腕の動脈と静脈をつなぎ，静脈の血流量を増やす（シャント）．透析の際には，そのシャントから血液ポンプを使って血液をダイアライザーといわれる透析器に循環させて，浄化された血液を体内に戻す（図11-6）.
- 透析の約95%を占める.
- ダイアライザーは，透析膜を毛細血管状にした集合体であり，拡散や対流で老廃物を除去する.
- 水分は，透析膜に限界濾過圧をかけることによって除去される.
- 週3回，1回4時間程度で行われる.
- 除水による血圧低下が透析中にみられることがあり，注意が必要となる.
- 食事療法としては，水分，カリウム，リン，食塩を制限する．エネルギーは体重あたり1日で30〜35 kcalとして，たんぱく質も体重あたり1日で0.9〜1.2 gとする（➡ 3. 栄養ケア）.

HD：hemodialysis

b. 腹膜透析（PD）
- 生体膜である腹膜を用いて老廃物ないし水分を除去する方法．持続携行腹膜透析（CAPD）と自動腹膜透析（APD）がある（図11-7）.
- カテーテルを腹腔内に埋め込み，透析液を腹腔内に注入して，6時間程度貯留させている間に透析を行う．CAPDでは1日に2〜4回透析液を交換することになるが，自宅で透析を行うことが可能となる.
- 水分は，透析液中の糖濃度を高くして，浸透圧によって除去する.
- 合併症として腹膜炎がある.
- 透析液へのたんぱく質の濾出が多いため，低たんぱく質血症を起こしやすい.
- 透析液から糖が吸収されるため，高血糖を起こしやすい.
- 血液透析に比べて，水分，塩分，カリウムなどの制限は厳しくはない.

PD：peritoneal dialysis

CAPD：continuous ambulatory peritoneal dialysis
APD：automated peritoneal dialysis

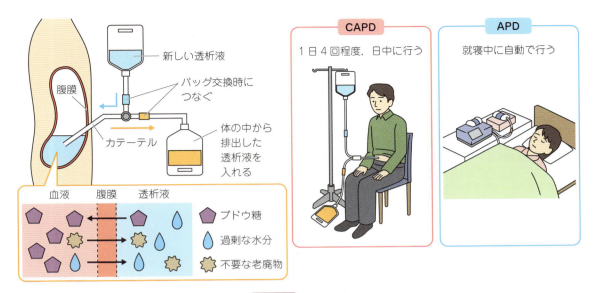

図 11-7　腹膜透析

❷ 栄養アセスメント

- **体液量，尿毒性物質を管理し，心血管疾患への増悪を管理する**
- サルコペニアやたんぱく質-エネルギー消耗状態（PEW）などの栄養障害を評価する．
- 身体計測として，生体電気インピーダンス法などを用いて，筋肉量，体脂肪量の状態を評価する．
- 血液透析の場合，透析前後における体重の変化およびドライウェイト（DW；体液量が適正な状態の体重または透析後の体重）を評価し，体重の変化が DW の 5% 以内になるよう管理する．
- 浮腫の有無，食塩の摂取量，血圧の状態を観察する．
- 腹膜透析の場合，飲水や代謝水の摂取量と不感蒸泄，尿，便および腹膜透析の除水量を併せた排出量のバランスを評価する．
- 血清カリウム，リン，カルシウム値を適切に管理する．
- 尿毒症物質の増加，炎症性サイトカインの増加などに伴う食欲低下の有無を評価する．
- 重炭酸イオン濃度，代謝性アシドーシスの誘導など，酸塩基平衡にかかわる指標を観察する．
- 尿毒素物質を適正に除去しているかどうかを示す指標（透析効率）として，標準化透析量（Kt/V）を用いて評価する．
- 体重 1 kg あたり 1 日に産生される尿素窒素の量を nPCR（標準化蛋白異化率）にて推定し，食事におけるたんぱく質摂取量を評価する．
- 栄養状態は **GNRI***，MIS や NRI-JH などの栄養評価ツールを用いて評価する．

MIS：malnutrition-inflammation score
NRI-JH：nutritional risk index for Japanese hemodialysis patients

- GNRI (geriatric nutritional risk index)：Nutritional risk index を高齢者向けに改良したもので，心不全や血液透析患者の予後予測に有用である報告がある．

表11-8 透析療法の治療食指針

ステージ5D	エネルギー(kcal/標準体重kg/日)	たんぱく質(g/標準体重kg/日)	食塩（g/日）	カリウム(g/日)	水分	リン(mg/日)
血液透析	30～35[*1]	0.9～1.2	6未満[*2]	2以下	できるだけ少なく	たんぱく質(g)×15以下
腹膜透析	30～35[*1,3]	0.9～1.2	PD（除水量）×7.5+尿量×5	制限なし[*4]	除水量（L）+尿量（L）	たんぱく質(g)×15以下

[*1] エネルギーや栄養素は，適正な量を設定するために，合併する疾患（糖尿病，肥満など）のガイドラインなどを参照して，病態に応じて調整する．性別，年齢，身体活動度などにより異なる．
[*2] 食塩は，尿量，身体活動度，体格，栄養状態，透析間体重増加を考慮して適宜調整する．
[*3] エネルギーは腹膜吸収ブドウ糖からのエネルギー分を差し引く．
[*4] 高カリウム血症を認める場合には，血液透析同様に制限する．

［日本腎臓学会（編）：慢性腎臓病に対する食事療法基準 2014年版, p2, 東京医学社, 2014より許諾を得て改変し転載］

GNRI＝14.89×血清アルブミン(g/dL)＋41.7×(現体重kg/理想体重kg)
　［判定］　　＜82：重度栄養リスク
　　　　　82～＜92：中等度栄養リスク
　　　　　92～＜98：軽度栄養リスク
　　　　　　＞98：栄養リスクなし
透析患者では理想体重をBMI＝22とし，現体重をドライウェイトとする．その際，91以上で栄養障害リスクなし，91未満で栄養障害リスクありとしている．

3 栄養ケア

●病期・症状に合わせた栄養管理を行う

- 透析導入期は，ステージG4からの移行期により，食事の考え方が大きく変わる（たんぱく質制限から適切なたんぱく質摂取へ）ことを留意して対応する．
- 尿量に応じた水分摂取が必要になる（表11-8）．
- 透析維持期は，適切なエネルギーおよびたんぱく質の摂取を心がける．
- 食塩，水分，カリウム，リンの制限を遵守する．
- 体たんぱく質異化亢進状態や低栄養を回避する目的で，身体活動にあったエネルギーを摂取する．
- アミノ酸スコアの高い動物性たんぱく質や大豆を選択する．
- リン摂取量は，**たんぱく質1gあたりおおよそ15mg**と概算することが可能であるため，利用する．
- カリウムが多く含まれる豆類，種実類，いも類，野菜類，果物類については摂りすぎないよう控える．
- 食品・料理等の調整　飲水量を調節するために，汁物，麺類，鍋物などは具材のみを摂取し，汁を飲むことを控える．

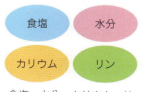

食塩，水分，カリウム，リンを制限する．

- リンの供給源は，植物性や動物性などの有機リンと食品添加物などの無機リンに分けられ，それぞれのリンの吸収率（利用率）は，20〜40，40〜60および90％以上とされており，食品添加物を含む加工食品の摂取を控える．
- 缶詰の果物に含まれるカリウムは，加工調理されているため，生の果物より少ない．
- 減塩調味料として塩化カリウムを使用している商品があるため，注意が必要である．
- カリウムは水溶性であるため，生野菜やいも類など，小さく切り，水さらしや茹でこぼしを行うことで，カリウム含有量を減らすことができる．ただし，水溶性ビタミン類も減少することがあるため，注意が必要である．
- リンも水溶性であるため，茹でこぼしなどで，リン含有量を減らすことができる．ただし，低減率が低い食材もある．
- カルシウムを多く含む乳製品や小魚などは，リンも多く含まれるので，注意が必要である．

第12章 内分泌疾患

① ホルモン

- ごく微量で働く，体のいろいろな機能の調整を行う生体内情報物質を**ホルモン**という.
- ヒトの体には，ホメオスターシスとよばれる体の恒常性を維持しようとする機能が備わっている．そのホメオスターシスを維持するためにホルモンは働いている.
- ホルモンが働くには，ホルモンを受け取る窓口が必要であり，この窓口は**受容体**とよばれる.
- このホルモンに対する受容体がある標的細胞においてだけ，ホルモンの作用が発揮される.

a. ホルモンの種類

1）ペプチドホルモン：成長を促す成長ホルモンや，血糖を下げるインスリンなど大部分のホルモン.
- リンパ球などに作用するサイトカインも含まれる.

2）ステロイドホルモン：副腎皮質ホルモン，性腺ホルモンなど.

3）アミノ酸誘導体：副腎髄質ホルモン（アドレナリン，ノルアドレナリン），甲状腺ホルモンなど.

4）その他：プロスタグランジンなど.

b. ホルモンを作る場所とホルモン

- もともとは，内分泌腺という特殊な細胞でホルモンが作られ，血液中を流れて，遠く離れた標的となる細胞に到達して，そこで働いて生理機能を調整すると考えられていた.
- 現在では，作られた場所のすぐ隣りにある細胞，または作られた細胞そのものに働くことがわかっている.

1）脳下垂体
- 脳下垂体は，両眼と両耳を結んだ線のところに脳にぶら下がった形で存在する小指の先端ほどの小さなホルモン臓器である．8種類ほどの下垂体ホルモンが分泌され，全身の内分泌臓器に働くことから，ホルモンの司令塔ともいわれる（図12-1）.
- 脳の視床下部から分泌されるホルモンまたは神経伝達物質によって，下垂体ホルモンは制御されている．下垂体ホルモンは前葉ホルモンと後葉ホルモンの2つに分けられる.

❶前葉ホルモン（図12-2）
- **副腎皮質刺激ホルモン**（ACTH）：副腎に作用して副腎皮質ホルモン（糖質コルチコイド）の分泌刺激を促す.
- **成長ホルモン**（GH）：肝臓では，IGF-1（ソマトメジンC）の分泌を促進，

ACTH：adrenocorticotropic hormone

GH：growth hormone

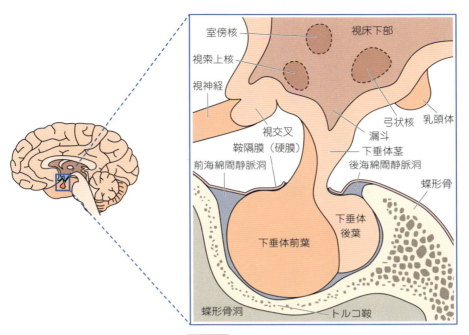

図 12-1 脳下垂体

視床下部は自律神経の中枢としてさまざまな生命活動の調節を行っている．また，視床下部ホルモン，下垂体後葉ホルモンを産生している．
下垂体は蝶形骨のトルコ鞍とよばれる窪みの中に存在する．視床下部とは下垂体茎を介して連絡している．
下垂体は前葉，後葉という2つの部位から構成されている．

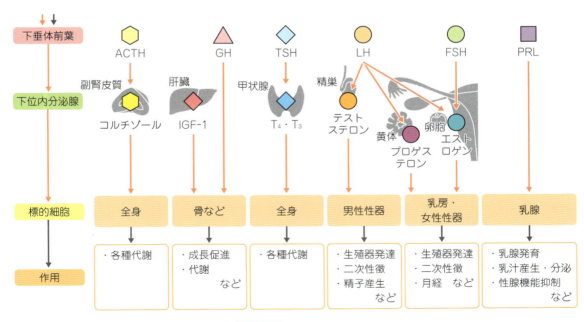

図 12-2 前葉ホルモン

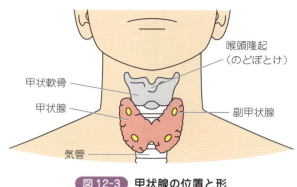

図12-3 甲状腺の位置と形

骨の発育促進などに作用する
- **甲状腺刺激ホルモン**（TSH）：甲状腺に作用して甲状腺ホルモン（T₃, T₄）の分泌刺激を行う.   TSH: thyroid stimulating hormone
- **黄体化ホルモン**（LH）：精巣，卵巣に作用して，性ホルモンの分泌を促進する.   LH: luteinizing hormone
- **卵胞刺激ホルモン**（FSH）：卵巣に作用して，性ホルモンの分泌を促進する.   FSH: follicle stimulating hormone
- **プロラクチン**：乳腺に作用して乳腺発育，乳汁分泌などに作用する.

❷後葉ホルモン
- **バソプレシン**（抗利尿ホルモン・ADH）：血管に作用して血圧を上昇させる. 腎臓では，水の再吸収を行う.   ADH: anti-diuretic hormone
- **オキシトシン**：分娩時の子宮筋収縮や乳汁分泌を促す.

2）甲状腺（図12-3）
- 甲状腺は，のどの位置に左右にまたがっており，全身の代謝を調節する（図12-4）. その甲状腺の左右，上と下の端に，マッチ棒の先ほどの大きさの副甲状腺（上皮小体）があり，カルシウム代謝を調節する.
- 甲状腺からは，甲状腺ホルモンであるトリヨードサイロニン（T₃），サイロキシン（T₄）とカルシウム代謝を調整するカルシトニンが分泌される.
- 副甲状腺からは，副甲状腺ホルモン（PTH）が分泌され，骨，腎臓，腸管に作用して血中のカルシウムを増加させる.   PTH: parathyroid hormone

3）副腎
- 副腎は，そらまめ型の左右の腎臓の上にかぶさる位置にあり，平たい三角おむすび型である. 皮にあたる表面部分は皮質といい，血圧維持やストレス時に必要なステロイドホルモンが分泌される. 皮質に包まれた中身の部分は髄質とよばれる（図12-5）.

❶副腎皮質ホルモン
- **糖質コルチコイド**：糖脂質代謝などの各種代謝および電解質などに作用する.
- **電解質コルチコイド**（アルドステロン）：腎臓で作用して，ナトリウムの

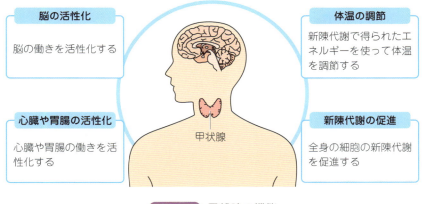

図12-4 甲状腺の機能

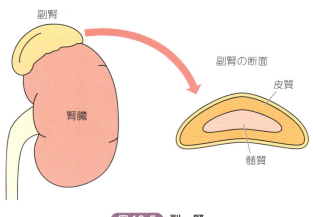

図12-5 副 腎

再吸収，カリウムの排泄作用があり，過剰となると血圧を上げる（➡第10章A「高血圧」，p.136）．
- 性ホルモン：アンドロゲンが分泌され，筋肉の増強，二次性徴を刺激する．

❷**副腎髄質ホルモン**
- カテコールアミン：**アドレナリン**，**ノルアドレナリン**，**ドパミン**を分泌して血圧上昇など交感神経系の多様な作用を認める．
- カテコールアミンを過剰に産生する副腎髄質等に発生する腫瘍を褐色細胞腫という．

4）膵ランゲルハンス島
- 膵臓は，消化液を出す外分泌のほかに，内分泌細胞が集まったランゲルハンス島が広くちらばっている．
- **インスリン**や**グルカゴン**，ソマトスタチンといったホルモンにより，糖代謝を含めた物質代謝の調節を行っている．

5）消化管

- 胃や腸ではガストリン・**GLP-1**，グレリン等多数の消化管ホルモンが作られ，消化吸収や消化管の運動調節，血糖調節，食欲調節をしている．

6）腎　臓

- 腎臓からは，赤血球を増やす**エリスロポエチン**，血圧関連の**レニン**などのホルモンが分泌される．

7）循環器系

- 心臓や血液を流す管である血管からも，ナトリウム利尿ペプチドや血管収縮作用をもつエンドセリンなどのホルモンが分泌される．

8）脂肪細胞

- 体のエネルギー貯蔵倉庫である脂肪においても，**アディポネクチン**，**レプチン**など数々のホルモンが分泌される．

② 内分泌疾患

- ホルモンの異常によって起こる病気を**内分泌疾患**という．
- ホルモンの量に異常が生じる場合がほとんどであるが，ホルモンの働きが異常になる場合もある．
- 血液中ではホルモンは狭い範囲内（基準範囲内）で巧妙に調節されている．ホルモンの量が多いと機能亢進，ホルモン過剰となり，ホルモンの量が減ると機能低下，ホルモン欠乏となる．いずれも体の各所に変化をきたす．

---

column

原発性アルドステロン症

　原発性アルドステロン症は，副腎皮質病変からのアルドステロンの過剰分泌による高血圧をきたす疾患である．副腎のアルドステロン産生腺腫と両側副腎皮質過形成による特発性アルドステロン症がある．アルドステロンの過剰分泌により，ナトリウム貯留による高血圧をきたし，低カリウム血症で筋力低下や四肢麻痺をきたす．治療方法には，手術による摘出術または抗アルドステロン薬による薬物療法がある．

A 甲状腺機能亢進症・低下症　179

A　甲状腺機能亢進症・低下症

① 疾患の概要

- 甲状腺ホルモン T_3, T_4 は，視床下部の甲状腺刺激ホルモン放出ホルモン（TRH）と下垂体の**甲状腺刺激ホルモン（TSH）**の調節を受けている．
- 血清 T_3, T_4 が増加すると，フィードバック機構により TRH，TSH の分泌は抑制される．

TRH : thyrotropin-releasing hormone
TSH : thyroid stimulating hormone

a. 甲状腺機能亢進症

- 概念 甲状腺ホルモンが増加する疾患であり，原因として**バセドウ**（Basedow）**病**が多い．
- 原因 高アレルギーV型の自己免疫疾患である．TSH 受容体に対して自己抗体が受容体以降のシグナルを刺激して，甲状腺ホルモンが増加する．
- 自己抗体には，特異性の高い **TRAb（TSH 受容体抗体）**と TSAb（TSH 刺激性受容体抗体）があり，TSAb は眼症発症に関与している．
- 女性に多く，家族内発症も多く，遺伝の関与も示唆されている．
- 症状 代表的な症状は甲状腺腫，眼球突出，頻脈であり，3 徴候という．
- その他の症状として，手指振戦，体重減少，下痢などがある．
- 検査 **血清遊離 T_3・遊離 T_4 の上昇，TSH の低下**，コレステロールの低下，自己抗体の陽性を検査する．
- 治療 第 1 選択は抗甲状腺薬であり，甲状腺ホルモンの合成を抑えるために投与される．
  ①チアマゾール：副作用として白血球の中の顆粒球が減少する無顆粒球症に注意が必要である．
  ②プロピルチオウラシル：副作用として，自己免疫機序により血管炎が生じて，血尿などを認めることがある．
- その他に以下の治療法があげられる．
  ①無機ヨード療法：投与後 2〜12 ヵ月程度で効果がなくなることがほとんどであり，この現象をエスケープ減少という．
  ②ヨウ素 131（I131）内服による放射線アイソトープ療法
  ③外科手術による摘出
- 放射線アイソトープ療法や外科手術による摘出では，正常な甲状腺が破壊またはなくなるため，治療後に甲状腺ホルモン（T_4）の補充が必要となることがある．

b. 甲状腺機能低下症

- 概念 甲状腺ホルモンが低下する疾患であり，先天性と後天性がある．
- 原因 先天性甲状腺機能低下症（**クレチン病**）では，甲状腺そのものを欠損しているか，甲状腺を認めても機能していない．
- 後天性甲状腺機能低下症では，自己免疫機序によって慢性的に甲状腺炎が惹起され，最終的に機能が低下に至る．成人にみつかる甲状腺機能低下症

はこれがほとんどであり，**橋本病**ともいわれる．

- 疫学 橋本病は女性に多い．
- 症状 **むくみ**，**易疲労感**，体温低値，皮膚乾燥，食欲がないのに**体重増加**，無気力，**徐脈**などがある．
- 検査 **血清遊離 T_3・遊離 T_4 の低下**，**TSH の上昇**，コレステロールの上昇，自己抗体（抗サイログロブリン抗体あるいは，抗サイロイドペルオキシダーゼ抗体）の陽性，クレアチンキナーゼの上昇などを検査する．
- 触診でびまん性の甲状腺腫が触れることがある．
- 治療 T_4 の補充を実施する．

②　栄養アセスメント

a. 甲状腺機能亢進症
- 血清 T_3 や T_4 の上昇に伴い，TSH の低下がみられる．
- 代謝亢進により体重減少が現れるため，主にエネルギー消費量に対してエネルギー摂取量が不足していないか評価を行う．

b. 甲状腺機能低下症
- 血清 T_3 や T_4 の低下に伴い，TSH の上昇がみられる．
- 代謝低下による肥満や脂質異常症が現れるため，主にエネルギー消費量に対してエネルギー摂取量が過剰になっていないか評価を行う．

③　栄養ケア

a. 甲状腺機能亢進症
- 基本は，血中甲状腺ホルモンの正常化を目指す．食事療法は，以下のように考える．
- 血中の甲状腺ホルモン濃度の値が正常化すれば，特別な食事療法は必要としない．

1）消費に応じたエネルギー摂取
- 代謝亢進によって失われるエネルギーを補う．
- 摂食量が多くても体重減少，体たんぱく質異化亢進が起こるので，高エネルギー・高たんぱく質の食事とする．

2）ビタミン，ミネラル
- エネルギー代謝亢進により，エネルギー代謝にかかわる酵素の補酵素としての水溶性ビタミン（ビタミン B_1 や B_2，ナイアシン）の必要量が高まるため，不足しないように十分に補う．
- 薬物療法として抗甲状腺薬を使用している場合，その作用を弱めるので，ヨード（I）の摂取制限としてヨード含有量の多い海藻類やヨード添加食品を控える．

3）十分な水分の摂取
- 代謝亢進により不感蒸泄，発汗が亢進しているので，脱水を防ぐため十分な水分摂取とする．

b. 甲状腺機能低下症

- 食事療法は，以下のように考える．

1）エネルギー制限

- 代謝低下により，余分なエネルギーが体内に蓄えられ肥満や脂質異常症が起こりやすいため，摂取エネルギー量を制限する．

2）ヨード補給

- 甲状腺ホルモンの材料となるヨードの摂取を増加する．一方，ヨード過剰摂取による甲状腺機能低下症の場合はヨード制限を行う．

3）塩分制限

- 浮腫を予防するため，食塩（ナトリウム）の摂取制限を行う．

B クッシング病，クッシング症候群

1 疾患の概要

- 定義・原因 副腎皮質の副腎腺腫，過形成から**糖質コルチコイド**が過剰に分泌されることによりもたらせる疾患が**クッシング症候群**（Cushing syndrome）である．
- 下垂体前葉の腺腫などにより**副腎皮質刺激ホルモン（ACTH）分泌増加**により，副腎からの糖質コルチコイドが過剰に分泌される場合には，**クッシング病**（Cushing disease）という．
- 症状 満月様顔貌（moon face），野牛様肩脂肪沈着（buffalo hump），中心性肥満，皮膚線条などを認める（図12-6）．
- 全身症状として，糖尿病，高血圧，骨粗鬆症などを認める．
- 診断 CTスキャン，MRIなどでの副腎の腫大，腺腫，または下垂体前葉の腫大，腺腫を認める．
- 血清コルチゾールとその代謝物である尿中17-OHCS, 17KSを測定して高値となる．
- 血清ACTHは，クッシング症候群では，フィードバックにより低値，クッシング病では高値となる．
- ACTHの作用によりクッシング病では，皮膚の色素沈着を認める（ACTHによる色素沈着に関与するメラノコルチン誘導作用による）．
- コルチゾール，ACTH検査のみで疑いのときには，デキサメタゾンの負荷試験を行う．クッシング症候群なら，デキサメタゾン1mgを前日に内服後，翌日早朝の検査で規定値以下にコルチゾールが低下しないときには疑われ，さらに同様の検査で8mgによっても低下しない．
- クッシング病では，0.5mgデキサメタゾン負荷で低下せず，8mgでコルチゾールは低下する．
- 治療 画像を含めて，確定診断後，下垂体，または副腎の腫瘍，過形成部分を切除する．

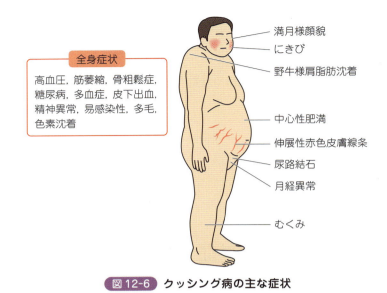

図 12-6 クッシング病の主な症状

- 切除後，クッシング症候群の正常側副腎やクッシング症候群での ACTH 低下よる副腎の内因性コルチゾール応答反応が正常に戻るまでは，内服でコルチゾールを調節する．
- コルチゾールが異常高値のときには，易感染性であり，摘出前後に抗菌薬で予防的治療も必要となることがある．
- 食事療法は，全身的症状の高血圧，糖尿病に応じて行う（➡ 3．栄養ケア）．
- コルチゾールが正常化するまでには，高血圧治療薬，糖尿病治療薬が必要となることもある．

2 栄養アセスメント

- クッシング症候群には，以下の 2 種類がある．
- 下垂体腺腫が原因のクッシング病は，ACTH 依存性であり，血清 ACTH が上昇する．
- 一方，副腎皮質の糖質コルチコイド（コルチゾール）産生腫瘍では，ACTH 非依存性であり，血清 ACTH が低下する．
- いずれの場合においても，原因が異なるものの結果的には副腎皮質からのコルチゾールの分泌が亢進することによって，血清コルチゾールが上昇する．そのため肝臓での糖新生が高まり，インスリン抵抗性が現れる．また，コルチゾールの電解質コルチコイド様作用により，腎臓におけるナトリウムと水の再吸収が亢進する．
- 肥満（中心性肥満），耐糖能低下（糖尿病），高血圧などが生じることから，これらの症状に対して，食事摂取状況，身体計測，血液検査値，血圧測定をもとに評価を行う．

③ 栄養ケア

- 食事療法は，エネルギー摂取制限を基本として，合併症（肥満，糖尿病，高血圧）の食事療法に準じる．
- 糖質制限を主とするエネルギー摂取を抑えることを基本として（身体活動量に見合った適正なエネルギー摂取量とする），肥満の解消，血糖値の改善を考える．耐糖能低下による糖尿病合併では，体たんぱく質の異化が亢進するため，たんぱく質を不足しないように補給する．また，高血圧に対しては，食塩（ナトリウム）の摂取を控え，腎臓からのナトリウムの排泄を促すカリウムを積極的に摂取する．
- 外科的には腫瘍摘出，薬物療法としてコルチゾール合成阻害薬の投与が行われる．
- 食品・料理等の調整 カリウムの摂取には，新鮮な生野菜やいも類を食事に取り入れるとよい．ただし，腎臓がわるくなっている場合は，カリウムの摂取を控える必要がある．

カリウムの多い食べ物

野菜

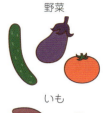

いも

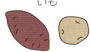

第13章 神経疾患

1 神経系の構造と機能（図13-1）

- 神経系は**中枢神経系**と**末梢神経系**に分かれており，中枢神経系は骨に囲まれた空間にある．
- 中枢神経系は主に高次機能を司る**大脳皮質・基底核・辺縁系（海馬，扁桃体など）**，生命機能を司る**間脳（視床・視床下部など）・脳幹（中脳，橋，延髄など）**，バランス等の機能に関連する**小脳**と，反射を司る**脊髄**に分けることができるが，それぞれの領域は密接に関連しており，その働きの区分けは明確でない部分もある．
- 神経系を構成する主な細胞は**神経細胞**と**グリア細胞**である．神経細胞はきわめて低酸素に弱いため，虚血による疾患が起こる．
- 神経系の機能は**神経回路**や**シナプス**（神経細胞同士のつながり）により決定される．
- シナプスの働きはシナプス前膜から放出される**神経伝達物質**と，それを受容する**受容体**の働きにより決定される．神経伝達物質は興奮性のグルタミン酸，抑制性のγアミノ酪酸（GABA）や，さまざまな働きをもつドパミン，セロトニン，アドレナリンなどがある．

GABA：γ aminobutyric acid

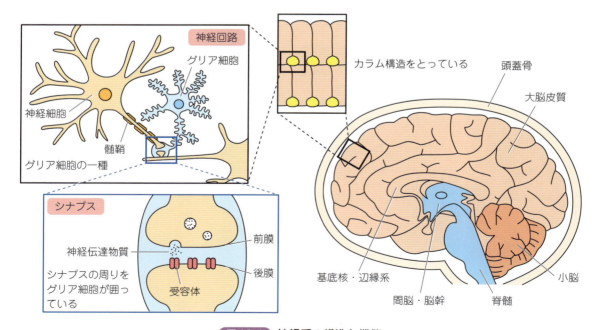

図13-1 神経系の構造と機能

第 13 章　神経疾患　185

主な分類	主な疾患
脳・脊髄血管障害	脳出血，脳梗塞，くも膜下出血，血管性認知症　など
感染性・炎症性疾患	髄膜炎（ウイルス性，細菌性など），ウイルス性脳炎・脊髄炎，亜急性硬化性全脳炎，進行性多巣性白質脳症，プリオン病　など
中枢神経系脱髄疾患	多発性硬化症など
神経変性疾患	アルツハイマー病，レビー小体型認知症，前頭側頭葉変性症，パーキンソン病，多系統萎縮症，ハンチントン病，脊髄小脳変性症，筋萎縮性側索硬化症　など
代謝性疾患	高フェニルアラニン血症，メープルシロップ尿症，ホモシスチン尿症，ムコ多糖症，ウィルソン病，ビタミン欠乏症　など
脳腫瘍	神経膠腫，髄膜腫，下垂体腺腫，頭蓋咽頭腫，転移性脳腫瘍　など
機能性疾患	てんかん，ナルコレプシー，片頭痛　など
中毒性疾患	鉛中毒，ヒ素中毒，カドミウム中毒，一酸化炭素中毒，アルコール中毒，薬物中毒　など
末梢神経疾患	ベル麻痺，ギランバレー症候群，慢性炎症性脱髄性多発ニューロパチーなど

表 13-1　神経疾患の分類

- グリア細胞は不要となった神経伝達物質の回収や栄養供給を行うなど，神経細胞の働きを支える役割をもっているが，近年，この他にもさまざまな働きを担っていることがわかってきている．
- **随意機能・高次機能**と**不随意機能・反射**の組み合わせにより，体のさまざまな働きを調整しているだけでなく，個人の「その人らしさ」が決定している．摂食は，咀嚼・嚥下の機能と消化器の機能とが十分に働くことで成り立っている．

② 神経系の異常と疾患（表 13-1）

- 心筋梗塞や血栓症，出血などにより血流が途絶えると，神経細胞は短時間で不可逆的に機能を失う．**脳出血**では，血流が途絶えることによる障害と，出血した血液による圧迫症状との両方が問題になる．
- 神経細胞・回路の機能喪失により，さまざまな症状がみられる．脳幹などで神経細胞死が起これば，個体の死に直結する．また，大脳皮質の障害により**運動麻痺**や**失語**が発生する．
- 中枢神経系の場合，閉鎖された空間に局在していることに起因した機能異常が起こる．例えば**髄膜腫**は分類としては良性腫瘍であるが，腫瘍が大きくなると他の脳領域を圧迫した症状（頭痛，嘔吐，麻痺など）が出るため，外科的治療が必要になる．
- 脳梗塞や神経変性疾患により高次機能が損なわれると，**認知症**などの高次機能障害が発生する．認知症により「その人らしさ」が失われることがある．

A 認知症

1 疾患の概要（表13-2）

- 認知機能低下などの高次機能障害とそれに伴う社会機能の低下が起こる．
- 定義 一度正常に発達した知性（認知機能・精神機能）が失われるものをいう．
- 原因 加齢が大きな要素であるが，その原因は複雑で，脳血管障害の後遺障害として発症するもの，アルツハイマー（Alzheimer）型認知症などのような変性疾患，アルコール中毒に起因するものなど，他の疾患の症状の1つとして認知機能低下が起こることもある．
- 疫学 65歳以上の高齢者における有病率は15.0％（462万人）である．各年齢の有病率を一定とみた場合でも2020年推定値は17.2％（602万人）とされている．
- 病態生理・症状 アルツハイマー型認知症などのように，認知機能低下が

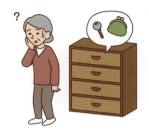

表13-2 認知症をきたす主な疾患とその特徴

	アルツハイマー病・アルツハイマー型認知症	レビー小体型認知症	パーキンソン病・パーキンソン症候群	前頭側頭型認知症	血管性認知症
主な原因	神経細胞へのアミロイドβの蓄積	αシヌクレインを主体とするレビー小体の形成	ドパミン放出の低下またはドパミン受容体の機能低下	前頭葉や側頭葉を主体とする萎縮	脳梗塞などの脳血管障害
主な症状・特徴	・健忘 ・抑うつに始まり，徐々に認知機能全般が低下 ・物盗られ妄想などのBPSD	・幻視，レム睡眠行動異常，人物誤認 ・記憶障害は軽度のことが多い ・パーキンソン症状	・振戦，筋固縮（筋強剛），無動（寡動，動作緩慢），姿勢反射障害など ・認知機能低下に加えて，抑うつやせん妄がみられる	・反社会行動（万引き，盗食，痴漢行為など） ・食行動の異常（同じものを食べ続けるなど） ・繰り返し行動（毎日同じ時間に同じルートで散歩するなど） ・影響の受けやすさ（目に入った看板を全部声に出して読むなど）	・脳血管障害が起こったことにより発症することが明瞭 ・ラクナ梗塞により発症する場合は経緯がわかりにくい ・意欲低下や運動機能障害など，脳血管障害が起こった領域により多彩な症状
検査所見	・海馬の萎縮が目立つ ・脳脊髄液中のアミロイドβの低下とタウ蛋白の上昇	・MIBG心筋シンチグラフィで心臓の取り込みが低下 ・海馬の萎縮は軽度 ・脳血流SPECTなどで後頭葉の血流低下	・除外診断（臨床症状が明らかであり，その他のパーキンソン症状を示す病気がないとき，パーキンソン病と診断）	頭部CTなどで前頭側頭葉主体の脳萎縮がみられる	脳血管障害を認める
治療薬など	・コリンエステラーゼ阻害薬（ドネペジル塩酸塩，ガランタミン臭化水素酸塩，リバスチグミン） ・NMDA受容体拮抗薬（メマンチン）	・ドネペジル塩酸塩 ・BPSDに対して抗精神病薬，漢方薬（抑肝散） ・薬物療法に抵抗性で副作用が出やすい	・アマンタジン塩酸塩，L-ドパ，ドパミン受容体刺激薬，モノアミン酸化酵素（MAO-B）阻害薬，ドパミン遊離促進薬など	・薬物療法の適応なし ・対症療法（デイサービスを導入し，好ましい行動様式を繰り返させる，など）	・再発予防のための血圧管理，抗血小板・凝固療法，糖尿病治療など

初期症状として現れることもあれば，**レビー（Lewy）小体型認知症**などのように，**幻視や錯乱**が目立つ場合もある．

- 認知症の周辺症状として認知症の行動・心理症状（BPSD）の理解と対策が重要である．主なBPSDとしては，幻覚・妄想，抑うつ，不安，易怒性・脱抑制，食行動異常（拒食・過食，異食）などがあげられる．
- 進行性であり，最終的には**日常生活動作（ADL）**の低下により，手厚い介護が必要になることが多い．血管性認知症では脳血管障害の再発により階段状に症状が悪化することもある．
- 診断 問診による認知機能検査［**改訂長谷川式簡易知能評価スケール**，**ミニメンタルステート検査（MMSE）**など］や，頭部CT・MRI，脳血流SPECT，PETなどの画像検査を行う．
- 治療 アルツハイマー病に対して4種類，レビー小体型認知症に対して1種類の保険適応薬が用いられるほか，BPSDに対してさまざまな薬剤が用いられる．基本は**進行抑制・対症療法**である．
- 介護環境の改善など，**患者本位の介護**を行う．短期の入院や施設利用も併用する．

BPSD：behavioral and psychological symptoms of dementia

ADL：activities of daily living

MMSE：mini-mental state examination
CT：computed tomography
MRI：magnetic resonance imaging
SPECT：single photon emission computed tomography
PET：positron emission tomography

2 栄養アセスメント

● 低栄養を早期に発見する

- 食行動の変化（食事に集中できない，偏食など）や食欲低下，嚥下障害による摂食障害から体重減少や低栄養，脱水を生じる．
- 身体計測や血液検査により，基本的な栄養状態の評価を行う．
- 栄養摂取量や食生活状況については患者本人からは正確な情報を得られない場合が多いため，家族や介護者などから栄養・食事調査を行う．
- 重度の認知症患者ほど嚥下能力が低く，誤嚥性肺炎の発症リスクが高まるため，嚥下機能を評価する．

3 栄養ケア

● 低栄養・嚥下障害への対応が重要である

- 低栄養状態では，ADLや免疫力が低下し，感染症や褥瘡発生のリスクとなる．
- 認知症は寝たきりの原因となるため，**栄養状態を改善し褥瘡を予防する**．
- 咀嚼・嚥下障害を併発している場合は，咀嚼・嚥下機能障害の食事療法に準ずる．
- 認知症患者は，非認知症者よりも転倒および骨折のリスクが高いため，骨粗鬆症予防・改善の食事療法（➡第17章）と環境整備など多面的なサポートで転倒予防に取り組む．
- 便秘は患者のQOLを阻害し，食欲低下につながることもあるため，**食物繊維の多い食事**，**水分摂取**，**プロバイオティクス**を取り入れる．
- 患者本人に接する際は，尊重・受容する姿勢を大切にし，個々人に応じた支援を行う．

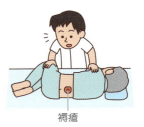

褥瘡

- 進行すると患者だけでは自己管理ができなくなるため，家族や介護者への栄養指導と連携が必要になる．
- 食品・料理等の調整 *n*-3 系多価不飽和脂肪酸を多く含む食品（青魚，えごま油，あまに油）の摂取は，アルツハイマー型認知症のリスクを低減させる．
- 独居では，家族のサポート，介護保険サービス（デイサービス，ホームヘルパー），配食サービスなどを利用する．
- 嚥下障害では，食形態や薬の副作用などを考慮するとともに，栄養補助食品を利用する．

B　パーキンソン病，パーキンソン症候群

1　疾患の概要

- ドパミン神経系の異常に伴う運動機能障害，自律神経障害である．認知症や抑うつ，せん妄を伴う．
- 定義 黒質緻密層ドパミン性神経細胞の変性により線条体のドパミンが低下するパーキンソン病（Parkinson's disease）と，パーキンソン病と同じような症状を示すその他の疾患をまとめたパーキンソン症候群（Parkinson's syndrome）とがある．
- 原因 パーキンソン病では黒質緻密層ドパミン性神経細胞にレビー小体が形成され，神経変性が起こることが知られているが，その原因はわかっていない部分も多い．パーキンソン症候群の中で，他の疾患の薬物治療（統合失調症に用いられる抗精神病薬など）の影響により発症するものもある．
- 疫学 パーキンソン病では遺伝子異常がある場合は 30 歳代，その他は 50〜60 歳代で発症する．有病率は人口 10 万人あたり 100〜120 人程度である．
- 病態生理・症状 振戦，筋固縮（筋強剛；これにより関節の動きがわるくなる），無動（寡動，動作緩慢；これにより表情が乏しくなる），姿勢反射障害（第 1 歩が出にくく，一度歩き出すと止まれなくなる）などがみられる．
- 認知機能低下に加えて，抑うつやせん妄がみられる．
- 診断 特徴的な臨床症状があれば，パーキンソン病・パーキンソン症候群である可能性が高く，診断ガイドラインに基づき診断する．アルツハイマー病の診断は除外診断（血管性・薬剤性パーキンソン症候群や多系統萎縮症など）が必要である．
- 治療 ドパミンの産生量を増やす，分解を抑制する，あるいはドパミン受容体を刺激する目的で，アマンタジン塩酸塩，L-ドパ，ドパミン受容体刺激薬，モノアミン酸化酵素（MAO-B）阻害薬，ドパミン遊離促進薬などを用いる．
- 外科的な方法（脳深部核刺激療法）を行うこともある．

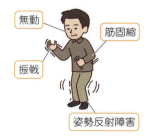

B パーキンソン病, パーキンソン症候群　189

② 栄養アセスメント

● 体組成, 筋肉量と嚥下障害の評価を行う

- 体重が減少することが多く, 運動機能の低下により筋肉量の低下をきたしやすい.
- BMI, 体重の変動, 上腕周囲長, 皮下脂肪厚 (TSF, SSF) など身体計測に基づく評価を行う.
- 血清アルブミン値などの血液検査と不随意運動や筋固縮などの状況を併せて栄養状態を評価する.
- 食欲低下につながる便秘, 悪心・嘔吐の有無を確認する.
- 食事調査では, 食事摂取量, 水分摂取, 摂取可能な食形態を評価する.
- 嚥下障害を併発することが多いため, 嚥下機能を評価する.

SSF : subscapular skinfold thickness (肩甲骨下部皮下脂肪厚)

③ 栄養ケア

● 咀嚼・嚥下障害の程度に応じた食形態にする

- 振戦や筋固縮が強い症例では, エネルギー代謝が亢進しているため栄養素量を補充する必要がある.
- 便秘を訴える患者が多いため, 水分摂取と食物繊維摂取を十分に行う.
- 治療薬であるL-ドパの内服中にアミノ酸を多量に摂取していると, 脳血管関門におけるアミノ酸との競合によりL-ドパの取り込みが少なくなり, 内服効果が得られない場合がある. 朝食・昼食のたんぱく質量を減らし, 夕食のたんぱく質量を増やすなど, 食事配分について主治医と検討する.
- 過度なたんぱく質制限により低栄養状態とならないように注意する.
- 咀嚼・嚥下障害を併発している場合は, 咀嚼・嚥下機能障害の食事療法に準ずる.
- 経口摂取が困難な場合は, 経管栄養や胃瘻による栄養補給を行う.
- 経管栄養では, 誤嚥対策は重要である.
- 食品・料理等の調整 便秘対策として, お茶やジュース, 牛乳を利用し**水分摂取が低下しないようにする**. 食物繊維の摂取には, やわらかく調理できるいも類, 豆類, 穀類などを活用する. プロバイオティクスも取り入れるとよい.
- 筋力が低下しているため, ごぼう, ひじきなど固い食品は避ける.

第14章 摂食障害

❶ 摂食障害の定義と疫学

- 摂食障害とは心理的な背景によって引き起こされる食行動の異常であり，**高齢者における「食べられない」などの症状とは区別して考えるべきである.**
- 1960年代以降，急増しているようにもみえるが，19世紀の英国や18世紀の日本の書物にも類似の不食症状の記載があるため，受診率が増えたのか有病率が増えたのかは不詳である.
- **神経性やせ症（anorexia nervosa；神経性食欲不振症）の患者はほとんどが女性**である一方，神経性大食症の患者の4割程度は男性である．女性において両方を合併することもある.
- **神経性やせ症は小学生の発症もみられる一方，神経性大食症は大学生世代以降の発症**である.

❷ 摂食障害の症状

- 神経性やせ症では**肥満恐怖**があるため，喫食しない，喫食しても**代償行動**（嘔吐，**緩下薬等の乱用**，**過度な運動**など）を行うなどの特徴がある（表14-1）．肥満恐怖がなく代償行動を伴わない過食性障害というものもある.
- 神経性やせ症では食べることが理解できないというような知的な障害があるわけではなく，むしろ患者は知的レベルが標準以上であり，生真面目な性格のことが多い．一方で自己評価が低く，発端は学業成績の低下やダイエット志向などで，努力の結果として体重という数値に反映することに喜びを感じるところから悪化していくこともある.
- 神経性大食症の背景も心理的ストレスであるが，一般的なストレス発散の「やけ食い」が悪化するということではない.
- 神経性やせ症から神経性大食症に移行することもあるが，逆はまれである.
- **隠れ食い**（家族など人前で食事をとらない）がみられることもある．特に神経性大食症では，日中は肥満恐怖や止められない喫食行動の恐怖から絶食になり，低血糖症状を起こす夜間に大量喫食という行動を繰り返し，睡眠リズム障害を合併することもある.

表14-1 摂食障害の症状

	過食	肥満恐怖	代償行動	低体重
神経性やせ症（神経性食欲不振症）	なし	あり	あり	あり
神経性大食症	あり	あり	あり	なし
過食性障害	あり	なし	なし	なし

- アルコール依存症など，他の依存性の障害が起こりやすい（短期間で重症化する）ともいわれている．また，うつ病等を合併することがある一方，うつ病の一過性症状としての過食などとは鑑別しなくてはならない．

❸ 摂食障害の治療または対応

- いずれも症状が多彩であるため，精神科のみならず各科で初診となる場合が多い一方，**認知行動療法**が必須であるため，精神科・心療内科との連携が重要である．
- 独特の行動パターン（隠れ食い，食べ吐き）や入院のため，社会生活に支障をきたすことも多く，社会福祉的サポートを含めた長期的な対応が必要である．慢性化・難治化することもあり，餓死・自殺により命を落とすことがある．
- 低栄養状態時の栄養療法においては，**リフィーディングシンドローム**に注意する．

column

リフィーディングシンドローム

　リフィーディングシンドロームの最古の記録は 1581 年の鳥取城の兵糧攻めであるとされている（Kano Y et al., Am J Med Sci. 366:397-403, 2023）．城が明け渡されたのち，豊臣秀吉が救助者に粥をふるまったところ，大量に食べた人々が次々と死んでいったという報告がある．この他にも，遭難者に対して急激に食事を与えてはいけないというような情報は，歴史書や物語の中でも時々目にすることがある．慢性的な低栄養状態では ATP が枯渇するだけではなく，細胞内のカリウムやマグネシウム，リンなども不足する．この状態で急激に栄養が負荷されると，インスリン分泌による細胞内への糖の取り込みも急激に起こるが，このときに，カリウムも大量に細胞内に移動する（これにより，低カリウム血症が起こる）．糖が入ったことにより ATP 合成が亢進するが，この際に必要になるリンも細胞内に取り込まれる（これにより，低リン血症が起こる）．また，マグネシウムも細胞内のさまざまな化学反応に必要であり，これも細胞内に取り込まれる（これにより，低マグネシウム血症が起こる）．低カリウム血症，低リン血症，低マグネシウム血症，それぞれでどのような症状が出るかを本書の該当項目で確認してみよう．それらの症状が同時に発生すると考えれば，非常に危険な状態であることがわかるであろう．このほかにもビタミン B_1 の急激な消費による枯渇なども起こる．これらのことから，リフィーディングシンドロームは，十分な対応を行わない限り，心不全などにより死に至る恐ろしい病態であるとおわかりいただけるであろう．飢餓状態の症例に出会ったときには，「おなかが空いているからたくさん食べさせてあげよう」ではダメなのである．

A 神経性やせ症（神経性食欲不振症）

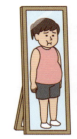
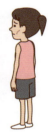

1 疾患の概要

- 喫食量の制限と過剰な消費・排泄行為により，適正体重を大幅に下回った状態にもかかわらず，**本人に病識（自分が病気であるという自覚）が乏しい**状態である．
- 定義 適切な体重に比べ有意に低い体重であるにもかかわらず，**体重増加に対する恐怖・拒否**がある，かつ，**適切な体重・体型に対するゆがんだ認識**をもっている状態である．
- 原因 家庭環境・養育環境なども原因の1つであるが，それがすべてではない．遺伝的な要素も指摘されているが，基本的には未解明である．
- 疫学 女性の生涯有病率は0.9％程度ともいわれている．10万人あたり数百人程度という報告もある．女性に圧倒的に多く，男性患者は5～10％程度である．
- 症状 体重増加に対する恐怖・拒否があるため，極端に食べない，無理に消費・排泄しようとする，またはその両方である．症状としては，低体温，低血圧，徐脈，無月経などである．血液検査所見としては，貧血，白血球減少などがみられるほか，尿検査でケトン体陽性となる．
- 消費・排泄の例として，過度な運動（小学生において，食後すぐに走りたがるなどの報告がある）や緩下薬・利尿薬の乱用などがある．
- 本人の病識がきわめて乏しく，自ら受診に至るケースは少ない．また，他の疾患によるやせに比べて徐々に体重減少が起こるため，**低体重にもかかわらず，本人は活動的**である．
- 体重が大きな関心事項となっており，100 g単位の変化で喜怒哀楽の感情が急変する．100 gの体重増加で**希死念慮**（死んでしまおうと思うこと）をもったり，**自殺企図**（死に至る行為をすること）をしたりすることもあるので注意が必要である．
- 診断 年齢標準体重に比べ有意に低い体重，肥満に対する恐怖，または体重増加を妨げる行動（不食，過度な運動，緩下薬等の乱用）をする．自己の体型に対するゆがんだ認識をもっている．
- 自分の感情をうまく伝えられない，空腹の感覚がわからないなどの症状があることも多い．
- 筋力低下や食生活の不良による便秘（緩下薬乱用による影響のこともある），う歯（嘔吐のため）などがみられる一方，血液検査の数値は正常範囲であることもある．慢性例では骨粗鬆症や直腸脱がみられることもある．
- 治療 急性期の治療においては，生命維持が可能な体重に戻すための栄養療法が優先される．リフィーディングシンドロームに注意しながら，徐々に栄養を入れていく．

- 慢性期の治療は**認知行動療法**が主軸であり，家族も含め，食習慣や体重に対する考えを修正していくことが重要である．目標体重を設定することが多い．

② 栄養アセスメント

● 栄養状態，食事摂取状況，日常生活活動，精神状態を把握する

- 体重（BMI，%IBW，%UBW），体重減少率，体脂肪率，皮下脂肪厚（TSF，SSF），上腕周囲長などの身体計測により栄養状態を把握する．
- 血液検査により，栄養状態，肝障害の有無，貧血の有無，血糖値の変動などを評価する．
- 電解質異常を生じやすいため血中のカリウム，クロール，ナトリウム，リン，マグネシウムなどをモニタリングする．
- 骨密度低下を合併していることが多いため，骨密度検査を行う．
- 食事記録や24時間聞き取り法などにより摂取栄養量を評価するとともに，異常摂食行動を把握する．

③ 栄養ケア

● 摂取エネルギーの維持に重点を置く

- **基礎代謝は低下しているが，過活動のためエネルギー消費は比較的多い**．
- 患者の身長，体重，年齢，生活活動に応じたエネルギーが必要であるが，極度の低栄養状態では**栄養療法開始時にリフィーディングシンドロームを起こす**ので注意する．
- リフィーディングシンドロームの予防のためには，基礎代謝程度のエネルギー量または必要エネルギー量より若干少ないエネルギー量800〜1,200 kcal/日（経腸栄養の場合は300〜600 kal/日）から開始し，少しずつ増量する．
- **体たんぱく質の異化亢進状態にある**ため，1.0〜1.2 g/kg標準体重/日への回復を目指す．
- 体重増加量の目安は，入院患者では1週間で0.5〜1.0 kgとするが，外来患者では0.5 kgを超えないようにする．
- 浮腫の防止のため，食塩制限を行う．
- 経口による摂取量が少なく，低栄養状態が著しい場合は，状態に応じて経管栄養や中心静脈栄養を併用する．
- 誤ったボディイメージがあり，食べ物のことが頭から離れないにもかかわらず，食べることへの恐怖感があるなど，患者の心理や行動の特徴を理解する．
- 食事に対する関心が強く，患者から食事に関する質問や意見を伝えてくることがあるので，それに答えていくことが大切である．
- 食品・料理等の調整 患者には食事の好みに特性がある（表14-2）ので，話をよく聞き，食事へのこだわりの原因やパーソナリティ，環境などの患者背景を理解し，個人に応じた栄養食事指導を実施する．

表 14-2 神経性やせ症患者の食品選択の傾向

太りやすいと考える食品・料理	炭水化物食品（ご飯，パン，麺，いも），脂質食品（揚げ物，炒飯，クリームシチュー，バター，マーガリン，マヨネーズ），乳製品（牛乳，チーズ），脂身の多い肉類・魚類，菓子類
安全と考える食品・料理	こんにゃく，きのこ類，海藻類，野菜類（煮物，和え物，ノンオイルドレッシングを使用したサラダ，スープ），焼き魚

- 見た目がコンパクトで栄養価の高い食材を利用する．
- たんぱく質，鉄，ビタミン，ミネラルの積極的な摂取を心がける．

B 神経性大食症

1 疾患の概要

- 神経性過食症（bulimia nervosa）ともいう．一定時間（例えば 2 時間程度の間）に，通常の人が食べるよりもはるかに多い食事を摂取する．代償行動として主に **自己誘発嘔吐** を行うことが多い．
- 神経性やせ症（神経性食欲不振症）ほどではないが，自己評価と体重が結びついている．
- **定義** 自分で抑制することのできない過剰な喫食を行う．代償行為として自己誘発嘔吐（最多），緩下薬・利尿薬使用，絶食，過度な運動などをする．
- **原因** 神経性やせ症と同様，ストレス等の影響が指摘されているが，原因はわかっていない部分も多い．神経性やせ症から発展することもあるため，同様なメカニズムにより発症している可能性もあるが，神経性大食症から神経性やせ症へ移行することはまれである．
- **疫学** 男性にも多くみられる疾患である．女性の生涯有病率は 3.5 % といわれている．
- **病態生理・症状** 明らかな過食エピソードを 3 ヵ月の間で少なくとも週 1 回は繰り返す．
- 食べることに自己抑制ができないという感覚がある．
- 肥満恐怖があるため，自己誘発嘔吐など体重増加を妨げる行為をとる．
- 過食中は高揚感を伴うこともあるが，**苦痛に感じている** ことが多い．また，家族などに見られることを嫌った隠れ食いや，**嘔吐後の自己嫌悪感から再度過食** に陥ることもあるなど，悪循環に陥りやすい．
- 過食によりインスリンが分泌されるにもかかわらず強制的に嘔吐するため，低血糖になりやすい．この低血糖も次の過食の誘因となりうる．
- 家族に隠れて過食するため，夜間の喫食が増える．これにより睡眠リズム障害を合併することもある．
- 過食するための食品を万引きするなど，社会生活に支障がでることもある．
- **診断** 上記症状がみられれば診断に至る．

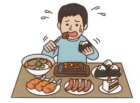

- **治療** 家族など周囲の人も含めた認知行動療法による食行動の修正が重要である.
- **行動記録をつけるセルフヘルプ**や，記録に基づき指導を行う**ガイデッドセルフヘルプ**を行う.
- 海外では認知行動療法が主体であるが，日本では実施施設が少なく，薬物療法を行うこともある．選択的セロトニン取り込み阻害薬（SSRI）を用いる.

SSRI : selective serotonin reuptake inhibitor

2 栄養アセスメント

● 栄養状態の把握と血清電解質のモニタリングが大切である

- 体重や BMI が正常であっても食事パターンや栄養摂取量，身体組成が正常とは限らないので必ず栄養アセスメントを実施する.
- 脱水，むくみ，テタニー，吐きダコ，口腔・食道・胃の炎症，う蝕，低血糖，低血圧，電解質異常などについて評価する.
- 嘔吐・緩下薬の乱用による低カリウム血症は，不整脈や心不全，腎機能障害などを引き起こし，場合によっては死に至るので注意が必要である.

3 栄養ケア

● 正常体重範囲内での安定化と，合併症の改善を目指す

- 神経性やせ症に準ずる.
- 経口摂取が基本である.
- 経口のみで体重増加が不十分な場合は，経鼻経管栄養などを併用する.
- 神経性大食症の患者では，食事制限とその代償としてむちゃ食い，嘔吐を繰り返していることが多い.
- 食事制限がむちゃ食いの引き金になっていることを教え，食事制限を減らして規則的にバランスのよい食事がとれるように指導する.
- 体重調整のための排出行動（嘔吐，緩下薬，利尿薬）は，**水分バランスや電解質の異常を生じ，生命そのものへの危険となる**ことを説明する.
- 患者との信頼関係を確立し，何回挫折しても必ず治ることを繰り返し説明する.

第15章 呼吸器疾患

1 呼吸器の構造と機能

- 呼吸器は上気道（口腔，鼻腔，咽頭，喉頭），下気道（気管，気管支，細気管支，呼吸細気管支），肺から成る器官である．
- 右肺は上葉・中葉・下葉の3葉に，左肺は上葉・下葉の2葉に分けられる．
- 気管は長さ10〜12 cmであり，食道の前を通って，左右の気管支に分かれる．
- 右主気管支は太くかつ短い．左主気管支は細く長い．
- 気管支の分岐角度は右が小さく，左は角度が大きい．
- **分岐角度**の違いで，誤嚥した食べ物や唾液は右肺下葉に流れ込み肺炎を起こすことが多い．
- **気管と食道**が接している部分が筋肉だけであるため柔らかく，食道がんが気管に浸潤し，瘻孔（通路のこと）ができ食物や唾液が気管に入り咳症状や肺炎を起こすことがある．
- 気管支上皮は主に線毛円柱上皮で構成され，線毛によって異物を排出する働きがある．

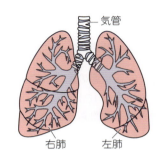

気管／右肺／左肺

2 呼吸器の働き

- 肺は呼吸を司る器官であり，ガス交換を行い，酸素を取り込み二酸化炭素を排出する．
- 成人の呼吸回数は安静時には15〜20回/分である．運動時には増加し，運動能力の高い人の場合60回/分に達する．呼吸回数が多くなると消費エネルギーは大きくなる．
- 動脈血の酸素飽和度は，健常人であれば97％以上あり，95％前後ではやや低下，90％以下では呼吸不全の状態となり，酸素吸入が必要となる．
- 肺機能検査ではスパイロメータを用いて肺の容積や換気機能を調べる．
- この検査により時間ごとの肺気量を測定したスパイログラムが得られることで，肺気量分画（図15-1）を求めることができる．
- 肺気量分画には，1回換気量，予備吸気量，最大吸気量，予備呼気量，肺活量（VC），残気量，機能的残気量，全肺気量がある．
- 呼吸器疾患の評価によく用いられる指標として，%肺活量と1秒率がある．
- %肺活量（%VC）は肺活量の基準値に対する測定値の割合であり，〔（実測肺活量÷予測肺活量*）×100（％）〕で計算できる．基準は80％以上である．
- 1秒率（FEV_1/FVC）とは努力性肺活量（FVC）に占める1秒量の割合であり，（1秒量÷努力性肺活量）×100（％）で計算できる．基準は70％以上である．1秒量とは最大吸気の後，一気に呼出する（吐き出す）

VC：vital capacity
FEV_1：forced expiratory volume in one second
FVC：forced vital capacity

- **予測肺活量**：性別，年齢，身長より求められた肺活量の基準値．

- **努力性肺活量**：最大吸気の後，一気に勢いよく吐き出せる空気の量．

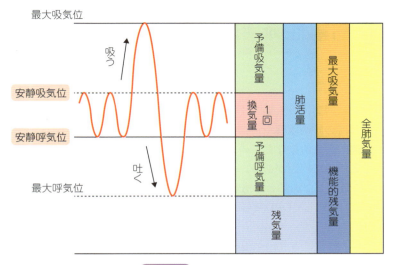

図 15-1 肺気量分画

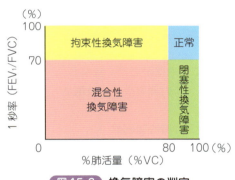

図 15-2 換気障害の判定

際の最初の1秒で呼出した空気の量である．

3 呼吸器の異常

- 喘息や慢性閉塞性肺疾患（COPD）では肺や胸郭はスムーズに広がるため吸気は容易に吸うことができる．呼気時になんらかの気道狭窄状態となるため，ゆっくりでないと呼気しにくく，1秒率が70％未満に低下する．これを閉塞性換気障害という（図 15-2）．
- 間質性肺炎や結核後遺症の状態では，気道閉塞はないため呼気は容易に吐くことができる．しかし，肺・胸郭が広がりにくく，吸気しづらい状態となり，％肺活量が80％未満となる．これを拘束性換気障害という．

COPD : chronic obstructive pulmonary disease

A　COPD（慢性閉塞性肺疾患）

1 疾患の概要

- 定義 タバコを主とする有害物質を長期間に吸入曝露することなどにより生ずる肺疾患．徐々に進行する労作時の呼吸困難や慢性の咳・痰を示す．
- 原因 有毒な粒子やガス（タバコ煙，大気汚染など）の外因と $α_1$-アンチトリプシン欠乏症などの遺伝因子といった内因がある．
- 疫学 多くは**喫煙者**で40歳以降に発症し，加齢とともに増加する．男性に多い．40歳以上の有病率は8.6％．ただしCOPDと診断されていない患者も多い．
- 病態生理・症状 タバコ煙などの有害物質により，気道や肺に炎症が生じる．

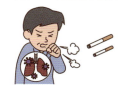

COPDの代表的な症状

慢性の咳・痰

- 炎症に伴って気道や肺に集まってきた炎症細胞からプロテアーゼ（たんぱく質分解酵素）やオキシダント（活性酸素）が産生され，組織を傷害し，炎症が増強される．
- タバコなどが反復刺激を起こすことによって，炎症による障害が不可逆的な状態に増悪し，COPDが引き起こされる．
- COPDは末梢気道の気管支が炎症を起こすことで気道壁が肥厚，狭窄し，気道分泌物が貯留することで**閉塞性障害**を起こす．また肺胞構造が破壊され，気腔が拡大する．
- 症状は慢性の咳嗽，喀痰，ときに喘鳴，進行性の**労作時呼吸困難**．

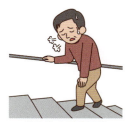

労作時の呼吸困難

- 診断 危険因子の存在（40歳以上，長期の喫煙歴など），慢性の**咳嗽**，**喀痰**など，特徴的な身体所見を認める場合に，呼吸機能検査を行う．
- 気管支拡張薬投与後に1秒率（FEV_1/FVC）＜70％，ピークフロー*の低下となり（図15-3），各種検査（X線検査・CT検査・心電図・血液・生化学検査）によって気管支喘息などの他疾患が除外されるとCOPDと診断される．

> 📖 ・ピークフロー：息を吐きだすときの勢いのことを指す．

- 治療 進行性の疾患であるため，以下の管理目標となっている．
  ①症状およびQOLの改善
  ②運動耐容能と身体活動性の向上および維持
  ③増悪の予防
  ④疾患進行の抑制および健康寿命の延伸
- 対標準1秒量*（%FEV_1）によってⅠ～Ⅳ期（軽度～きわめて高度の気流閉塞）に病期分類される．
- 安定期では，全病期において禁煙は進行を抑制し生存率の改善をもたらす．
- インフルエンザ（すべての患者）・肺炎球菌ワクチン（65歳以上は全員，65歳未満でも病期により推奨）の接種．
- 有症状の患者に対して，薬物療法を行う．**長時間作用性抗コリン薬（LAMA）/長時間作用性$β_2$刺激薬（LABA）**の単剤使用が第1選択である．

> 📖 ・対標準1秒量：性別，年齢，身長より求められた1秒量の基準値に対する測定値の割合．

LAMA：long-acting muscarinic antagonist
LABA：long-acting $β_2$ agonist

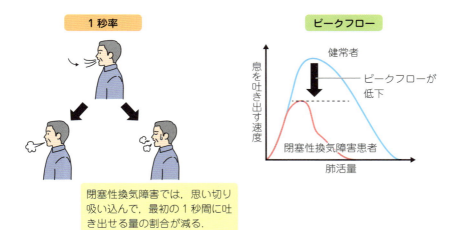

図 15-3 閉塞性換気障害と1秒率，ピークフロー

- 低酸素血症のある重症例では長期酸素療法／**在宅酸素療法**（LTOT/**HOT**）がQOLや生存率を改善する．
- **呼吸リハビリテーション**も有用である．
- 呼吸筋酸素消費量の増大や食欲不振が原因となり，高率に栄養障害，体重減少がみられる．
- 栄養療法は体重減少を抑え，生命予後を改善する．

LTOT : long-term oxygen therapy
HOT : home oxygen therapy

2 栄養アセスメント

- 慢性的に咳，痰，労作時呼吸困難があり，進行とともに食欲低下により体重減少（やせ）となるのが特徴である．
- 重症になると，安静時呼吸困難となる．血液中の酸素が不足し，皮膚や粘膜が青紫色になる**チアノーゼ**が現れる．
- 摂食量の減少による体重減少と栄養状態低下に対して，食事摂取状況，身体計測，血液検査値をもとに評価する．
- 呼吸運動増加によるエネルギー消費量増大を考慮し，安静時エネルギー消費量（REE）を把握する．また，呼吸筋による血液中の分枝アミノ酸（BCAA）の消費に対して，可能であれば血漿アミノ酸分析を参考にする．

食欲低下による体重減少

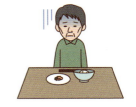

REE : resting energy expenditure

3 栄養ケア

- 食事療法は，以下のように考える．食欲低下による摂食量低下が起こるので少量頻回食とする．

1）十分なエネルギー摂取

- エネルギー摂取量の減少とREEの増加により，体重減少が起こる．亢進したエネルギー消費を補うため，REEの1.5倍～1.7倍程度とする．
- 体たんぱく質の異化を防ぐために，十分なエネルギー摂取が必要である．

2）糖質，脂質
- 高糖質食を避ける［糖質の呼吸商（RQ）=1.0，脂質のRQ=0.7で糖質はより多くのCO_2を産生し，換気の増加や呼吸不全を悪化させる］．
- **低糖質・高脂質食**（脂質エネルギー比率50％以上）が推奨される［高脂質経口流動食（プルモケア）は，脂質含量が多い］．

3）たんぱく質（十分な良質たんぱく質の補給）
- 消耗状態のため，たんぱく質必要量は通常の1.5〜2倍程度にもなる．ちなみに，一般的なたんぱく質必要量は，1.0 g/kg標準体重/日程度である．
- 血液中のフィッシャー比（→ p.125）のモル）が低下し，アミノ酸インバランスが起こる．そのため，BCAAを多く含む食品を積極的に摂取する．

4）その他
- 原因の大部分が喫煙なので，厳格な禁煙指導が必要である．

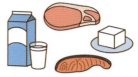

良質なたんぱく質の例

・十分なエネルギー
・低糖質・高脂質
・良質なたんぱく質の摂取が必要

B　気管支喘息

1 疾患の概要

- **定義** 気道の慢性炎症が病態であり，症状のある発作時と症状のない非発作時のように変動する．気道狭窄（喘鳴，呼吸困難）や咳嗽などの症状が特徴．スパイロメトリーで**閉塞性換気障害**（息が吐きにくい状態）をきたす．
- **原因** 発病因子として，遺伝子素因，アレルギー素因（IgEを産生しやすい体質，アトピー疾患の家族歴），気道過敏性，アレルゲン［室内塵（ダニやハウスダスト）］，呼吸器疾患等がある．増悪因子は，大気汚染，運動・過換気，感染，喫煙，飲酒，刺激物の吸入，気象，ストレス等である．
- **疫学** 有病率は小児で約8〜14％，成人で約9〜10％である．
- **病態生理・症状** 炎症細胞によるさまざまな炎症性メディエータやサイトカインの作用により喘息の気道炎症が生じる．
- 気道に炎症が起こると気道が狭窄する．その病態は可逆的変化として①気道平滑筋の収縮，②気道粘膜の浮腫，③気道粘液の分泌である．不可逆的変化として慢性の炎症に伴って気道のリモデリング*が起こる．
- 症状は，夜間〜早朝に発作性の**呼吸困難**，**喘鳴**，**咳嗽**が反復してみられる．
- **診断** 喘息を疑う臨床所見［発作性の呼吸困難・喘鳴・咳嗽・胸部絞扼感の反復（季節の変わり目や夜間，早朝に多い）］，病歴（症状が運動や呼吸器感染症，天候の変化で誘発されている），問診（他のアレルギー疾患の有無，家族歴）を行う．
- **治療** 長期管理薬と発作治療薬に分けられる．長期管理薬は**吸入ステロイド**（ICS）である．コントロール不十分な場合，長時間作用性**β₂刺激薬**（LABA），長時間作用性抗コリン薬（LAMA），ロイコトリエン受容体拮抗薬（LTRA）等を併用する．
- 発作治療薬としてまずは短時間作用性β₂刺激薬（SABA）の吸入，内服

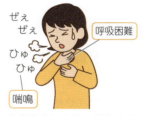

気道狭窄により，喘鳴や呼吸困難が生じる．

- **気道のリモデリング**：喘息症状が長期に続いたり，適切な治療をしなかったりすると，炎症が続き，気道の線維化，狭窄，気道過敏性の亢進が起こること．

ICS：inhaled corticosteroid
LTRA：leukotriene receptor antagonist
SABA：short-acting β₂ agonist

を行う．その際，必ず吸入ステロイドによる長期管理の追加治療として用いる．そのほか発作の程度に応じて，ステロイド点滴，アミノフィリン点滴，酸素吸入，アドレナリン皮下注を行う．重篤な場合は人工呼吸管理を行う．
- コントロール不良な重症アトピー型喘息患者には，抗IgE抗体薬の適応がある．ステロイドの吸入では副作用として嗄声，口腔・咽頭カンジダ症をきたすことがあるため，吸入後は必ずうがいをする．

2 栄養アセスメント

- さまざまな要因によって喘息が引き起こされる．特に夜間から早朝にかけて，発作性の喘鳴，咳，痰を伴う激しい呼吸困難を起こす．呼吸困難からくる酸素不足によりチアノーゼを呈する．ひどい場合は，意識障害になる．発作が治まると全く症状はない．
- 血液検査では，末梢血液中の炎症細胞である好酸球の増加やIgE抗体の上昇（アトピー型の場合）が認められる．
- 喀痰検査においても，炎症反応としての喀痰中の好酸球の増加がみられ，気道過敏性テストにおいて気道の反応性の亢進がみられる．
- 呼吸機能検査では，1秒率とピークフローの低下がみられる（図15-3）．
- 検査による栄養状態の把握，問診による生活環境や発作誘発因子の把握，食事調査による栄養摂取状況の把握が必要である．

3 栄養ケア

- 食物アレルギーやハウスダスト，ダニ，細菌，花粉などに対するアレルギーとのかかわりもあることから，食事由来のアレルゲンを含めて発作誘発因子を避けるよう食生活や衛生環境の改善を提案する．また，疲労，ストレス，睡眠不足，気温変化や激しい運動もリスクになるため，体調管理に留意しこれらの因子を避ける．
- 食事を一度にたくさん食べすぎたり，炭酸飲料などを飲んだりすると，横隔膜が上がって呼吸がしづらくなり，発作が起きやすくなる．したがって，これらを避ける．
- 肥満も悪化因子であるため，適正なエネルギー摂取とし，減量する．また，魚油のEPA（エイコサペンタエン酸）やDHA（ドコサヘキサエン酸），植物油のα-リノレン酸の摂取は，炎症の抑制を期待できる．

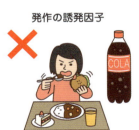

発作の誘発因子

C 肺炎

1 疾患の概要

- 定義 細菌やウイルス，その他の微生物感染によって生じる肺実質（肺胞腔，肺胞上皮）の急性炎症を総称して**肺炎**（pneumonia）という．
- 原因 肺炎は一般細菌感染による**細菌性肺炎**と，それ以外の原因微生物の感染による非定型肺炎（**マイコプラズマ肺炎**，**クラミジア肺炎**，**ウイルス肺炎**）に大別される．そのほか真菌による肺真菌症，寄生虫による肺寄生虫症もある．
- 疫学 肺炎は死因の第3位であり，肺炎患者のうち70歳以上の高齢者の肺炎の70%以上は**誤嚥性肺炎**であった．死亡率は高齢化に伴って増加傾向にある．
- 病態生理・症状 肺炎は発症場所によって，市中肺炎，院内肺炎，医療・介護関連肺炎に分けられ，原因菌がおおよそ予想され，治療方針を決めるうえで基本となる．症状は咳嗽，喀痰，呼吸困難，胸痛，発熱，倦怠感，低酸素血症などである．重症では敗血症，呼吸不全，ショック状態に至る．
- 市中肺炎の原因として細菌性肺炎では肺炎球菌（最多），インフルエンザ菌などである．
- 非定型肺炎ではマイコプラズマ（*Mycoplasma pneumoniae*），クラミドフィラ・ニューモニエ（*Chlamydophila pneumoniae*），レジオネラ（*Legionella pneumophila*）などが多い．
- 診断 検査では，血液検査でCRP等炎症反応上昇，胸部X線上の浸潤影，グラム染色，喀痰・血液培養検査での原因菌の確認を行う．
- 喀痰の遺伝子検査（PCR法，LAMP法），血清抗体価，薬剤感受性試験を行う．
- 治療 原因菌が判明する前にエンピリック（経験的）治療を開始し，原因菌がわかり次第，感受性のある狭域の抗菌薬に変更する．
- 市中肺炎では**細菌性肺炎にはβ-ラクタム系抗菌薬**，**非定型肺炎にはマクロライド系やテトラサイクリン系，ニューキノロン系**が基本で，重症度や患者の状態（年齢，基礎疾患），症状，検査所見に応じて抗菌薬を選択する．
- 軽症例には経口投与の抗菌薬，重症例には静脈投与の抗菌薬を使用する．
- 重症例ではステロイドやグロブリン製剤も併用する．
- 酸素飽和度が低下する場合は酸素投与を行い，自力で呼吸できない場合は人工呼吸器管理する場合もある．
- 肺炎の治療では重症度判定することが重要である．

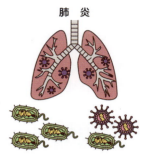

肺炎

細菌性肺炎　非定型肺炎

column
誤嚥性肺炎

ADLや全身機能の低下時に起きる嚥下障害（誤嚥）により生じる．誤嚥には摂食嚥下時の明らかな顕性誤嚥，夜間睡眠中など唾液等の誤嚥（不顕性誤嚥）がある．肺炎治療に加えて，嚥下障害の治療を行う．

column
まさか食欲不振の症状で……!?

快活で声が大きい70歳代Sさん．1ヵ月以上続く食欲不振で近医から紹介された．胃の検査予定だったが，血液検査で**低ナトリウム血症**（Na 120 mEq/L）と判明した．

低ナトリウム血症では食欲低下の症状がでること，さらに進行すると神経症状もでるため，慌てて生理食塩水の点滴でナトリウム補充を開始した．ところが腎機能は正常なのに点滴をしても尿がほとんど出ない！　1日に尿量400 mLの乏尿と判明した．

原因は一体なにか？　内分泌疾患，心不全，肝硬変などが担当医師の頭を駆けめぐった．

CT検査を行ったところ，4 cm大の肺がんが見つかった．がん細胞が産生した抗利尿ホルモン（ADH）が腎臓の集合管に作用し，水が再吸収され乏尿となり，血液が水で希釈され低ナトリウム血症となっていたのだった．つまり，**バソプレシン不適合分泌症候群（SIADH）** を生じていたことになる．

咳や血痰といった肺がんによくみられる症状はなかったが，Sさんは1日40本のヘビースモーカーだった．

② 栄養アセスメント

- 栄養状態の低下，免疫能の低下は，感染症のリスクを高め，肺炎の発症原因になり，悪化因子にもなる．
- 血液検査においてCRP陽性，白血球数上昇が認められる．
- 血液検査データとともに，食事摂取量と体重変化の有無について評価する．

③ 栄養ケア

- 一般に，症状は一過性であるが，食欲低下による食事摂取量の低下が起こる．そのため，食事摂取量を把握し，摂取栄養量の不足分を補う．
- 経口的な摂取が不十分である場合は，経静脈栄養も検討する．
- 熱が治まると食欲も戻るが，発熱による発汗で水分や電解質も失われていることや水分摂取量も減っているため，脱水に注意して水分や電解質の補給を行う．

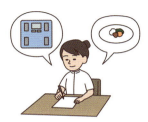

食事摂取量と体重変化を評価する．

第16章 血液系の疾患・病態

- 血液は，固形成分である血球成分と液体成分である血漿に分かれる（図16-1）.
- 血球成分は約45％であり，血液全容積に対する血球成分の比率を**ヘマトクリット値**という.
- 血球成分には，赤血球がほとんどであるが，白血球，血小板などが含まれる.
- **血漿**には，アルブミンなどの蛋白や凝固因子などが含まれており，抗凝固剤なしで採血をした場合に，血球成分の凝血により血球成分と凝固因子とフィブリノーゲンが沈殿する．これを血餅といい，液体成分を**血清**という.
- 骨髄の造血幹細胞から主に以下の3つが作られる（図16-2）.

❶赤血球

- **赤血球**は，核はなく，中央が陥凹した円盤状の形態である.
- 赤血球の中にはヘモグロビンが含まれている.
- **ヘモグロビン**は，鉄を含んだヘムとグロビンという蛋白からなる.
- ヘモグロビンは，酸素を結合して末梢の組織に酸素を運搬する.
- 赤血球の寿命は約 **120 日**である.
- ヘモグロビンの分解産物である**ビリルビン**は，肝臓から腸内に排出される.

❷白血球（表16-1）

- **白血球**は，顆粒球，単球，リンパ球からなる.
- 顆粒球には，**好中球**，好酸球，好塩基球がある.

血液の成分

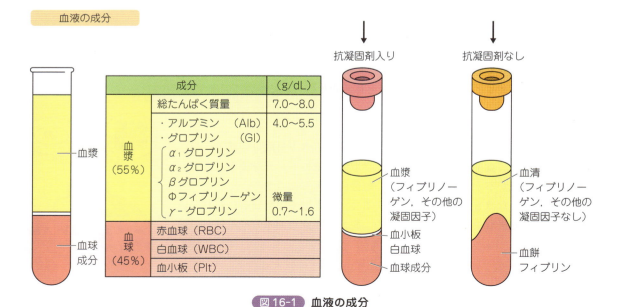

図16-1 血液の成分

第 16 章 血液系の疾患・病態　205

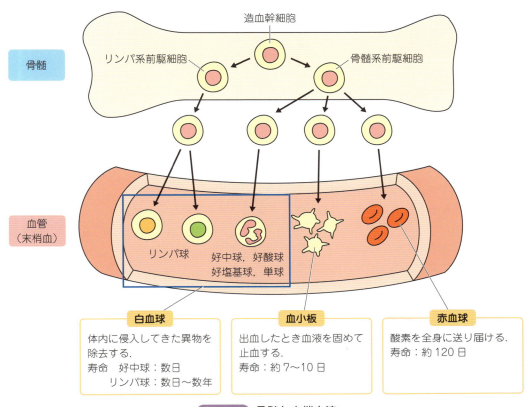

図16-2 骨髄と末梢血液

表16-1 白血球の分類と機能

分類		機能
白血球	好中球	強い貪食能力をもち，細菌などの体内の有害物質を取り除く
	好酸球	アレルギー反応に関与する．アレルギー疾患で増加し，アレルギー反応を抑制するように働く
	好塩基球	アレルギー反応に関与する．好塩基球の顆粒に含まれるヒスタミンが炎症部位の血管拡張を，ヘパリンが血液凝固を抑え，好中球の働きを助ける
	リンパ球	免疫反応の主役を担う．T細胞（Tリンパ球）とB細胞（Bリンパ球）がある
	単球	マクロファージや樹状細胞のもとになる細胞．マクロファージは生体内に侵入した細菌，ウイルスや死んだ細胞を貪食する．樹状細胞は抗原を取り込むと，脾臓などに移動し，T細胞やB細胞を活性化する

- 好中球は，細菌などの侵入物の防御機構として，侵入物を貪食，消化，殺菌を行う．
- 好中球は，感染症，炎症などで血液に動員されることで増加する．

❸血小板
- 血管壁が損傷したときに血小板が集合して血栓を作り，損傷部分をふさぎ止血となる．これを血小板凝集という．

A 貧血

1 疾患の概要

- 定義 ヘモグロビン，ヘマトクリットが減少した状態を**貧血**（anemia）という．
- 診断 成人では，ヘモグロビンで男性は 13 g/dL 未満，女性で 12 g/dL 以下となる．
- 症状 原因によって以下のような症状がある．
- 組織への酸素供給不足によるもの：易疲労感，めまい，頭痛，狭心痛，息切れなど．
- 循環血液量，赤血球量の減少によるもの：蒼白，起立性低血圧，浮腫など．
- 心拍出量の増加によるもの：動悸，機能性雑音など．
- 分類 赤血球指数の平均赤血球容積（**MCV**）と平均赤血球ヘモグロビン濃度（**MCHC**）の値によって以下のように分類される．
  ① **小球性低色素性貧血**（MCV **80 fL** 未満，MCHC **30%** 未満）：**鉄欠乏性貧血**，慢性炎症，感染症に伴う貧血など．
  ② **正球性正色素性貧血**（MCV 80〜100 fL，MCHC 31〜36 %）：溶血性貧血，骨髄不全（白血病，再生不良貧血など），急性出血があり，骨髄不全の1つとして**腎性貧血**も含まれる．
  ③ **大球性正色素性貧血**（MCV 100 fL 以上，MCHC 31〜36 %）：**巨赤芽球性貧血**（ビタミン B_{12} または**葉酸欠乏**），非巨赤芽球性貧血（肝障害，アルコール多飲など）．

a. 鉄欠乏性貧血

- 特徴 貧血の中で最も多い疾患．
- 一般的な貧血症状をもって受診する患者は少なく，他の疾患の検査中に偶然見つかることが大部分である．
- **スプーン状爪**，**舌炎**，口角炎，氷を食べたくなるなどの異食を認める．
- 診断 血清鉄の低下，血清フェリチン値の低下により診断する．
- 鑑別診断として，肝炎や膵炎，慢性炎症（リウマチ，自己免疫疾患など），がんなどの病態に伴う貧血の場合には，**血清鉄**は低下するが，**血清フェリチン**（貯蔵鉄）は増加する．
- 原因 慢性出血（胃潰瘍，大腸がん等），子宮筋腫，月経過多，鉄吸収障害（胃十二指腸摘出術）など．
- 治療 食事に含まれる鉄にはヘム鉄と非ヘム鉄があり，非ヘム鉄は二価鉄となり吸収される．
- 三価鉄は還元剤により二価鉄となることから，食事からの鉄の吸収率を上げる目的でビタミンC等の服用が推奨されている．

❶ 鉄剤の投与
- 経口剤（二価鉄）少量から始める．

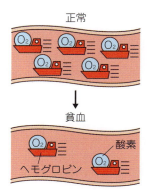

ヘモグロビン減少によりさまざまな症状が現れる．

MCV : mean corpuscular volume
MCHC : mean corpuscular hemoglobin concentration

鉄欠乏性貧血の特徴
（スプーン状爪）

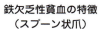

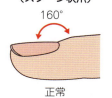
正常

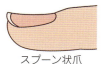
スプーン状爪

- 消化器症状の副作用に注意する．
- 副作用の軽減のため，胃粘膜保護薬の併用が推奨されている．
- 鉄剤の中止目安は，血清フェリチン値が十分上昇した時点とする．
  ❷注射剤：以下の場合に適応となる
- 胃腸症状が強く内服に耐えられない．
- 大量出血などで急速に鉄を補いたい．
- 鉄喪失量が多く経口投与が不十分である．
- 消化管に病変があり効果的鉄吸収が望めない．

b. 巨赤芽球性貧血

- 定義 **ビタミンB_{12}** あるいは**葉酸**の欠乏により造血細胞のDNA合成が障害され，骨髄に**巨赤芽球**とよばれる特徴的な赤芽球が出現する貧血の総称である．
- 原因 以下のような原因がある．
  ❶ビタミンB_{12}欠乏によるもの
  1. 摂食不足によるもの：菜食主義者（ビーガン），貧困
  2. 吸収障害：
     内因子の欠乏：悪性貧血，胃切除（全摘または部分切除），その他の内因子分泌障害（胃の悪性腫瘍など）
  ❷葉酸欠乏によるもの
  1. 摂取不足：偏食，アルコール中毒
  2. 吸収障害：薬剤による吸収障害［抗痙攣薬（フェノバルビタール），経口避妊薬，潰瘍性大腸炎治療薬］
  3. 利用障害：葉酸拮抗薬（メトトレキサート），ビタミンB_{12}欠乏，肝障害（肝硬変，慢性アルコール中毒）など
- 診断 **MCV上昇**，白血球数（WBC）3,000〜5,000/mL，好中球の核の過分葉（6分節以上），血小板減少を認めることが多い．
- 治療 原因別に以下の治療を行う．
  ❶ビタミンB_{12}欠乏によるもの
- ビタミンB_{12}製剤（メコバラミン，ヒドロキソコバラミン）の筋肉内注射
- 悪性貧血や胃全摘出後のビタミンB_{12}欠乏症には，ビタミンB_{12}製剤筋注を終生1〜3月ごとに繰り返す．
  ❷葉酸欠乏によるもの
- 成因の除去，食生活の管理を行う．
- 葉酸を投与する．

c. 悪性貧血

- 病態 **内因子**（IF）の分泌欠如あるいは**低下**によりビタミンB_{12}の吸収が低下した結果，発症する．
- 抗壁細胞抗体，抗IF抗体などの自己抗体が検出されることから自己免疫機序の関与が示唆されている．
- 症状 以下のような症状がある．
- 体重減少，脱力感/動悸，息切れ，めまいなどの貧血症状を呈す．

IF：intrinsic factor

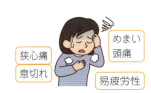

- 胸やけ，食欲不振，下痢，便秘などの消化器症状を呈す.
- 舌の疼痛，発赤［**ハンター（Hunter）舌炎**］
- 四肢のしびれ，知覚鈍麻，歩行障害などの神経症状を呈す.
- 診断 以下の検査所見により診断する.
- 大球性貧血を示す.
- 血清ビタミン B_{12} 値が $100\,pg/mL$ 以下に低下する.
- 高度の萎縮性胃炎を認める.
- 抗壁細胞抗体は 95% に検出も特異度は低い.
- 抗 IF 抗体の陽性率は約 60% だが特異度は高い.
- 高ビリルビン血症，血清乳酸脱水素酵素（LD）が増加する.

d. 腎性貧血
- 定義 腎機能の低下に伴う貧血である.
- 原因 エリスロポエチンの腎臓での産生障害による.
- 診断 正球性正色素性貧血を示す.
- 治療 リコンビナントヒトエリスロポエチンの投与が著効を示す.

② 栄養アセスメント

a. 鉄欠乏性貧血
● 栄養状態と貧血の成因・程度を把握する
- 身体計測により栄養状態を把握する.
- 血液検査により，アルブミン，ヘモグロビン，赤血球，白血球，MCV，MCHC，総鉄結合能（TIBC），血清鉄，フェリチンを評価する.
- 既往歴・現病歴から消化管潰瘍，がん，痔核，消化管切除歴などの有無を確認する.
- 食事調査からエネルギー摂取量，PFC 比率，動物性たんぱく質摂取量，鉄摂取量，ビタミン C 摂取量，葉酸摂取量を評価する.
- 食事回数，偏食，飲酒量と頻度，外食の頻度，ダイエット，信念による食事制限（宗教，マクロビオティックなど），家族の食嗜好などから，患者背景を把握する.

b. 巨赤芽球性貧血
● ビタミン B_{12} または葉酸欠乏の原因を把握する
- 菜食主義，偏食，ダイエットによる食品選択の偏りがないかを確認する.
- ビタミン B_{12} は，肉類または魚介類を摂っていれば食事による不足はほとんどみられない.
- ビタミン B_{12} の欠乏は胃全摘患者にみられる.
- 葉酸欠乏は，妊婦，アルコール依存症患者，抗てんかん薬服用者などでみられる.
- 血液検査は鉄欠乏性貧血に準じる.

3 栄養ケア

a. 鉄欠乏性貧血
● **ヘム鉄を多く含む動物性食品を積極的に食事に取り入れる**

- 必要エネルギー量，必要栄養素量は「日本人の食事摂取基準」に準じる．
- 鉄の推奨量は，18～29歳男性で7.0 mg/日，女性で6.0 g/日（月経ありでは10.0 mg/日）である．
- 貯蔵鉄が欠乏した状態では，鉄の吸収率が上がる．
- 鉄の吸収率は，ヘム鉄（肉・レバーなど動物性食品に多い）は10～30％，非ヘム鉄（野菜，穀類などの植物性食品に多い）は1～8％である．
- 非ヘム鉄の吸収率は，ビタミンCや動物性たんぱく質などと組み合わせることで高まる．
- 柑橘類など酸味の強い食品は，胃酸を分泌させ鉄吸収を促進する．
- 鉄だけにこだわらず，栄養バランスのよい食事を心がけるよう指導する．
- 食事療法だけで改善しない場合は，鉄剤を使用する．
- 食品・料理等の調整 鉄が多く含まれている食品を摂取する（表16-2）．
- 吸収を阻害するものとして，穀類や豆類に含まれるフィチン酸，お茶類に含まれるタンニン，大豆たんぱく質，食物繊維などがある．
- 濃い緑茶やカテキン茶と食事を同時に摂取するのは控える．
- 食品添加物としてのリン酸塩やカルシウム塩も鉄吸収を抑制するとされ，過剰に摂りすぎないようにする．

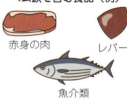

ヘム鉄を含む食品（例）

赤身の肉　レバー　魚介類

鉄の吸収率は10～30％

非ヘム鉄を含む食品（例）

緑黄色野菜　豆類

鉄の吸収率は1～8％

表16-2　鉄を多く含む食品

食品名	含有量（mg）（可食部100g中）	目安量	目安量中の含有量（mg）
豚レバー	13.0	50g	6.5
鶏レバー	9.0	50g	4.5
牛レバー	4.0	50g	2.0
牛ヒレ肉	2.5	80g	2.0
牛もも肉	2.7	80g	2.2
あさり水煮缶	30.0	30g（大さじ3）	9
牡蠣（生）	2.1	45g（むき身3個）	0.9
まぐろ	2.0	100g（1切）	2.0
かつお	1.9	100g（1切）	1.9
ぶり	1.3	100g（1切）	1.3
さんま（生）	1.4	100g（1尾）	1.4
がんもどき	3.6	80g（1個）	2.9
糸引き納豆	3.3	50g（1パック）	1.7
高野豆腐	7.5	20g（1個）	1.5
ほうれんそう	2.0	200g（1束）	4.0
こまつな	2.8	200g（1束）	5.6

［文部科学省：日本食品標準成分表（八訂）増補2023年をもとに作成］

b. 巨赤芽球性貧血

● **ビタミン B₁₂・葉酸を多く含む食品を食事に取り入れる**
- 栄養基準は鉄欠乏性貧血に準じる．
- ビタミン B₁₂，葉酸は「日本人の食事摂取基準」の推奨量を確保する．
- 食事で十分に補充できない場合は，ビタミン B₁₂ や葉酸製剤投与を行う．

表 16-3 ビタミン B₁₂ を多く含む食品

食品名	含有量（mg）(可食部 100g 中)	目安量	目安量中の含有量（mg）
牛レバー（生）	53.0	50g	26.5
牛ヒレ赤身（生）	1.6	100g（1 切）	1.6
鶏レバー（生）	44.0	50g	22
鶏卵	1.1	50g（1 個）	0.55
普通牛乳	0.3	200g（コップ 1 杯）	0.6
さんま（生）	16.0	100g（1 尾）	16.0
まいわし（丸干し）	29.0	50g（1 尾）	14.5
あさり（生）	44.8	25g（みそ汁 1 杯分）	11.2
あさり（水煮缶）	64.0	30g（大さじ 3）	19.2
牡蠣（生）	23.0	45g（むき身 3 個）	10.4

［文部科学省：日本食品標準成分表（八訂）増補 2023 年をもとに作成］

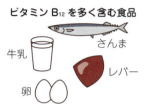
ビタミン B₁₂ を多く含む食品

表 16-4 葉酸を多く含む食品

食品名	含有量（μg）(可食部 100g 中)	目安量	目安量中の含有量（μg）
ほうれんそう（生）	210	200g（1 束）	420
アスパラガス（生）	190	50g（1/2 束）	95
ブロッコリー（生）	220	100g（1/2 株）	220
カリフラワー（生）	94	150g（1/2 個）	141
しゅんぎく（生）	190	200g（1 束）	380
モロヘイヤ（生）	250	100g（1 束）	250
こまつな（生）	110	200g（1 束）	220
えだまめ（ゆで）	260	30g（10 さや）	78
焼きのり	1,900	3g（1 枚）	57
国産大豆（乾燥）	260	30g（1/5 カップ）	78
糸引き納豆	130	50g（1 パック）	65
鶏レバー	1,300	50g	650
牛レバー	1,000	50g	500
豚レバー	810	50g	405
いちご	90	60g（4 粒）	54
ライチー	100	30g（2 個）	30
アボカド	83	50g（1/4 個）	42
マンゴー	84	100g（1/2 個）	84
甘栗	100	40g（4〜7 粒）	40

［文部科学省：日本食品標準成分表（八訂）増補 2023 年をもとに作成］

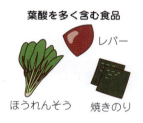
葉酸を多く含む食品

- 食品・調理等の調整 ビタミン B_{12} は，レバー，肉類，乳製品，卵などに多く含まれる（表16-3）．
- 葉酸は，新鮮な野菜，果物，レバーなどに多く含まれる（表16-4）．
- 葉酸は加熱により破壊されやすいため，生野菜サラダや長時間煮込みすぎない調理法を指導する．

B 出血性疾患

1 疾患の概要

- 止血には，前述した**血小板凝集**と**血液凝固因子**による働きが重要である．
- 血小板凝集後，血管壁からの活性物質によって，凝固因子は図16-3で示した流れでカスケードにより活性化され，最終的にはフィブリンが生成する．
- フィブリンが血小板を取り込み，血栓を作って止血を確実にする．
- カスケードは，**外因系**，**内因系**ルートの2つがある．
- 第Ⅱ，第Ⅶ，第Ⅸ，第Ⅹ因子は，**ビタミンK**の作用が必須であり，ビタミンK依存因子という．

a. 特発性血小板減少性紫斑病（ITP）

- 病因 血小板膜に対する抗体産生により，血小板が破壊されて，血清血小板が低下する疾患である．
- 抗体産生機序は明らかでない．
- 症状 紫斑，点状出血，歯肉出血など．
- 治療 多くは長期の副腎皮質ホルモン補充が必要である．
- ピロリ菌の関与も示唆されており除菌治療で血小板が増加することもある．
- 脾臓の摘出が行われることがある．

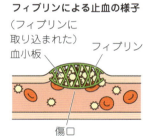

フィブリンによる止血の様子
（フィブリンに取り込まれた）血小板　フィブリン
傷口

ITP : idiopathic thrombocytopenic purpura

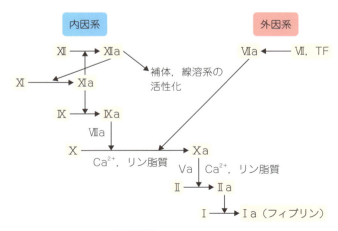

図16-3 血液凝固経路

- 上記治療で無効例には，トロンボポエチン（血小板増殖因子）の投与も行われる．

b. 血友病

- 病因 先天的な出血疾患であり，**X 染色体連鎖潜性遺伝（劣性遺伝）（伴性遺伝）**による**第Ⅷ因子**，**第Ⅸ因子**の異常である．
- 分類 第Ⅷ因子の異常によるものを血友病 A という．
- 第Ⅸ因子の異常によるものを血友病 B という．
- 症状 血小板低下症状と違い，関節内，皮下，筋肉内に出血したときに止血困難となる．
- 関節内に血腫ができ，繰り返されると機能障害を起こす．
- 治療 第Ⅷ因子製剤または，第Ⅸ因子製剤を補充して一定量を維持する．

c. 播種性血管内凝固症候群（DIC）

DIC : disseminated intravascular coagulation

- 病因 敗血症，悪性腫瘍，急性膵炎などの重症性疾患により，凝固系が過度に活性化して，全身に微小血栓が形成される．
- その際に血小板や凝固因子が大量に消費されることで，その後は**出血傾向**となる．
- さらに微小血栓に対して**線溶系が活性化**され，出血傾向が亢進して臓器内で微小出血をきたす状態を播種性血管内凝固症候群（DIC）という．
- 診断 血小板数低下，フィブリノーゲン低下，プロトロンビン時間などで点数化して診断基準より診断する．
- 治療 基礎疾患を治療する．
- ヘパリンなどの血栓抑制因子を投与する．
- 血小板，凝固因子を投与する．

2 栄養アセスメント

● 体重減少と栄養状態を評価する

- 身体計測や血液生化学検査により，基本的な栄養状態の評価を行う．
- 全身の倦怠感，歯肉からの出血，体重減少について評価する．
- 食事調査により，たんぱく質，ビタミン C，ビタミン K の摂取量を確認する．

3 栄養ケア

● バランスのとれた食事により，栄養状態の改善を図る

- 必要エネルギー量，必要栄養素量は「日本人の食事摂取基準」に準じる．
- 抗菌薬の長期投与によるビタミン K 欠乏を原因とする凝固異常の場合は，ビタミン K を多く含むブロッコリーやほうれんそうなどの緑黄色野菜，納豆などを摂取する．

C　血液悪性疾患と骨髄移植

1 疾患の概要

a. 白血病
- 定義 血液のがんを**白血病**（leukemia）という.
- 赤血球, 白血球, 血小板などの血液細胞を作る細胞（造血幹細胞）, あるいは途中過程の細胞（リンパ系前駆細胞, 骨髄系前駆細胞）が, がんになる病気を指す（図16-2）.
- 正常な造血能が抑制された状態となる.
- 分類 白血病は以下のように分類される.
- **急性白血病**：腫瘍細胞が分化能を失ったもの.
- **慢性白血病**：腫瘍細胞が分化能を保っているもの.
- 白血病では, 急性と慢性ではまったく別の病気となる. 最初から進行が速く, 症状が激烈なのが急性白血病. それに対し, ゆっくり進行するものだけを慢性白血病とよぶ.
- また, 腫瘍の起源により以下のように分類される.
- **骨髄性白血病**：骨髄系の細胞が腫瘍の起源.
- **リンパ性白血病**：リンパ系の細胞が腫瘍の起源.

1) 急性白血病
- 症状 急性白血病の症状を表16-5に示す.
- 分類 以下のように分類される.
  - ①急性骨髄性白血病（AML）
  - ②急性リンパ性白血病（ALL）
- 診断 以下により診断される.
  - ❶血液検査
- 正常な細胞の減少, 白血病細胞の増加を認めることが重要である（白血球が増加するばかりでなく, 少なくなっている場合もある）.

AML：acute myelogenous leukemia
ALL：acute lymphoid leukemia

表16-5　急性白血病の症状（骨髄障害による三大徴候）

骨髄障害	症　状	三大徴候
顆粒球（骨髄球）減少	呼吸器感染, 口内炎, 肛門周囲潰瘍, 尿路感染, 敗血症	発熱
血小板減少	口腔粘膜出血, 歯肉出血, 鼻出血, 点状出血, 紫斑, 消化管出血, 脳出血	出血傾向
赤血球減少	眼瞼粘膜貧血, 口腔粘膜貧血, 動悸・倦怠感, 頻脈・心雑音, 皮膚蒼白	貧血

❷骨髄穿刺（確定診断に必須である）

- 骨髄に針を刺し，細胞を吸引して検査する．
- 吸引された細胞はその形態だけでなく，細胞の表面にあるたんぱく質，遺伝子の異常なども調べられて最終的に診断される．
- 治療 化学療法が基本である．
- 治癒の前段階として，全身症状が改善した**完全寛解***を目指す．
- **寛解導入療法***：白血病細胞を強力に攻撃する治療を行う．ここで効果があっても，手をゆるめるとすぐ白血病細胞は増加してくるので，続けて**地固め療法***，**維持強化療法***と治療を繰り返す．

2）慢性白血病

- 定義 以下のように分類される．

❶慢性骨髄性白血病（CML）

- **フィラデルフィア染色体***という異常な染色体が現れる．
- 9番染色体にある *abl* という遺伝子と22番の染色体にある *bcr* という遺伝子が切断されてくっついたもので，*bcr/abl* という融合遺伝子を作る．
- フィラデルフィア染色体が作る異常な蛋白分子が白血病細胞を無制限に増加させて，白血病を起こすと考えられている．

❷慢性リンパ性白血病（CLL）

- 骨髄ではB細胞やT細胞の原型となる前駆細胞が作られるが，B細胞やT細胞がリンパ節，胸腺でそれぞれ機能分化し，成熟した後でがん化するものである．
- 以降は，管理栄養士の臨床学的に介入などが必要となる慢性骨髄性白血病について説明する．
- 臨床症状 肝・脾腫（髄外造血による），腹部膨満感，食欲低下，全身倦怠感，発熱，体重低下などがある．
- 診断 以下の検査所見により診断される．
- 血液検査：白血球・好酸球・好塩基球・血小板増加など．
- 骨髄検査：過形成，各成熟段階の骨髄系細胞の増加（慢性期）．
- 染色体検査：95％は通常の染色体検査でフィラデルフィア染色体を検出できる．
- 経過・治療 慢性期・移行期・急性転化のいずれにおいても，遺伝子創薬であるイマチニブが第1選択である．
- イマチニブの効果なし，または効果が喪失したときには，年齢なども考慮して骨髄移植，インターフェロンなどの治療を選択する．
- 化学療法中は低菌食，骨髄移植中は**無菌食**が提供される．
- 化学療法の副作用として，**下痢**，**口内炎**，**食欲不振**がある．それらに対しては，内科的介入に加えて，栄養学的対応が必要となる．

b. 悪性リンパ腫

- 定義 白血球の一種であるリンパ球ががん化する病気である．
- リンパ球は末梢の血液や全身にあるリンパ組織（胸腺や脾臓，扁桃など）に分布しているので，あらゆる臓器から発生する可能性がある．

- **完全寛解**：白血病細胞が10の10乗個以下に減少し，正常な造血能力が回復，貧血や白血球減少，血小板減少などの症状が解消された状態のことを指す．
- **寛解導入療法**：完全寛解を目標に行う多剤併用の抗がん薬治療．
- **地固め療法**：完全寛解後，残存している白血病細胞を叩くために行う抗がん薬治療．
- **維持強化療法**：引き続き寛解状態を維持し，再発予防，治癒を目指して行う抗がん薬治療．
- **フィラデルフィア染色体**：慢性骨髄性白血病患者のほとんどに認められる異常な染色体．融合遺伝子が作り出すたんぱく質は，白血病細胞の異常増殖を引き起こし，同時に血液細胞のアポトーシス（細胞死）を起こしにくくする．

CML：chronic myelogenous leukemia

CLL：chronic lymphocytic leukemia

- ホジキン（Hodgkin）リンパ腫と，非ホジキンリンパ腫（B細胞腫瘍，T/NK細胞腫瘍）に大別される．
- ホジキンリンパ腫では，リード・ステルンベルグ（Reed-Sternberg）細胞の存在が特徴的で，線維組織の増殖がありリンパ節は硬くなる．
- 疫学 日本では高齢化に伴って増加する傾向にある．
- ホジキンリンパ腫：非ホジキンリンパ腫＝1：9（日本）である．
- 診断 以下により診断される．
  ❶リンパ節生検：リンパ腫の病型が決定される．
- 大きくなっているリンパ節を採取し，病理学的分類を行う．
  ❷病気の拡がりをみる検査
- 胸部X線，CT，MRI，シンチグラフィ，PET，骨髄検査，腰椎穿刺，消化管検査を行う．
  ❸全身状態と原因となるウイルスをみる検査
- ウイルス感染によるものがあるため，ウイルスの感染状況を調べる．
  ❹血液検査
- 乳酸脱水素酵素（LD），C反応性蛋白（CRP），可溶性インターロイキン-2（IL-2）受容体．
- 治療 以下により治療する．
- 放射線療法
- 薬物療法
- 生物学的製剤（抗CD20抗体：リツキシマブ）
- 造血幹細胞移植（自家移植，同種移植）

c. 多発性骨髄腫
- 定義 形質細胞が腫瘍化する血液のがん．
- 単一クローンの免疫グロブリンを大量産生することがほとんどである．
- 病態 骨が破壊され，圧迫骨折，病的骨折を起こす．
- 高γグロブリン血症，血液粘度の増加，高カルシウム血症，蛋白尿［ベンス・ジョーンズ（Bence Jones）蛋白］も起こる．
- 治療 薬物療法により治療される．
- 腎不全，感染症，DICをきたしやすいので注意が必要となる．

d. 骨髄移植（造血幹細胞移植）
- 定義 骨髄移植は，多くの血液系悪性新生物などで確立された治療法である．
- 骨髄移植では，血液悪性新生物による骨髄や機能不全の骨髄を入れ替えて，最終的に正常機能の血球生成と免疫学的機能を再構築する．
- 血液悪性新生物や機能不全による骨髄幹細胞の根絶を図るため，細胞障害を起こすほどの化学療法が移植前処置として行われ，状況によっては全身放射線照射も一緒に行われることがある．
- 対象疾患は血液系悪性疾患で，急性白血病，慢性白血病，リンパ腫，多発性骨髄腫がある．
- 経過 幹細胞は，骨髄，末梢血と臍帯血から採取となる．

216 第16章 血液系の疾患・病態

- 前処置と幹細胞移植後には，好中球減少と免疫抑制の状態が骨髄生着まで2〜3週間続く.
- 合併症 以下のような合併症がある.

❶口腔，胃腸管合併症

- 口腔・食道粘膜炎，味覚異常，食欲不振，悪心と嘔吐，下痢，便秘.

❷移植片対宿主病（GVHD）

GVHD : graft versus host disease

- GVHD は，宿主組織に対する移植されたリンパ系細胞の T 細胞関連免疫反応である.
- 影響を受ける主要な標的臓器は，皮膚，肝臓と胃腸管である.
- GVHD 予防や治療に対しては，多薬剤免疫抑制療法を行う.
- 胃腸管の GVHD の臨床症状としては，悪心，嘔吐，食欲不振，下痢および/または腹痛が含まれる.
- 吸収不良や腸管蛋白消失は，腸管 GVHD に関連した粘膜変性に特徴的である.

❸感染症

- 感染症は，造血幹細胞移植中の罹患率と死亡率の主要な因子である.
- 治療は抗菌薬と抗真菌薬が使用され，それにより口腔と消化管症状が出ることもあるため，経口摂取や栄養状態に影響を及ぼすことがある.

② 栄養アセスメント

● **栄養状態の評価を定期的に行う**

- 治療による副作用のため，食事摂取量が減少し，体重減少・栄養状態の低下を生じる.
- 体重の変化，食欲・味覚の変化，悪心・嘔吐の有無，口腔内の状態などを評価する.
- 下痢・便秘などの消化器症状の有無を確認する.
- 血液検査により，アルブミン，RTP，CRP，クレアチニン，尿素窒素，リンパ球数などを評価する.

RTP : rapid turnover protein

- 食事摂取量，経腸栄養剤の利用，静脈栄養併用の状況などから栄養素量補給量を把握する.
- 栄養補助，補液の変更が必要となってくるために，患者の医学的・栄養学的状態，血清化学検査値，治療関連症状などの日々の観察は必須である.
- 移植後早期の間（移植前治療から白血球低下状態を通して）は患者の体重，エネルギーおよび栄養素摂取量，排泄量を毎日モニターする.

③ 栄養ケア

● **衛生管理に注意した食事を提供する**

- 「日本人の食事摂取基準」に準じるが，入院中の活動係数は低く，感染症や発熱などによりストレス係数は高くなる.
- 経口摂取を基本とする.
- 化学療法の副作用で経口摂取が困難な状況になった場合は，静脈栄養も併

用して必要量を投与する．
- 多発性骨髄腫では白血球数が減少し感染しやすくなる．このようなときには**生ものを禁止し，調理・盛りつけ時の衛生管理を徹底する**．
- 抗菌薬や抗真菌薬などで腸内殺菌が行われている場合は，乳酸菌含有食品や納豆などは禁止する．
- 造血幹細胞移植療法を受けた後は，白血球数が激減しているので，滅菌処理された無菌食とする．
- 化学療法の副作用による食欲低下や消化器症状，味覚障害に対しては第20章「がん」の食事療法を参照する（➡ p.240）．
- 食品・料理等の調整　賞味期限・消費期限の切れた食品は食べない．
- 調理後2時間以上常温保存されたものは破棄する．
- **肉類・魚介類・卵の生食は禁止する**．
- カマンベールチーズやブルーチーズのようにかびの生えているチーズは，真菌感染のリスクがあるので避ける．
- 納豆を加熱しても菌は死滅しない．病原性は低いとされるが，摂取にあたっては免疫力の状態を考慮する．
- 乳製品やはちみつは殺菌表示のある製品を選択する．

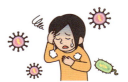

多発性骨髄腫では易感染状態となるため，衛生管理を徹底する．

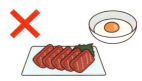

一部の貧血と血液系悪性疾患患者への生ものの提供は避ける．

第17章 筋・骨格疾患

- 骨は破骨細胞により壊され**骨吸収**が起こり，続いて骨芽細胞により**骨形成**が起こる．**骨のリモデリング**が繰り返されている（図17-1）．
- この骨形成の原料となるカルシウムは食事により摂取され，小腸にて吸収されて血液により骨に運ばれる．この血清カルシウムの調節機構もヒトの骨代謝にとっては非常に重要である．カルシトニン，PTH，活性型ビタミンDが非常に重要な役割を示す（図17-2）．

PTH：parathyroid hormone

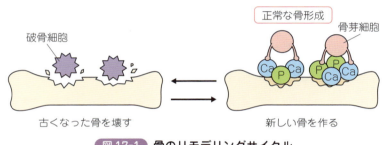

図17-1 骨のリモデリングサイクル

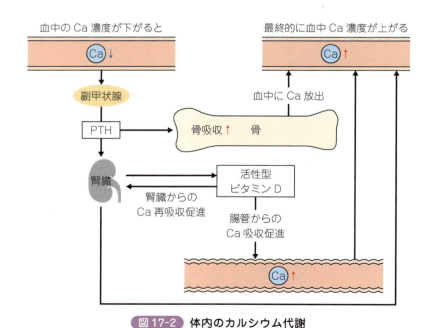

図17-2 体内のカルシウム代謝

A 骨粗鬆症

1 疾患の概要

- 定義 骨量が減少して，骨折またはその危険性が増加した状態を指す．
- 原因 以下が原因となる．
  - ❶加 齢
- 体内のカルシウムを調節するホルモンであるPTHのバランスが崩れることにより，骨芽細胞による骨形成を破骨細胞による骨吸収が上回るために骨量が減少する．
  - ❷閉 経
- エストロゲンの分泌が低下し，骨吸収と骨形成のバランスが骨吸収優位となるため骨量が減少する．
- 診断 X線検査，骨密度測定によるYAMの低下等から診断される(表17-1)．
- 予防 定期的な運動と日光浴，転倒への注意，骨形成を促進する栄養素の摂取（➡ 3. 栄養ケア）．
- 治療 内服薬（骨吸収を抑制する薬，骨の形成を促進する薬，カルシウム製剤，女性ホルモン製剤など）を服用する．
- 骨折に対しては対症療法を行う．

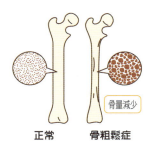

YAM：young adult mean

表 17-1 原発性骨粗鬆症の診断基準（2012年度改訂版）

低骨量をきたす骨粗鬆症以外の疾患または続発性骨粗鬆症を認めず，骨評価の結果が下記の条件を満たす場合，原発性骨粗鬆症と診断する．

Ⅰ．脆弱性骨折[注1] あり
1. 椎体骨折[注2]または大腿骨近位部骨折あり
2. その他の脆弱性骨折[注3]があり，骨密度[注4]がYAMの80％未満
Ⅱ．脆弱性骨折なし
骨密度[注4]がYAMの70％以下または−2.5 SD以下

YAM：若年成人平均値（腰椎では20～44歳，大腿骨近位部では20～29歳）．
注1 軽微な外力によって発生した非外傷性骨折．軽微な外力とは，立った姿勢からの転倒か，それ以下の外力を指す．
注2 形態椎体骨折のうち，3分の2は無症候性であることに留意するとともに，鑑別診断の観点からも脊椎X線像を確認することが望ましい．
注3 その他の脆弱性骨折：軽微な外力によって発生した非外傷性骨折で，骨折部位は肋骨，骨盤（恥骨，坐骨，仙骨を含む），上腕骨近位部，橈骨遠位端，下腿骨．
注4 骨密度は原則として腰椎または大腿骨近位部骨密度とする．また，複数部位で測定した場合にはより低い％値またはSD値を採用することとする．腰椎においてはL1～L4またはL2～L4を基準値とする．ただし，高齢者において，脊椎変形などのために腰椎骨密度の測定が困難な場合には大腿骨近位部骨密度とする．大腿骨近位部骨密度には頸部またはtotal hip（total proximal femur）を用いる．これらの測定が困難な場合は橈骨，第二中手骨の骨密度とするが，この場合は％のみ使用する．

付 記
　骨量減少（骨減少）[low bone mass（osteopenia）]：骨密度が−2.5 SDより大きく−1.0 SD未満の場合を骨量減少とする．

[日本骨代謝学会・日本骨粗鬆症学会合同原発性骨粗鬆症診断基準改訂検討委員会：原発性骨粗鬆症の診断基準（2012年度改訂版）．J Bone Miner Metab（2013）31：247-257, Osteoporosis Jpn 2013：21;9-21 より許諾を得て改変し転載]

2 栄養アセスメント

●栄養状態および骨粗鬆症・骨折の危険因子を評価する

- 身体計測から，身長，体重，体重歴（ダイエット歴）を把握する．
- 血液検査から，アルブミン，甲状腺ホルモン，副甲状腺ホルモン，骨代謝マーカーを評価する．
- 食事調査により，カルシウム・ビタミンD・ビタミンKを含む栄養素等摂取量，食事回数を評価する．
- やせ志向によるエネルギー・栄養素量の不足，身体活動量の低下がないか確認する．

> **column**
> **骨代謝マーカー**
> 破骨細胞や骨芽細胞が活性化すると血液や尿中に出現する化学物質のうち，特異度の高いものがマーカーとなる．破骨細胞の活性を示すものを骨吸収マーカー，骨芽細胞の活性を示すものを骨形成マーカーといい，病態の評価や治療薬の選択などに役立てられている．

3 栄養ケア

●カルシウム，ビタミンD，ビタミンKの十分な摂取が重要である

- 必要エネルギー量，各栄養素量は「日本人の食事摂取基準」に準ずる．
- 骨形成を促進するカルシウム，ビタミンD，ビタミンKが不足しないようにする．
- カルシウムは，食品から700〜800 mg/日を目標とする．サプリメントやカルシウム薬を使用する場合は注意が必要である．
- ビタミンDは，400〜800 IU（10〜20 μg）/日を目標とする．
- ビタミンKは，250〜300 μg/日を目標とする．
- 過剰摂取が骨代謝に悪影響を及ぼすアルコールやカフェイン，食塩，リンの摂りすぎに注意する．
- 高用量のカルシウム摂取は，心血管疾患のリスクが高まる可能性がある．処方薬以外に市販のサプリメントやカルシウム薬を使用する場合には十分注意する．
- ビタミンDは紫外線に当たることで皮膚でも合成される．1日15分程度の日光浴や散歩を生活に取り入れる．
- 食品・料理等の調整 カルシウムは，牛乳・乳製品，小魚，緑黄色野菜，だいず・だいず製品に多く含まれる．
- ビタミンDは，さけやさんま，うなぎ，まいわしなどの魚類やきのこ類に多く含まれる．
- ビタミンKは，納豆やほうれんそう，こまつな，ブロッコリーなどの緑

骨形成を促進する食品

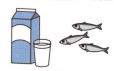
カルシウム

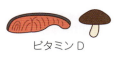
ビタミンD

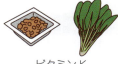
ビタミンK

色野菜に多く含まれる.
- リンは，加工食品（リン酸塩として）や一部の清涼飲料水に含まれるので，過剰摂取に注意する.

B　骨軟化症，くる病

1　疾患の概要

- 定義 石灰化の障害により類骨（石灰化していない骨器質）が増加する病気を指す．小児に発症するものをくる病（rachitis），成人で発症するものを骨軟化症（osteomalacia）という．
- 原因 石灰化に利用されるカルシウム，リン，ビタミンDの不足による.
- 診断 くる病では，表17-2の大項目，小項目のすべてを満たす．くる病の疑いとしては大項目2つと小項目のどちらか1つを満たすものとした.
- 骨軟化症では，表17-3の大項目と小項目のすべてを満たす．骨軟化症の疑いは大項目2つと小項目のいずれか2つを満たすものとした.
- 治療 骨軟化症の病因はさまざまであり，それぞれに適した治療を行う.
- 薬剤が原因の場合はその薬剤を中止する.
- ビタミンDの欠乏が原因である場合は活性型ビタミン D_3 製剤を投与する.

表17-2　くる病の診断基準

大項目
（a）単純X線像でのくる病変化（骨幹端の杯状陥凹，または骨端線の拡大や毛羽立ち） （b）高アルカリホスファターゼ血症*
小項目
（c）低リン血症*，または低カルシウム血症* （d）臨床症状：O脚・X脚などの骨変形，脊柱の弯曲，頭蓋癆，大泉門の開離，肋骨念珠，関節腫脹のいずれか

*年齢に応じた基準値を用いて判断する.
［日本内分泌学会：くる病・骨軟化症の診断マニュアル. 日本内分泌学会雑誌91（Suppl.Nov）：1-11，2015より引用］

表17-3　骨軟化症の診断基準

大項目
（a）低リン血症，または低カルシウム血症 （b）高骨型アルカリホスファターゼ血症
小項目
（c）臨床症状：筋力低下，または骨痛 （d）骨密度：若年成人平均値（YAM）の80％未満 （e）画像所見：骨シンチグラフィでの肋軟骨などへの多発取り込み，または単純X線像での偽骨折（Looser's zone）

［日本内分泌学会：くる病・骨軟化症の診断マニュアル. 日本内分泌学会雑誌91（Suppl.Nov）：1-11，2015より引用］

- くる病の治療は日光浴を推奨し，食事療法を行う．

2 栄養アセスメント

●**栄養状態とビタミンD，カルシウムの摂取量を評価する**
- 偏食や食事摂取量不足による栄養状態の低下がないか評価する．
- 食事調査からビタミンDやカルシウム，リンの摂取量を評価する．
- 血清アルカリホスファターゼ，血清カルシウム，血清リンを評価する．

3 栄養ケア

●**ビタミンDとカルシウムに富んだ食品を積極的に摂取する**
- 必要エネルギー量，各栄養素量は「日本人の食事摂取基準」に準ずる．
- 栄養療法の基本は，ビタミンDを豊富に含む食品の摂取である．
- 低栄養状態の場合は，エネルギー摂取量と全体的な栄養素の摂取が必要となる．
- 食事でのビタミンD摂取が不十分な場合は，ビタミンD製剤を用いる．
- 体内ビタミンD活性化を促進するため，散歩や日光浴を生活に取り入れる．
- 食品・料理等の調整　ビタミンDの吸収率を高めるために，調理に適量の油を使用する．

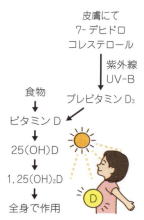

ビタミンDの体内の代謝
日光浴でビタミンDが活性化する．

C 変形性関節症

1 疾患の概要

- 定義　慢性の関節の炎症を伴い，機械的刺激などにより軟骨の変性・磨耗を生じる疾患を指す．
- 病態生理　関節の表面を覆う軟骨は軟骨細胞と関節外の2型コラーゲンとプロテオグリカンが主成分であり，なんらかの機械的刺激と炎症によりこれらが変性することによる．
- 診断　X線検査を行う．所見として骨棘形成，関節裂隙の狭小化，軟骨下骨の硬化，関節裂隙の消失などで診断する．また血液検査により炎症反応やリウマチ性病変の存在を否定する必要がある．
- 治療　薬により炎症による痛みを抑える．また関節の機能を維持または改善するために股関節と膝関節においては人工関節置換術が行われることもある．

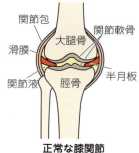

正常な膝関節

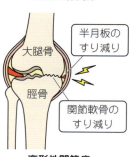

変形性関節症

2 栄養アセスメント

●**関節への負荷となる肥満の有無とエネルギー摂取量を評価する**
- 肥満度，食生活状況，身体活動状況について把握する．
- 体重増加は関節への負荷を大きくするため，適性体重が維持されているかモニタリングする．

❸ 栄養ケア

● **関節への負荷を避けるために体重の適正化を図る**
- 必要エネルギー量，各栄養素量は「日本人の食事摂取基準」に準ずる．
- 肥満では，「肥満症診療ガイドライン 2022」に準じ，減量を図る．
- 関節軟骨の成分であるグルコサミンやコンドロイチンのような特定の栄養素を摂取することは，予防・治療法として確立されていない．サプリメントの利用にあたっては医師と相談のうえ，検討する．

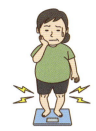

体重の適正化が必要

D サルコペニア

❶ 疾患の概要

- 定義 なんらかの原因により骨格筋量の減少と筋力の低下が起こることを指す．
- ロコモティブシンドロームの基礎疾患として，身体的フレイルの構成要素に含まれる（➡第 27 章 B「フレイル」，p.300）．
- 日常生活動作（ADL）の自立度が**サルコペニア**（sarcopenia）の関連要因の 1 つとなる．
- 原因 加齢，寝たきりなどの活動力の低下，疾患，栄養の吸収不全がある．
- 診断 歩行速度もしくは握力の計測を行い，身体機能の低下が認められた場合に BIA または DXA により筋量計測を行い確定診断を行う（表 17-4）．
- 治療 運動療法と栄養食事療法を併用する．骨格筋に対する軽度の負荷運動が有効である．

サルコペニア

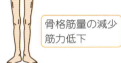

全身の筋肉が減少している状態

BIA：bioelectrical impedance analysis（生体電気インピーダンス法）
DXA：dual-energy X-ray absorptiometry

❷ 栄養アセスメント

● **体重減少と栄養状態を評価する**
- 高齢者では慢性的な低栄養状態の可能性がある．
- 長期の食欲不振によるエネルギー・栄養素摂取量不足がないかを確認する．

表 17-4 サルコペニアの診断基準（AWGS2019）

	男 性	女 性
握力	< 28 kg	< 18 kg
5 回椅子立ち上がり	≧ 12 秒	
歩行速度	< 1.0 m/秒	
SPPB	≦ 9	
SMI（BIA）	< 7.0 kg/m²	< 5.7 kg/m²
（DXA）	< 7.0 kg/m²	< 5.4 kg/m²

SMI = 両腕脚筋肉量（kg）/身長（m）²
SPPB：short physical performance battery
[Chen LK, et al.：J Am Med Dir Assoc. 21：300-307.e2, 2020 より作成]

- 運動療法・リハビリテーションでのエネルギー消費量に応じた栄養補給ができているか評価する．
- 摂食嚥下障害がないか評価する．

3 栄養ケア

● **エネルギー・たんぱく質を適切に補給し，体重減少を防ぐ**

- サルコペニア・フレイルを予防・改善するためには体重減少を防ぐことが重要である．
- 必要エネルギー量，各栄養素量は「日本人の食事摂取基準」に準ずる．
- 経口摂取を基本とする．
- 高齢者では，過度なたんぱく質摂取量が腎機能低下に影響するため注意する．
- 摂食嚥下に関係する筋肉も低下している可能性がある．誤嚥性肺炎の発症に十分注意する．
- 過体重・肥満では，体脂肪の増加と筋肉量の減少がみられ，転倒・骨折の危険が増す．適切な体重管理と血糖管理を行う．
- 食品・料理等の調整 分枝アミノ酸（特にロイシン）を含む食品を積極的に摂取する．
- 食事量が低下している場合は，中鎖脂肪酸（MCT）を取り入れる．
- ビタミンDの摂取不足は転倒・骨折のリスクとなるため，ビタミンDを多く含む食品の摂取と日光浴を心がける．

MCT：medium chain triglyceride

中鎖脂肪酸（MCT）

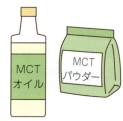

MCTはオイルの他にパウダーもある．

> **column**
>
> **中鎖脂肪酸（MCT）**
>
> 　MCTは小腸の血管から吸収され，門脈を経て直接肝臓に到達し，速やかに代謝されるため，体内でエネルギー源として利用されやすい．風味を変えにくいため，粥や軟飯，汁物にも使用できる．慢性膵炎や慢性腎臓病の食事療法でも利用される．

E ロコモティブシンドローム

1 疾患の概要

- 定義 運動器の障害のために移動機能の低下をきたした状態のことを指す．運動器とは骨，関節，筋肉，神経などが連携して身体を動かすしくみのことである．
- 原因 骨であれば骨粗鬆症や骨折，筋肉であればサルコペニア，神経障害などによる運動器の障害により移動機能が低下することにより起こる．
- 診断 日本整形外科学会により「将来ロコモティブシンドロームになり得る可能性」を判定する方法としてロコモ度テストが策定されている．下肢

ロコモティブシンドローム

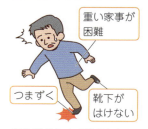

運動器がうまく機能しない状態．

の筋力を判定する「立ち上がりテスト」，歩幅により判定する「2 ステップテスト」，身体状態と生活状況を調べるための 25 の質問に答える「ロコモ 25」，これら 3 つのテストから成り立っている．

- 予防 ロコトレとよばれるバランス能力をつけるための片脚立ち，下肢の筋力をつけるスクワットを行う．腰や膝の痛み対策には背筋運動，腹筋運動，大腿四頭筋訓練を行う．

2 栄養アセスメント

● エネルギー・たんぱく質の摂取量を評価する

- 身体計測や血液生化学検査により，基本的な栄養状態の評価を行う．
- 骨粗鬆症，骨軟化症，変形性関節症，サルコペニアについては各項を参照とする．

3 栄養ケア

● エネルギー・たんぱく質の十分な確保と継続的な運動を行う

- 必要エネルギー量，各栄養素量は「日本人の食事摂取基準」に準ずる．
- 骨粗鬆症，骨軟化症，変形性関節症，サルコペニアについては各項を参照とする．

第18章 免疫・アレルギー疾患

- 体を異物（病原微生物など）から守る働きが免疫である．
- 好中球やマクロファージなどによる**細胞性免疫**と，リンパ球およびそこから分泌される**抗体**による**液性免疫**とがある（図18-1）．
- 免疫機能の異常により生じるのがアレルギー疾患である．
- アレルギーでは**ゲル・クームス（Gell-Coombs）分類**を用いる（表18-1）．
- アレルギー疾患は花粉や食物，自己の細胞などが**抗原**として認識され，後天的に発症する．一度発症すると，抗原刺激により繰り返し症状が再発する．
- アレルギー性鼻炎の患者が増加していることもあり，有病率は全国民の20％ともいわれている．アトピー型喘息や成人気管支喘息も増加している．
- 膠原病などの自己免疫疾患は自己の細胞やDNAなどに対して抗体（**自己抗体**）が産生されることにより発症する．Gell-Coombs分類としてⅡ型ないしⅢ型の病態を示す．
- 一部，根治療法も存在するが，基本的には**抗原への曝露の回避**が重要である．Ⅰ型アレルギーに対しては抗ヒスタミン薬やロイコトリエン受容体拮抗薬などを用いる．また，**ステロイド薬**などを用いた免疫機能調整を行うこともある．

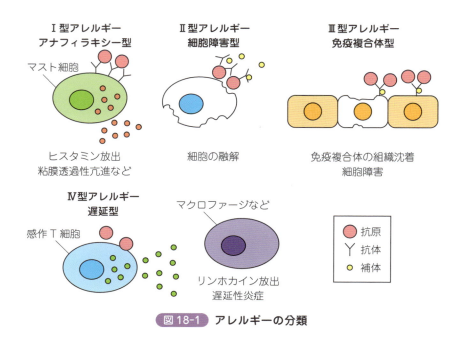

図18-1 アレルギーの分類

第18章 免疫・アレルギー疾患　227

表18-1 Gell-Coombs 分類と主な疾患

Gell-Coombs 分類	主な疾患
Ⅰ型（アナフィラキシー型）	アトピー型気管支炎，アレルギー性鼻炎，アナフィラキシー，食物アレルギー（Ⅰ型以外もある）
Ⅱ型（細胞障害型）	抗糸球体基底膜抗体型糸球体腎炎，自己免疫性溶血性貧血，新生児溶血性黄疸，慢性肝炎
Ⅲ型（免疫複合体型）	ループス腎炎，糸球体腎炎
Ⅳ型（遅延型）	接触性皮膚炎（金属アレルギー），過敏性肺臓炎，移植片拒否反応

表18-2 アナフィラキシーを起こしうる物質

発症機序	分類	物質
IgE が関与する	食物	【小児】鶏卵，牛乳，小麦，甲殻類，そば，ピーナッツなどナッツ類，ごま，だいず，魚，果物　など 【成人】小麦，甲殻類，果物，だいず（豆乳），ピーナッツなどナッツ類，アニサキス，香辛料，そば，魚　など
	昆虫	ハチ，アリ　など
	医薬品	βラクタム系抗菌薬，NSAIDs，造影剤，生物学的製剤，ニューキノロン系抗菌薬　など
	その他	ラテックス，職業性アレルゲン，環境アレルゲン　など
IgE が関与しない	医薬品	NSAIDs，造影剤，生物学的製剤，デキストラン　など
非免疫学的機序	身体的要因	運動，低温，高温，日光　など
	その他	オピオイド，アルコール，特発性　など

NSAIDs：非ステロイド性抗炎症薬（non-steroidalanti-inflammatorydrugs）

- アトピー性皮膚炎とアトピー型気管支喘息，食物アレルギーが合併しやすいことが知られている（**アレルギーマーチ**）．これは，**皮膚のバリア機能障害により，抗原に曝露しやすい**からと考えられている．
- 重篤な反応により低血圧等になることを**アナフィラキシーショック**といい，死に至ることもある（表18-2）．緊急的な対策として，アドレナリン皮下注射製剤（**エピペン®**）を用いることが推奨されている．
- 本章では免疫機能が低下する免疫不全症候群も解説する．先天性のものと後天性のものがあり，後天性のものには感染症によるもの［**後天性免疫不全症候群（AIDS）**］や**医原性**（抗がん薬投与や臓器移植後の免疫抑制剤投与による）のものがある．

AIDS：acquired immunodeficiency syndrome

A 食物アレルギー

1 疾患の概要

- **定義** 食物により誘発されるアレルギーであり，アナフィラキシーショックを起こすこともある（表 18-3）.
- **原因** 基本的には IgE が誘導されることで発症する．抗原となる食物への曝露（喫食）のほか，アトピー性皮膚炎においては接触曝露によって発症する可能性も指摘されている．
- **疫学** 有病率は乳児で 10％，幼児で 5％，学童期で 1.3〜4.5％程度といわれている．成人は 1〜2％程度といわれている．
- **病態生理・症状** アレルゲン喫食後の**蕁麻疹**，眼瞼結膜や口腔内の**浮腫・掻痒感**，**鼻汁・くしゃみ**，**悪心・嘔吐**，**下痢**などである．重症な場合，**呼吸困難・嗄声**，**嚥下困難**や**血圧低下（アナフィラキシーショック）**などが起こる．
- 乳児期までの食物アレルギーは改善する可能性がある一方，学童期以降に発症する食物アレルギーは寛解しにくいことが多く，アナフィラキシーショックを起こしやすい．
- **診断** 詳細な**食事調査**（食べたものや時間，調理法など）と**病歴聴取**（生活歴，家族歴，他のアレルギー疾患の有無など）を主体とし，原因として推定された食材の**食物除去検査**を行う．
- 必要に応じて食物負荷検査を行うが，アナフィラキシー症状に注意が必要である．特異的 IgE 検査を行うこともあるが，あくまでも診断の参考とするべきである．

抗原となる食物（例）

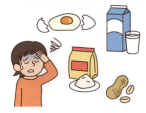

食物アレルギーの症状

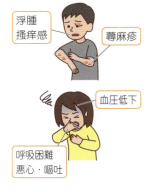

表 18-3 食物アレルギーの臨床分類

臨床型	発症年齢	頻度の高い食材	寛解	アナフィラキシー	IgE の関与
新生児・乳幼児消化管症状	新生児 乳児	牛乳（乳児用調製粉乳）	○	±	主に×
食物アレルギーの関与する乳児アトピー性皮膚炎	乳児	鶏卵，牛乳，小麦，だいず など	多くは○	+	主に○
即時型症状	乳児〜成人	【乳児〜幼児】鶏卵，牛乳，小麦，そば，魚，ピーナッツ など【学童〜成人】甲殻類，魚，小麦，果物，そば，ピーナッツ など	鶏卵，牛乳，小麦，だいずなどは○ その他は△〜×	++	○
食物依存性運動誘発性アナフィラキシー	学童〜成人	小麦，えび，果物など	△〜×	+++	○
口腔アレルギー症候群	幼児〜成人	果物・野菜など	△〜×	±	○

表18-4 アレルゲン表示対象28品目

特定原材料 (表示が義務付けられているもの)
えび,かに,くるみ,小麦,そば,卵,乳,落花生
特定原料に準ずるもの (表示が推奨されているもの)
アーモンド,あわび,いか,いくら,オレンジ,カシューナッツ,キウイフルーツ,牛肉,ごま,さけ,さば,だいず,鶏肉,バナナ,豚肉,まつたけ,もも,やまいも,りんご,ゼラチン

- **治療** アナフィラキシーを含む急性期にはアドレナリンや抗ヒスタミン薬などによる対症療法を行う.
- 慢性期には原因食材の除去を行う.ただし,**必要最小限の除去**を目指すことが重要であり,特に成長期においては**代替食品の利用**などにより,食べられるものを過度に制限しない配慮が必要である.
- 少量ずつ摂取していく経口免疫療法を行うこともあるが,研究段階であるという指摘もあり,十分な経験を積んだ医師の管理下でアナフィラキシー対策が整った状態(入院)で行うべきとされている.

2 栄養アセスメント

● 原因食材およびアレルギー症状を確認する(表18-4)

- アレルギーの既往歴(発症時期,アナフィラキシーショックの有無など),発症時の状況(食形態,量,摂取後の経過時間など),発症頻度および重症度などについて,詳細な聞き取りを行う.
- 診断の有無,原因食材が確定しているか確認する.
- 抗原特異的IgE抗体検査,皮膚プリックテスト,prick-by-prick test(口腔アレルギー症候群に対して原因食物を用いた皮膚プリックテスト),パッチテスト(皮膚反応テスト),食物除去試験または食物経口負荷試験などの結果を確認する.
- 原因食材を除去している場合は,普段の食事内容を詳しく聞き取り,十分なエネルギー量を確保できているか,必要な栄養素が過不足なく摂取できているか,摂取食品に偏りがないかなど評価する.
- 小児の場合,必要以上に過剰な除去食を行っていないか,保護者の精神的ストレスについて配慮する.
- 小児の場合,年齢に応じた発育および体重増加が認められるか,成人においても,特定の栄養素不足による臨床症候がみられないか評価を行う.

3 栄養ケア

● アレルギーを引き起こす原因食材を除去し,症状を起こさないようにする

- 医師による確実な診断に基づいて,必要最小限の原因食材の除去を行う.

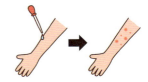

皮膚プリックテスト

Ⅰ型アレルギーに対する検査法.皮膚にアレルゲンを含む液体を置き,検査用の針で出血しない程度に傷をつける.15~20分経過後に腫れや赤みを評価し,アレルギーの有無や強弱を判定する.

- 除去すべき食品または摂取可能な許容量など，正しい情報を提供する．
- 原因食材を除去するだけではエネルギーや特定の栄養素が不足する可能性があるため，別の食材を補充する代替食を行うことが望ましい．
- 小児の場合は，成長期であることを念頭に置き，適正なエネルギー量やたんぱく質量，カルシウムやビタミンDおよび鉄の摂取量を確保する．
- 食品・料理等の調整 乳児においては牛乳アレルゲン除去調整粉乳を使用する．
- アレルギー特定原材料を除去したさまざまなアレルギー対応食品が市販されているので利用する．
- 学童期は学校給食の配慮が必要である．学校職員と連携を取り，基本的には完全除去食とし，弁当を持参するなど対応するが，心のケアに努める．

B　膠原病，自己免疫疾患

1　疾患の概要

- 定義 免疫機能の異常により起こる**全身性の慢性炎症性疾患**で，**再燃と寛解を繰り返し慢性化**する．関節症状とフィブリノイド変性がみられ，複数の臓器に症状がみられる．なんらかの自己抗体が検出されることが多い（表18-5）．
- 原因 遺伝的因子と環境因子が影響すると考えられているが，リウマチ熱以外の膠原病は原因不明である．**自己抗体**が症状を引き起こすと考えられるが，自己抗体が形成される理由はわかっていない．
- 疫学 全体として女性に多くみられる．
- 病態生理・症状 関節症状がみられることが多く，診断根拠になることもある．その他の症状は多彩であり，各疾患に特徴的なものも多い．
- 診断 各疾患に診断基準があり，それに基づいて診断する．難病指定であるものが多い．
- 治療 **非ステロイド性抗炎症薬（NSAIDs）などによる痛みのコントロール**と，**副腎皮質ステロイド薬，免疫抑制薬による炎症コントロール**である．関節リウマチに対する抗リウマチ薬や，サイトカインなどを標的とした生物学的製剤，血漿交換などのアフェレシス療法も行う．

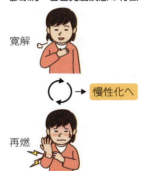

膠原病・自己免疫疾患の特徴

NSAIDs：non-steroidal anti-inflammatory drugs

2　栄養アセスメント

- **副腎皮質ホルモン（ステロイド）による合併症について評価する**
- 慢性炎症によるエネルギーやたんぱく質の消耗が起こり，倦怠感による食欲不振により食事摂取量も減少することから，食事摂取状況を聞き取り，栄養状態を評価する．
- 体重，BMIなどの身体計測値を適切に評価する．
- ステロイド薬服用による食欲増進から食事摂取量が過剰になっていないか

B 膠原病，自己免疫疾患　231

表18-5　主な膠原病・自己免疫疾患

	疫　学	検査所見	臨床症状	治　療
関節リウマチ	有病率0.3〜1.5% 男女比1：3〜4	リウマトイド因子（RF），抗環状シトルリン化ペプチド（CCP）抗体 X線検査（環軸関節亜脱臼，股関節・膝関節の変形・脱臼）	【関節症状】**朝のこわばり**（起床時特に関節が動かしにくい），尺側偏位，スワンネック変形，ボタンホール変形 【関節外症状】リウマトイド結節，アミロイドーシス，間質性肺炎	NSAIDs，抗リウマチ薬（DMARDs），生物学的製剤
全身性エリテマトーデス（SLE）	国内で6万人程度 男女比1：9	抗二本鎖DNA抗体，抗Sm抗体，抗リン脂質抗体	【全身症状】持続する発熱（しばしば高熱），全身倦怠感，リンパ節腫脹，体重減少など 【皮膚・粘膜症状】**蝶形紅斑**，日光過敏症，脱毛，**レイノー現象**[*]など 【腎症状】ループス腎炎 【神経精神症状】幻覚・妄想，脳梗塞，てんかん　など 【その他の症状】大腿骨無腐性壊死，胸水	ヒドロキシクロロキン，グルココルチコイド，免疫抑制薬，生物学的製剤
強皮症	全国で3万人程度 男女比1：10	抗トロポイソメラーゼⅠ抗体（抗Scl-70抗体），抗セントロメア抗体，抗U1-RNP抗体，抗RNAポリイソメラーゼⅢ抗体	【皮膚症状】皮膚硬化，舌小帯短縮，レイノー現象 【その他の症状】間質性肺炎，食道病変，心病変　など	免疫抑制薬などを用いるが，基本は対症療法，支持療法（レイノー現象を予防するための保温など）
多発性筋炎・皮膚筋炎	国内で2万人強 男女比1：3	抗核抗体，抗Jo-1抗体，針筋電図で線維性自発電位，陽性鋭波	【筋症状】体幹・四肢近位筋群・頸筋・咽頭筋などの筋力低下，筋痛.進行すると筋萎縮 【皮膚症状】ヘリオトロープ疹，ゴットロン徴候，レイノー現象 【その他の症状】間質性肺炎，心病変，悪性腫瘍合併（特に皮膚筋炎）	副腎皮質ステロイド，免疫抑制薬，悪性腫瘍に対する治療
シェーグレン症候群	国内で6.6万人程度 男女比1：14	シルマー検査（涙液検査），ローズベンガル検査・蛍光色素検査（乾燥性角結膜炎の検出），唾液腺造影，抗核抗体，抗Ro/SS-A抗体，抗Lo/SS-B抗体	**ドライマウス**（唾液分泌低下），**ドライアイ**（涙液分泌低下） 【その他の全身症状】発熱，全身リンパ節腫脹，レイノー現象，関節炎，間質性肺炎	対症療法（人工涙液，人工唾液），全身症状に対して副腎皮質ステロイド，免疫抑制薬など

確認し，高血圧，脂質異常症，耐糖能異常や糖尿病の発症について評価する．

- **全身性エリテマトーデス**や関節リウマチの場合は，腎機能を評価する．
- 関節リウマチの場合は肥満について評価する．
- 全身性強皮症や**シェーグレン症候群**の場合は，嚥下機能の評価が必要である．

> ・**レイノー現象**：寒冷刺激などで手足の指先や足趾が蒼白や赤紫に変化する現象．

③ 栄養ケア

● 病状と治療による合併症に応じた栄養管理が重要である

- 原則として，「日本人の食事摂取基準」に準ずる．
- 慢性炎症によるエネルギーやたんぱく質が消耗し必要量が増加している場

合は，病態に応じた摂取エネルギーとたんぱく質量を検討する．
- 治療としてステロイド薬を大量投与することによる高血圧症，脂質異常症，糖尿病などの合併症がある場合は，各疾患に準じた食事療法を行う．
- 関節リウマチの場合は，骨吸収が促進し骨粗鬆症のリスクがあるため，骨形成に必要なカルシウムやビタミンDを十分に摂取するとともに，肥満がある場合は負担を軽減するためエネルギー制限食を行う．
- 腎機能障害の合併症がある場合は，腎機能の症状に応じた慢性腎臓病に準じた食事療法が必要である．
- 全身性強皮症やシェーグレン症候群の場合は，咀嚼，嚥下などの嚥下機能評価に応じた食形態の食事を提供する．
- 食品・料理等の調整 ビタミン製剤や栄養補助食品などを利用する．

C 免疫不全

1 疾患の概要

- 免疫系の遺伝子異常により発症する**原発性（先天性）免疫不全症**と，感染症によるもの（**AIDS**）や**医原性**のものが存在する．高齢者における免疫不全は特に含まれないが，易感染性という意味では同等の症状を示すこともある．
- 定義 リンパ球のT細胞やB細胞が機能しないことにより，細胞性免疫や液性免疫が働かない状態を指す．通常では感染症を起こさない弱毒菌でも症状が出る．原発性免疫不全症候群は難病指定である．
- 原因 遺伝子異常により，免疫を司る細胞の分化・増殖，または機能が損なわれることによる．
- 疫学 日本における原発性免疫不全症候群患者は全部で 2,500 人である．
- 病態生理・症状 反復・遷延する感染症が起こる．これにより反復性・慢性の下痢や皮膚病変（湿疹，膿皮症，脱毛），気管支拡張などが起こる．弱毒菌による疾患（**カンジダ症**，**ニューモシスチス肺炎**）がみられるほか，悪性腫瘍の発症率も増加する．
- 診断 臨床症状に加えて，遺伝子解析，白血球分画，血清免疫グロブリンアイソザイム検査を行う．
- 治療 免疫グロブリン補充療法などが行われる．遺伝子治療が行われるものもあるが発がんリスクが高いことも知られている．骨髄や臍帯血による造血幹細胞移植は重症複合免疫不全症などの重症なタイプで考慮されることがある．

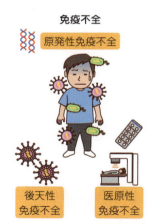

反復・遷延する感染症が起こる状態．

❷ 栄養アセスメント

● **免疫力低下を防ぐために，栄養不良にならないよう十分な栄養量を摂取できているか正確に把握する**

- 体重，体重減少率，上腕周囲長，上腕三頭筋皮下脂肪厚などの身体計測を行い，血中総たんぱく質とアルブミン値などの評価と併せて，十分な食事摂取ができているか評価する．
- 感染による口内炎などの口腔内病変や消化器症状による摂食障害，食欲不振など，食事摂取を妨げる症状の有無を把握する．
- 発熱や下痢による脱水症状がないか確認する．

❸ 栄養ケア

● **栄養不良が免疫力低下につながるため，病状に応じた栄養管理が重要である**

- 原則として，「日本人の食事摂取基準」に準ずる．
- 発熱や下痢がみられる場合は脱水が起こりやすいので，水分補給を行う．
- ビタミン・ミネラルの喪失も起こりやすいので，必要に応じてミネラル製剤や栄養補助食品などを用いて補給する．
- カンジダ症などの口内炎により摂食障害がみられる場合は，症状に応じて，流動食や軟菜食など食形態を工夫する．
- 十分な食事量を確保できない場合は，経腸栄養剤を併用する．
- 食品・料理等の調整 ビタミン製剤や栄養補助食品などを利用する．

第19章 感染症

- 感染症とは，病原体が体内に侵入して症状が出る病気のことである．病原体は大きさによりさまざまな感染経路がある（図19-1）．
- 病原体が侵入した際，症状が現れる顕性感染と現れない不顕性感染がある．発症するかどうかは，病原体の感染力と免疫力とのバランスによる．
- 本章では感染症の中でも食中毒を中心に，その原因と病態から治療と食事療法について解説する．特に脱水に対する対症療法が重要である．

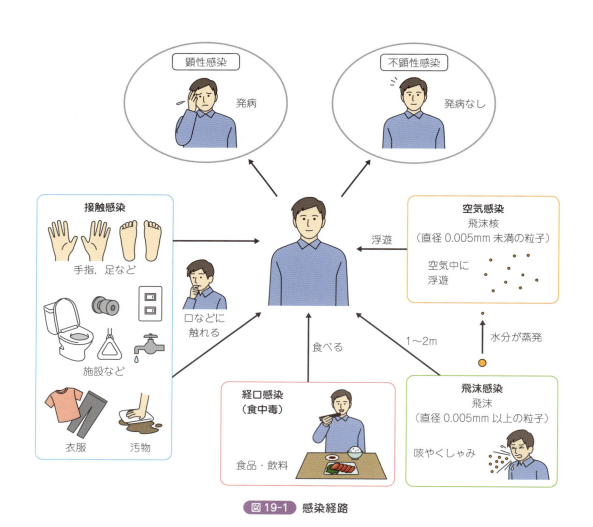

図19-1 感染経路

A 病原微生物

1 疾患の概要

a. 細菌性食中毒

1）腸管出血性大腸菌

- **定義** 腸管出血性大腸菌（EHEC）感染症は，感染症法に基づいた届出基準（厚生労働省）によると，ベロ毒素を産生する EHEC の感染に伴う全身性疾患を指す．
- **症状** 腹痛，下痢，血便があり，嘔吐や 38℃台の発熱を伴うこともある．
- **治療** 小児は保存的療法が中心である．場合に応じて抗菌薬を投与することもある．

EHEC：entero-hemorrhagic *Escherichia coli*

2）カンピロバクター（カンピロバクター・ジェジュニ／コリ）

- **定義** *Campylobacter jejuni subsp.jejuni* はヒトの**カンピロバクター感染症**の 95～99％を占めており，主に胃腸炎症状を起こす．家畜の腸管内に生息し，食肉（特に**鶏肉**），臓器や飲料水を汚染する．
- **症状** 下痢，腹痛，発熱，悪心，嘔吐，頭痛，悪寒，倦怠感などであり他の感染症と似ているが，潜伏期間が一般に 2～5 日間とやや長いことが特徴である．
- **治療** 予後良好であり，自然治癒することがほとんどである．重症の場合，対症療法とともに化学療法が必要である．第 1 選択薬剤としてはマクロライド系薬剤である．

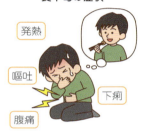

食中毒の症状

3）サルモネラ

- **定義** *Salmonella enterica* は腸内細菌科の桿菌で**人獣共通感染症**の代表的な原因菌である．
- **症状** 下痢，腹痛，嘔吐，発熱がみられる．排便回数が多く，重症の場合には粘血便がみられる．潜伏期間は 12～48 時間と比較的短い．
- **予防** 60℃ 15 分の加熱によりサルモネラ属菌のほとんどが殺菌される．鶏肉など肉類は，生食しない，加熱不十分な状態で食べないことが重要である．また乾燥に強いため，調理器具などの取り扱いに気をつける．

4）黄色ブドウ球菌

- **定義** 摂取した食品中の**黄色ブドウ球菌**（*Staphylococcus aureus*）より産生されたエンテロトキシンによりブドウ球菌食中毒は発症する．
- **症状** 悪心，嘔吐，下痢などがみられる．ブドウ球菌食中毒では 30 分～6 時間と潜伏期間が短い．
- **予防** 黄色ブドウ球菌で産生されるエンテロトキシンは耐熱性が高いため，通常の加熱調理では活性を失わない．そのためブドウ球菌による食中毒を予防するためには，黄色ブドウ球菌自体の汚染を防ぐことが重要である．

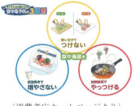

食中毒の予防

（消費者庁ホームページより）

5）腸炎ビブリオ

- **定義** 腸炎ビブリオ（*Vibrio parahaemolyticus*）による食中毒に汚染され

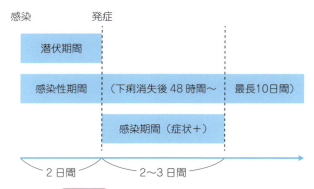

図 19-2 ノロウイルスの感染性期間
潜伏期間とは，病原体に感染してから最初に症状が出るまでの期間である．感染性期間とは，他の人に病原体を感染させる可能性のある期間である．感染期間とは，ここでは症状を有する期間を指す．

た食品の摂取により，腸管において増殖し，感染型の食中毒を引き起こす．
- 症状 腹痛，水様性または粘液性下痢，しばしば発熱，嘔吐，嘔気を伴う．基礎疾患のある場合，敗血症などにより死に至ることもある．
- 治療・予防 対症療法により数日で回復する．予防は，魚介類の低温保存，調理時の汚染防止が重要である．菌は十分な加熱により死滅するので調理時に気をつける．

b. ウイルス性食中毒

1) ノロウイルス

- 冬期に発生する食中毒のほとんどが<u>ノロウイルス</u>（Norovirus）とされている．非常に感染力が強く，ウイルスが少量（10〜100個）でも感染しうる．原因食品は生牡蠣など水を介して感染する．基本は接触感染であるが，嘔吐物による飛沫感染もある．症状は嘔吐，下痢，腹痛，発熱であり2〜3日でおさまる．潜伏期間は数日で，その後2〜10日間ノロウイルスは体内に存在する（図19-2）．

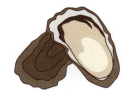

> **column**
>
> **新型コロナウイルス感染症**
>
> 　新型コロナウイルス（SARS-COV-2）感染症の5類引き下げに伴い，社会全体も落ち着きを取り戻した．まずこのウイルスを理解するためにはセントラルドグマについて知る必要がある．セントラルドグマとは，DNAが転写されRNAに，さらに翻訳されてたんぱく質へと情報が伝達される過程のことである．SARS-COV-2はRNAウイルスであり，単体では増えることができないためにヒトの体内の細胞内で増殖する．設計図はもっているが工場をもたないため，忍びこんで商品を作っているようなものである．抗ウイルス薬の開発が進み，接種の始まったワクチンも生化学や分子生物学の知識をもたないと正しい理解はできない．臨床栄養学も，ぜひさまざまな分野を勉強してから学んでほしい．

- アルコール消毒には比較的抵抗性であるため，不活化効果が期待できる薬剤の活用が必要である．また手洗い，うがい，調理器具の塩素系の消毒薬の使用も効果的である．

2 栄養アセスメント

● 窒素バランスと水分出納の評価が重要である

- 生体防御機構が正常な場合，適切な治療が行われれば感染症は終息に向かうが，感染症発症時にはすでに栄養状態が不良な場合も多いため，栄養状態の適切な評価が必要である．
- 身長，体重，感染前の食事摂取状況などから栄養状態を評価する．
- 発症の早期では水分の貯留がみられる．また，激しい下痢・嘔吐を伴う場合は脱水を生じるため，体重で正確な栄養状態の評価をすることはできない．
- 重症患者では，炎症性サイトカインなどの影響により著しく異化が亢進しているため，尿中窒素排泄量により窒素バランスを評価する．
- C反応性蛋白（CRP）高値では，アルブミン合成が低下しているため，血清アルブミン値やRTPはアセスメント指標としては参考にできない．

3 栄養ケア

● 十分な水分・ミネラルとエネルギー補給が必要である

- 必要栄養素量は病態を考慮して決定する．
- 下痢・嘔吐が激しい場合は絶食とし，**脱水の予防・改善に水分や電解質を輸液で補給する**．
- 体温が1℃上昇すると基礎代謝は約13%亢進するが，消化器症状を考慮し，消化しやすい流動食から開始する．
- 食欲があり，消化器症状に問題がなければ，軟食としてもよい．
- **高齢者や乳幼児では脱水症状に十分注意する**．
- ビタミンの消費が増えているにもかかわらず十分な経口摂取が期待できないため，総合ビタミン剤などの投与も考慮する．
- 食品・調理等の調整　嘔吐しないようであれば，湯冷ましや薄めた番茶などで水分補給を行う．
- 流動食は，野菜スープ，果汁，重湯，くず湯などから開始する．
- 消化器症状を観察し，三分粥から全粥食へと進める．

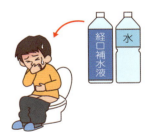

B　敗血症

❶ 疾患の概要

- **敗血症**（sepsis）とは，感染に伴う生体反応が生体内で調整不能な状態となった病態であり，生命を脅かす臓器障害を引き起こす状態である．

❷ 栄養アセスメント

● **経腸栄養の実施にあたっては循環動態の安定ができているかの検討が必要である**

- 敗血症患者では，多くの場合，経口摂取は不可能であるため，経腸栄養，静脈栄養などで補助を行わないと栄養障害を生じる．
- 早期経腸栄養が腸管免疫や予後に重要と考えられる．
- 不安定な循環動態のもとで経腸栄養剤を投与すると，虚血性腸炎などの腸管トラブルを生じるリスクがある．

❸ 栄養ケア

● **敗血症患者への栄養投与は，経腸栄養で行うことが推奨される**

- 経腸栄養は，早期（重症病態への治療開始後24～48時間以内）から行うことが推奨される．
- 栄養療法開始初期は，経腸栄養を消費エネルギーよりも少なく投与する．
- 急性期以降では，必要エネルギーを25～30 kcal/kg/日程度とする．
- 経腸栄養だけでは投与エネルギー量が不足している場合は，静脈栄養を併用する．
- たんぱく質は，急性期では1 g/kg/日未満，急性期以降では1 g/kg/日以上の投与が望ましい．

---

column

PCR

　PCRとはPolymerase Chain Reactionの略であり，日本語ではポリメラーゼ連鎖反応といい，DNAを増幅する方法である．目的とするDNAを二本鎖から一本鎖にして，そのDNAの一部の配列と同じ短いDNA断片であるプライマーを結合させて，塩基配列をコピーして……ということを何度も繰り返すことによりDNAの量を増やしていく．新型コロナウイルスの検出に用いられていたのが，このPCR法である．ウイルスにはDNAウイルスとRNAウイルスがあり，新型コロナウイルスはRNAウイルスである．そのためにそのままではPCR法では増幅できないため，唾液などの検体中のRNAをDNAにコピーしてからPCR法で増幅してウイルスの有無を調べる．さまざまな研究において重要な実験手法でもある．

C 院内感染症

① 疾患の概要

- 定義 入院中の患者が入院後に病院内で，原疾患とは別に新たに罹患した感染を**院内感染**という．
- 管理栄養士も含めた医療従事者が病院内において罹患した感染も院内感染という．
- 発症要因 免疫力の低下した患者（低栄養，手術後，高齢者，ステロイド治療中，免疫抑制剤治療中，抗がん薬治療中など）は**易感染性**となる．
- 病原性が弱く，免疫力が低下していないと感染症を発症することのない微生物（細菌など）でも感染症が起こることがある．このような感染症を**日和見感染**という．
- 日和見感染も院内感染の一因である．
- 病院内では，多様な微生物による感染症に対して多種の抗菌薬を多く使用することで，抗菌薬が効かない**薬剤耐性**の微生物が認められる．
- 薬剤耐性の微生物が易感染性の患者に感染して罹患することが院内感染で問題となる．
- 薬剤耐性の微生物として，**MRSA**（メチシリン耐性黄色ブドウ球菌），VRE（バンコマイシン耐性腸球菌），多剤耐性緑膿菌がある．
- 近年では，VRE 感染の病院内発生が問題となっている．
- 症状 肺炎，尿路感染，褥瘡などの創傷感染と敗血症（中心静脈カテーテル感染も含む）などがあげられる．
- 治療・経過・対応 薬剤耐性の微生物の感染により患者の治療が困難となり，重症化して全身状態が悪化することもある．
- 特に敗血症となると，ショックとなり死に至ることもあり問題となっている．
- MRSA は，ペニシリン系薬の１つであるメチシリンに耐性をもつ黄色ブドウ球菌による院内感染の原因微生物として最も代表的なものであり，バンコマイシンやアミノグリコシド系薬が有効な治療薬とされている．
- 病院では，院内感染症対策委員会を設置する．
- 院内感染症対策委員会は，感染対策の講演を行い，職員はその講演を受講する必要がある．
- 診療にあたっては，感染対策チームを中心に院内感染の対策を行う．
- 病院全体では，感染症対策マニュアルを作成して院内感染対策予防にあたる．
- 感染症法の改正により，VRE と MRSA は，発生後 7 日以内に所属する保健所に届けなくてはならない．

MRSA : methicillin-resistant staphylococcus aureus
VRE : vancomycin resistant enterococci

第20章 がん

1 がんの病理

- 正常組織の細胞は，例えば外傷が生じたときの修復のために増殖するが，修復が終わると生理的な制御の下に細胞増殖は止まる．一方で，腫瘍の細胞は生理的制御に従わず，無秩序に増殖する．
- 腫瘍は，良性腫瘍と悪性腫瘍に分けられる．悪性腫瘍は「がん」とよばれ，組織への浸潤と他臓器への転移をきたす．
- 悪性腫瘍のうち，上皮性の組織（扁平上皮や腺上皮など）から発生したものを「癌」とよび，非上皮性の組織（筋組織や脂肪組織など）から発生したものを「肉腫」とよぶ（図20-1，表20-1，図20-2）．

2 がんの疫学

- がんは日本人の死因の第1位である．
- 死亡率の高いがんの発生部位は，男性では1位が肺，2位が大腸，3位が胃，女性では1位が大腸，2位が肺，3位が膵臓である（2022年現在）．

3 がんの診断と治療

- がんの診断確定は病理診断による．次いで病期（ステージ）を診断する．
- がんの種類や病期（ステージ）に応じて治療を決定する．治療は，根治治癒，延命，症状緩和やQOLの維持・向上を目的として行われる（表20-2，表20-3）．

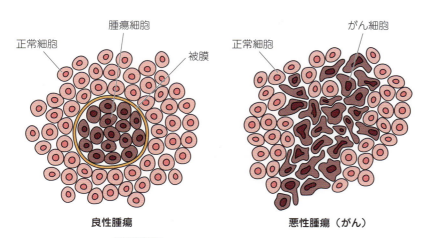

図20-1 良性腫瘍と悪性腫瘍（がん）
良性腫瘍は周囲組織を押しのけるように増殖する（圧排性増殖）．悪性腫瘍は周囲組織に染み込むように増殖する（浸潤性増殖）．

第20章 がん 241

表 20-1 悪性腫瘍（がん）の特徴

浸 潤	がん細胞が周囲の組織内に侵入し，正常組織や細胞を障害・破壊しながら増殖し広がっていくこと
転 移	がん細胞が最初にできた部位から，血液やリンパの流れに乗って，離れた他の部位に移動し，そこの組織で増殖すること
播 種	胸腔や腹腔などの体腔内に種を播くように広がること

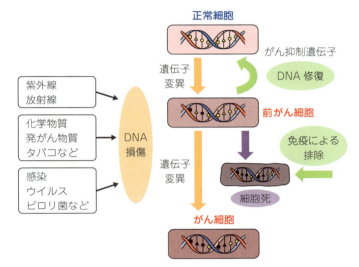

図 20-2 悪性腫瘍（がん）の発生

さまざまな要因による細胞のDNA損傷は修復され，修復されなかった異常な細胞は免疫によって排除される．しかし，これらを免れた場合には，がん細胞が発生する．

表 20-2 悪性腫瘍（がん）の診断

1. がんの診断：がんか，がんでないか
   症状の出現または検診で指摘
   →受診
   →がんの疑い
   →確定診断（病理組織学的診断）
2. 病期（ステージ）の決定
   各種画像診断（X線，超音波，CT，MRI，PETなど）
   →原発巣の大きさ・浸潤（T），リンパ節転移（N）と遠隔転移（M）の評価
   →TNM分類による病期（ステージ）の決定

PET：positron emission tomography
TNM分類：T；tumor，N；lymph node，M；metastasis

表 20-3 悪性腫瘍（がん）の治療

手術療法	がん病変部を周囲の正常部とともに切除して取り除く
放射線療法	がんに放射線を照射し，がん細胞を傷害し，がんを縮小または消失させる
薬物療法（化学療法）	がん細胞を薬（抗がん薬，ホルモン剤など）で抑え，がんを縮小または消失させる
緩和医療	身体的・精神的な苦痛を取り除く

A 消化管の癌；食道，胃，大腸

1 疾患の概要

- 定義 消化管などの上皮から発生する癌を指す．
- 原因 発生部位別に，特徴的な危険因子がある．喫煙はほぼ共通の危険因子である．
- 疫学 大腸（結腸・直腸）癌と胃癌は，がんの発生部位別の罹患率と死亡率でともに上位である．
- 病態生理・症状 発生部位により異なる症状を呈する．腹痛や体重減少はほぼ共通の症状を示す（表20-4）．
- 診断 内視鏡検査と生検による病理診断を行う．CTや超音波検査などを行い，TNM分類により病期（ステージ）を決定する．
- 治療 転移のない早期癌には内視鏡治療が選択される．切除可能で根治が目指せる病期では手術療法が選択され，必要に応じて薬物療法あるいは放射線療法が追加される．切除不能の場合には薬物療法あるいは放射線療法が選択されるが，根治を目指すことがむずかしい場合には緩和治療が主体になる．

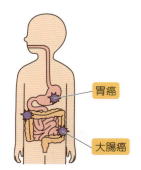

胃癌，大腸癌は罹患率・死亡率が高い．

2 栄養アセスメント

● 腫瘍による通過障害や消化管の機能を確認し，低栄養または低栄養のリスクを有していないか評価する

- 腫瘍による通過障害によりすでに低栄養となっていることがあるため，食事摂取状況に変化がないか確認する．
- 現体重，体重減少率，上腕周囲長，上腕三頭筋皮下脂肪厚などの身体計測を行い，血清アルブミン値などと併せて低栄養のリスクの有無を評価する．
- 食道癌の場合は，腫瘍による通過障害を確認する．
- 胃癌の場合は，通過障害に加えて胃部症状（嘔気・嘔吐など）を確認する．

腫瘍による通過障害

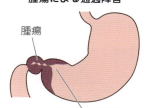

表20-4 消化管の癌の種類と特徴

	食道癌	胃癌	大腸癌（結腸・直腸）
発生部位	食道の粘膜から発生．扁平上皮癌が90％以上，まれに腺癌	胃の粘膜から発生する．ほとんど腺癌	結腸または直腸の粘膜から発生．ほとんど腺癌
好発年齢	60歳以上の男性に多い	70歳以降に好発．罹患率男性3位，女性4位	60歳代にピーク．罹患率男女とも2位
好発部位	胸部中部食道	胃前庭部	S状結腸と直腸
危険因子	喫煙，飲酒	ピロリ菌感染，高塩分食，喫煙	高脂肪食，家族歴
症状	嚥下障害，体重減少，嗄声	腹部不快感，腹痛，黒色便	便秘，下痢，血便，腹痛

切除部位が広範囲の場合，ダンピング症候群に留意する．

- 胃癌や大腸癌では，腫瘍から出血する可能性があることから，貧血がないか確認する．
- 大腸（結腸，直腸）癌の場合は，水分と電解質を再吸収し糞便を形成する器官であることから，下痢，脱水がないか確認する．

③ 栄養ケア

● 腫瘍による通過障害や消化管の機能を確認し，症状に合った形態で，食事摂取基準に準じたバランスのとれた食事を目指す

- 消化管に閉塞がなく消化・吸収能が保持されているが，固形物の摂取が困難な場合は，経腸栄養剤を利用する．
- 通過障害がある場合は，流動食または経腸栄養剤とする．
- 経口摂取が困難な場合は，短期間であれば経鼻経管栄養法，長期にわたる場合は消化管瘻栄養法を用いる．
- 経口摂取や経管栄養法によって必要な栄養量が摂取できない場合は，静脈栄養法の併用を検討する．
- 消化管を安静に保たなければならない場合は，静脈栄養法を選択する．
- 食品・料理等の調整 胃への負担を軽減するため，香辛料，炭酸飲料やカフェインなどの刺激物，アルコール飲料などを避ける．
- 消化のよい食品を利用する．
- 煮る，蒸すなど消化のよい調理法とする．
- 1回に十分な栄養量が摂取できない場合は少量頻回食とする．

B 消化管以外の癌；肺，肝，膵

① 疾患の概要

- 定義 消化管以外から発生する主な癌として，肺癌，肝臓癌，膵臓癌などがある［白血病については第16章参照（➡ p.213）］．
- 原因 発生部位別に特徴的な危険因子がある．喫煙はほぼ共通の危険因子である．
- 疫学 肺癌，膵臓癌，肝臓癌は，がんの発生部位別の死亡率で上位である．
- 病態生理・症状 発生部位により異なる症状を呈する．体重減少はほぼ共通の症状である（表20-5）．
- 診断 肺癌，膵臓癌，肝臓癌では，CTや超音波検査などを行い，TNM分類により病期（ステージ）を決定する．
- 治療 肺癌，肝臓癌，膵臓癌では，切除可能な病期の場合に手術療法が選択され，必要に応じて薬物療法あるいは放射線療法が追加される．切除不能の場合には薬物療法あるいは放射線療法が選択されるが，根治を目指すことがむずかしい場合には緩和治療が主体になる．

244　第20章　がん

表20-5	消化管以外の癌の種類と特徴

	肺　癌	肝臓癌	膵臓癌
発生部位	腺癌が約60%，扁平上皮癌と小細胞癌が約15%ずつ	原発性肝癌は主に肝細胞由来	主に膵管上皮由来，ほとんど腺癌
好発年齢	60歳以上に多い，罹患率男性4位，女性3位	60歳以上に多い，罹患率男性5位	高齢者に多い，予後が最もわるいがんの1つ
好発部位	中枢型（肺門部）と末梢型（肺野）	転移性肝癌は原発性肝癌よりも多い	膵頭部に好発
危険因子	喫煙	ウイルス性肝疾患，非アルコール性脂肪肝炎	糖尿病，喫煙，慢性膵炎
症　状	全身倦怠感，咳嗽，喀痰，血痰	進行すれば，腹痛，黄疸，腹水	腹痛，黄疸，腰背部痛，体重減少

② 栄養アセスメント

● 腫瘍から産生される炎症性サイトカインおよび腫瘍由来メディエーターなどにより，代謝変化が起きていることから全身状態を把握し，低栄養または低栄養のリスクを有していないか評価する

・食欲不振による食事摂取量の低下がないか確認する．

・代謝変化によりエネルギー消費量が亢進していることが多いので，現体重，体重減少率，上腕周囲長，上腕三頭筋皮下脂肪厚などの身体計測を行い，血清アルブミン値などと併せて低栄養のリスクの有無を評価する．

・肺癌の場合は，慢性的に咳，喀痰，呼吸苦を伴うことがあるため，食欲不振による食事摂取量の低下がないか確認する．

・肝臓癌の場合は，大半は肝硬変に起因するため，肝機能が著しく低下していることから，エネルギーおよびたんぱく質の栄養状態を評価する．

・膵臓癌の場合は，消化液の外分泌機能が低下するため消化不良による下痢，食欲不振などの症状がないか確認する．膵内分泌機能，特にインスリン分泌能が低下していないか確認する．

③ 栄養ケア

● エネルギー消費量の亢進に応じた適正なエネルギーおよびたんぱく質を摂取し，食事摂取基準に準じたバランスのとれた食事を目指す

・必要な栄養素量が摂取できない場合は，経腸栄養剤や栄養補助食品を使用する．

・肝臓癌の場合は，肝硬変の栄養療法に準ずる．

・膵臓癌の場合は，血糖値およびダンピング症候群をはじめとする胃腸症状をモニタリングする．経口摂取が困難な場合は，短期間であれば静脈栄養法，長期にわたる場合は消化管瘻栄養法を用いる．

・ 食品・料理等の調整 香辛料，炭酸飲料やカフェインなどの刺激物，アルコール飲料などを避ける．

・消化のよい食品を利用する．

・1回に十分な栄養量が摂取できない場合は少量頻回食とする．

C 化学療法，放射線治療，緩和ケア

1 概　要

- 定義 **化学療法**は，抗がん薬を使ってがん細胞の増殖を抑えたり，死滅させたりする治療法で，薬物療法ともよばれる．**放射線治療**は，放射線を照射することにより，がん細胞を死滅させる治療である．**緩和ケア**は，がん患者の痛みに対応して，その苦痛の予防と軽減のためのケアを行うことである（表20-6，表20-7）．
- 目的 化学療法と放射線治療では，根治治癒を目的とする場合と症状緩和を目的とする場合がある．緩和ケアは，身体的苦痛や精神的苦痛などに対する治療・ケアを行い，QOLの維持と向上を図ることを目的とする．

> **column**
> **集学的治療**
> 　集学的治療とは，手術，放射線治療，薬物療法，さらには緩和ケアや療養生活に欠かせない栄養サポートなどを，がんの種類や進行度に応じて，組み合わせて治療することである．集学的治療では，多くの専門家がチームとなって連携しながら，患者1人ひとりに合わせた治療を立案，実施する．

2 栄養アセスメント

● **腫瘍による通過障害や消化管の機能を確認し，食事摂取状況と体重変化を把握しQOLの向上に努める**
- がんの部位とサイズを確認し，摂取，消化および吸収障害について評価する．
- がん悪液質により，代謝異常によるエネルギーとたんぱく質のバランスが負となっているので，食事摂取量を把握するとともに体重減少について評価する．
- 浮腫，排尿困難，呼吸困難などが生じていないか確認する．
- 抗がん薬や疼痛コントロールのための服薬をしていることにより，食欲不振，悪心・嘔吐および腹部膨満感などの症状を確認する．
- 食べられるもの，食べたいものなど，嗜好を丁寧に聞き取る．

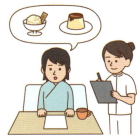

症状を確認したうえで，本人の嗜好を聞き取る．

3 栄養ケア

● **がんの進行状況に合わせて，厳格な栄養補給よりQOLの向上を優先し，可能な範囲で栄養療法を行う**
- 通過障害がないかぎり，原則として経口摂取とする．
- 必要エネルギー量は，Harris-Benedictの式より計算し，活動係数とストレス係数を乗じて求める（➡表3-2, p.27）．
- 食べたいものを食べたい量を基本とし，可能な限り嗜好を尊重した食事を

表20-6　緩和ケアが対応する痛みの種類

身体的苦痛	身体の痛み，その他の身体の症状　など
精神的苦痛	不安，恐れ，いら立ち，孤独感，うつ　など
社会的苦痛	仕事上の，経済上の，家庭内の，人間関係上の問題　など
霊的（スピリチュアルな）苦痛	人生の意味への問い，死への恐怖，苦しみの意味　など

表20-7　がん疼痛に対する薬物療法の基本

1. **経口投与**
   投与方法が簡便な経口投与を基本とする．さらに，患者の状態に合わせて，座剤，注射（静注，皮下），貼付剤などを利用する．
2. **時刻を決めて定期的に投与**
   疼痛効果の切れ目のないように定期的に投与する．必要に応じて，追加投与も行う．
3. **疼痛の強さに応じた薬の選択**
   疼痛の強さに応じて，3段階に鎮痛薬を選択する．
   Ⅰ．軽度の痛み：非オピオイド鎮痛薬（非ステロイド性抗炎症薬，アセトアミノフェン）
   Ⅱ．中等度の痛み：弱オピオイド（コデイン，オキシコドン）
   Ⅲ．中等度以上の痛み：強オピオイド（モルヒネ，フェンタニル）
4. **患者ごとに適量を決める**
   医療用麻薬（オピオイド）に標準投与量はなく，患者の疼痛が消失する量が適切な量である．除痛できる投与量を見つけることが重要．

提供することによりQOLを尊重する．
- がんの部位や進行状況に合わせて，流動食や軟菜食などの食形態の工夫をする．
- 早期膨満感や精神的な負担をかけないよう，必要に応じて少量・頻回とする．
- 浮腫，排尿困難，呼吸困難を起こさないために，輸液による水分量が過剰とならないよう水分管理が重要である．
- 十分な食事摂取ができない場合は経腸栄養剤を併用し，高濃度の経腸栄養剤を活用する．
- 経腸栄養剤は，免疫増強効果が期待されるグルタミン，アルギニン，核酸およびn-3系多価不飽和脂肪酸が含まれている製剤を考慮する．
- 食品・料理等の調整　食欲不振や嘔気・嘔吐があるときは，嗜好を尊重するため，好みの味つけにする工夫をし，匂いが強いものは避け，のどごしのよいもの（麺類，ゼリー類，冷菜など）を取り入れる．
- 少なめの盛りつけにして，食器やお膳に変化をつけるなど，視覚からの情報を大切にし，楽しく食事をする雰囲気を作る工夫をする．
- 口内炎があるときは，酸味や塩味が強いもの，刺激物を避け，軟らかい料理を提供する．
- 嚥下障害があるときは，水分を多めにして，とろみ剤でとろみをつける．
- 栄養補助食品を利用する．

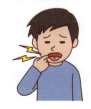

抗がん薬・放射線による口内炎

D 終末期医療（ターミナルケア）

1 概要

- **定義** 死が避けられない状態で，死に至るまでの時間が限られる状況下における医療のことを指す．がんだけでなく，難病や救急医療の状況も含む．
- **目的** 患者に対して，疼痛などの不快な症状を可能な限り緩和し，患者・家族に対する精神的・社会的援助を含めた総合的な医療およびケアを行う．
- **基本的な対応** 医療全般において患者の意思の尊重とインフォームド・コンセントの重要性が認知されているように，終末期でも同様である．そのうえで，延命よりも QOL を保つことが重要視される（表20-8）．
- **問題点** 尊厳死（尊厳をもって死ぬこと）は，患者の権利と考えられている．延命治療の中止も問題であり，具体的には，治療の過程で装着した人工呼吸器などの中止，あるいは経鼻経管や胃瘻に代表される人工的水分・栄養補給法の中止（または不開始）を容認してよいかの判断を求められる場合も少なくない．

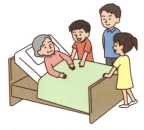

ターミナルケアでは患者，家族の QOL を優先する．

2 栄養アセスメント

● QOL の向上を優先する

- がん悪液質の病態では，不可逆的な代謝障害を起こしエネルギー消費量が増加するため，体重変化に加えて筋力低下，疲労感，食欲不振，除脂肪体重，生化学データの異常などを確認する．

3 栄養ケア

● 積極的な栄養療法を強いず，QOL の向上を優先する

- 「生」を実感できるよう，食べたいもの・食べたい量を基本とし，可能な限り嗜好を尊重した食事を提供することにより QOL を尊重する．
- 通過障害がなければ，経口摂取は可能であるが，摂取目標量を強要しない．
- 生命予後が 1 ヵ月以内と考えられる患者に対しては，延命を目的とする経管栄養法による積極的な栄養補給を行わないことが推奨される．

表20-8 終末期医療（ターミナルケア）の基本

1. **患者の意思の尊重**
   患者の事前の意思表示書（リビングウィル）がある場合：それを尊重して対応を決める．最近では，死までの過程のケアを患者と家族と医療チームの間で話し合い計画すること（ACP：アドバンス・ケア・プランニング）が推奨されている．
   患者の事前の意思表示がない場合：家族や友人などの話から推察できることもある．もし，推察もできなければ，家族と医療チームの間で患者の最善の利益を相談して，対処することになる．
2. **患者の QOL の尊重**
   死に至るまでの QOL を尊重した医療，ケアが大切であると考えられている．特に，患者の身体的・精神的・社会的・霊的な苦痛の緩和のための対処が，医療従事者，家族あるいは宗教家などを含めたチームでなされている．

第21章 手術，周術期

① 手術療法（外科手術）

- 主に薬物で治療する内科的治療に対して，用手的に行う観血的治療を**手術療法（外科手術）**という．
- 従来の開腹・開胸手術に加えて，近年では鏡視下手術（腹腔鏡，胸腔鏡や関節鏡など）や血管内治療などの低侵襲手術が選択されることもある．さらには，鏡視下手術の進化形ともいえるロボット支援手術が可能となった（表21-1，表21-2）．

② 侵襲に対する生体の応答

- 手術操作などによる身体への侵襲刺激により，自律神経系（特に交感神経系），内分泌系，免疫系が賦活化される．
- 自律神経系と内分泌系は，侵襲に対して生体の恒常性を維持するために，血圧と血糖を上昇・維持する方向に働く（表21-3，図21-1）．

③ 侵襲時の代謝の変化

- 侵襲時には，代謝が亢進し，酸素消費量が増大する．
- 糖新生が増大し耐糖能は低下する．脂肪と蛋白の分解が促進する．

表21-1 手術療法の長所と短所

1. 外科手術の長所
①がんの場合，がんの病巣を完全に切除できれば根治治療が期待できる ②速やかな治癒や回復が期待できる（例えば，外傷など） ③損なわれた機能が回復する（手術による物理的な修復による）
2. 外科手術の短所
①身体に損傷を加える ②身体的負担が大きく，一時的に生命を脅かす危険を伴うこともある ③心理的負担が大きい（術後の疼痛や仕事への復帰に関する不安など）

表21-2 主な手術療法の目的や適応

1. 病巣の摘出，病因の除去
①悪性腫瘍や良性腫瘍：例えば，がんの場合 ②炎症性疾患や感染性疾患：例えば，虫垂炎や汎発性腹膜炎などの場合 ③外傷や臓器損傷：例えば，出血や腸破裂，あるいは気胸などの場合
2. 組織や器官の機能の回復
①機能不全を呈した臓器の修復：例えば，弁膜症や大動脈瘤などの場合 ②機能不全を呈した臓器の移植：例えば，腎移植，角膜移植，皮膚移植などの場合

- 代謝を変化させて得られるエネルギーは，組織修復や感染防御のために免疫系を活性化するために利用される．
- 飢餓時の代謝変化と比較すると，飢餓時には代謝が低下し窒素（N）排泄を抑える（蛋白維持に向かう）のに対し，侵襲時には侵襲の大きさに応じて代謝が亢進する点が大きく異なる．

表 21-3 侵襲に対する生体の応答

1. 自律神経系の反応：循環動態の変化による恒常性の維持のため	
	交感神経系の興奮が誘発され，カテコールアミンが分泌される．心臓が刺激され，頻脈，心拍出量増加をきたす．また，血管が収縮し，血圧上昇をきたす．
2. 内分泌系の反応：糖・蛋白・脂質代謝と体液動態の変化による恒常性の維持のため	
	視床下部-下垂体-副腎系が刺激され，糖質コルチコイドが分泌される． 下垂体前葉の成長ホルモンと交感神経刺激によるカテコールアミンは血糖値を上昇する． 下垂体後葉の抗利尿ホルモンと副腎のアルドステロンは，水とナトリウムを体内に貯留する．
3. 免疫系の反応：感染防御と創傷治癒による恒常性の維持のため	
	手術の局所刺激により，生体防御反応として炎症性サイトカインが産生される． 炎症性サイトカインが血流により全身に運ばれることで，局所の炎症が全身に波及し，いわゆる全身性炎症反応症候群（SIRS）をきたすことがある．

SIRS：systemic inflammatory response syndrome

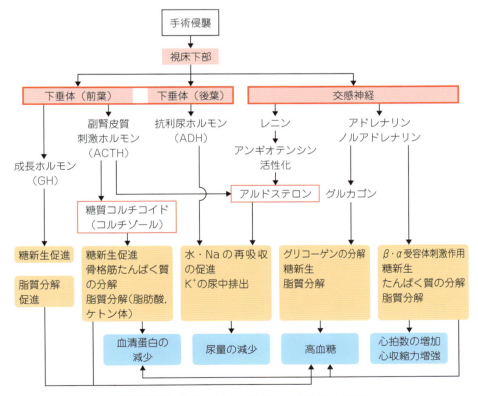

図 21-1 侵襲に対する神経・内分泌系の応答

A 術前，術後

1 概要

- 手術療法により期待どおりの治療効果と回復を得るためには，また合併症の発生を防止するためには，**周術期（術前・術後）の管理**を適切に行うことが重要である．
- **周術期**の患者に影響する因子として，疾患自体あるいは併発症による障害や機能低下，手術侵襲，術前・術後の絶飲食，術後合併症などがある．これらを踏まえた周術期管理が必要である（表21-4）．

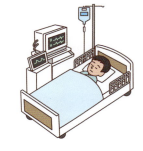

ERAS : enhanced recovery after surgery

column
ERAS（術後回復強化）

ERASは，術後の早期回復を目指してエビデンスに基づき作成された周術期管理プロトコルのことである．手術侵襲制御，疼痛管理，周術期の代謝と栄養管理が特に大切にされている．麻酔科医，外科医，手術室スタッフ，管理栄養士，看護師，および理学療法士などからなるチーム医療が必須である．

表21-4 周術期（術前・術後）管理

1. 術前管理	
	①術前評価：手術を受ける患者の全身状態の評価が必要 　栄養状態，循環機能，呼吸機能，腎機能，肝機能，内分泌機能（糖尿病），血液凝固機能など ②術前管理：手術までに以下の指導や管理が必要 　禁煙，血糖値のコントロール，栄養状態の改善，呼吸訓練，抗凝固薬・抗血小板薬の休止，口腔管理など ③インフォームド・コンセント（説明と同意） ④術前処置：術後回復に役立つようにERASに基づいて以下の処置を実施 　術前の飲水，身体の清潔，剃毛（剃刀は用いず，除毛）など
2. 術後管理	
	①全身状態の管理 　循環，呼吸，発熱などの管理 ②疼痛緩和 　術後の疼痛は交感神経の緊張から術後の回復に悪影響を与え，早期離床の妨げになる．また，不十分な呼吸から無気肺発症の原因にもなる． ③感染対策 　手術部位感染予防として，抗菌薬投与，血糖値コントロールなど ④手術創の処置やドレーンの管理 　感染のチェックと出血や縫合不全のチェック ⑤食事の再開，点滴や投薬 　不必要な絶飲食期間は減らす． ⑥術後合併症の予防 　局所合併症（出血，感染，縫合不全など）と全身合併症（呼吸，循環，腎，肝など）

2 栄養アセスメント

● **食事摂取状況を把握し，エネルギー，たんぱく質を中心に電解質に留意し，低栄養またはそのリスクを有していないか正確に把握する**

- 術前の低栄養は，術後の合併症発症や予後に悪影響を及ぼすことから，体重，BMI，上腕周囲長，上腕三頭筋皮下脂肪厚，上腕筋面積などの身体計測値，主観的包括的評価（SGA），臨床症候，欠乏症や過剰症による身体徴候，臨床検査値，浮腫などとともに，食事摂取状況から対象者の栄養状態を評価する．
- 栄養評価の結果をもとに，予後推定栄養指数（PNI）などを用い，手術の危険度を予測する方法が取り入れられている．
- 術後は，感染，炎症，発熱など，免疫反応および臓器修復のために代謝が亢進しているため，CRPを確認する．
- 術後も，術前と同様に栄養状態を評価するが，術後急性期には，半減期が短く体内プールが少ないRTPを用いて，迅速な栄養評価を行う．

PNI：prognostic nutritional index
$PNI = 10 \times Alb(g/dL) + 0.005 \times TLC(/\mu L)$
（TLC：末梢総リンパ球数）

3 栄養ケア

● **低栄養を改善するために，栄養補給および栄養管理が重要である**

- 重度の低栄養の場合は，手術を延期する．
- 術前は原則として経口摂取とし，前日（おおよそ麻酔8時間前）より絶食とする．
- 術後は，可能な限り早期（24〜48時間以内）に，経口摂取または経腸栄養を開始する．
- 術後，絶食する期間が短期間であれば経鼻経管栄養法，長期にわたる場合は消化管瘻栄養法を用いる．
- 術後は，炎症，免疫反応および臓器修復のためにエネルギー消費量が増加し代謝が亢進するため，ストレス係数を考慮する．
- エネルギー必要量は，基礎代謝量×活動係数×ストレス係数より算出する．
- 蛋白異化亢進とともに合成も亢進していることから，十分なたんぱく質量（1.2〜2.0 g/kg/日）を投与し，分枝アミノ酸（BCAA）を補給する．
- 脂質は，急性期は慎重投与とする．
- 投与する主なエネルギー源が糖質となるため，血糖値が高値となる場合はインスリンの投与（持続注入または皮下注）を行い，血糖管理を厳格に行う．
- 中等度から高度侵襲の手術の場合，グルタミン，アルギニンおよびn-3系多価不飽和脂肪酸などの免疫を賦活化する栄養素を含有した経腸栄養剤を考慮する．
- 水分や電解質を補正し，エネルギー補給に併せて十分なビタミン・ミネラルを補給する．
- 感染，褥瘡などで炎症性ストレスが存在する場合，十分な栄養補給を行い，創傷治癒に重点を置き，栄養管理を行う．

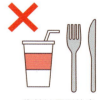

術前は原則絶食

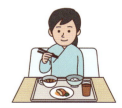

術後は可能な限り早期に，経口摂取または経腸栄養を少量から開始．

B 胃，食道

1 概　要

- 手術療法の適応となる主な疾患は，食道では食道癌，胃では胃癌である．
- 食道癌あるいは胃癌に対する手術では，がんを確実に除去できるように正常組織を付けて摘出し（がんの切除），転移の可能性のあるリンパ節を切除し（リンパ節郭清），さらに，吻合などにより形態と機能ができるだけ保てるようにする（再建）．
- 術後早期の主な合併症は，縫合不全である．胃癌の手術後には，胃の機能が失われることによるさまざまな障害（**ダンピング症候群**など）がみられる（表21-5，表21-6）．

2 栄養アセスメント

- 食事摂取状況を把握し，エネルギー，たんぱく質を中心に電解質に留意し，低栄養またはそのリスクを有していないか正確に把握する
- 切除部位と術式を確認する．
- 頸部にかかる食道手術の場合は，反回神経麻痺や頸部狭窄などの通過障害について確認する．
- 胃切除の場合は，ビタミンの吸収障害を把握するとともに，鉄，カルシウムおよびビタミンの欠乏症，貧血や骨粗鬆症などの合併症について評価する．
- 食事摂取開始の際は，**嚥下機能**，**胃腸障害**（嘔吐，下痢，悪心），**消化吸収障害**の有無を確認する．

ダンピング症候群

胃切除後などに急激に腸に食物が流入することにより生じる．

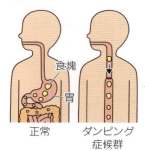

正常　　ダンピング症候群

表 21-5　食道癌と胃癌の手術の特徴

	食道癌	胃癌
手術方法	1. 癌を含む食道切除 2. リンパ節郭清 3. 再建 　胃管（胃を管状にしたもの）を挙上して食道断端と吻合	1. 癌を含む胃切除 　幽門側胃切除，胃全摘など 2. リンパ節郭清 3. 再建 　幽門側切除術→ビルロートⅠ法（残胃と十二指腸を吻合）など 　胃全摘→Roux-en-Y（ルーワイ）法（食道と空腸を吻合）
主な術後合併症・後遺症	1. 縫合不全（縦隔炎や膿胸をきたすこともある） 2. 反回神経麻痺	1. 縫合不全 2. ダンピング症候群（食物の小腸内への急速流入による） 3. 貧血（鉄またはビタミンB_{12}の吸収障害による） 4. 骨代謝障害（カルシウムやビタミンDの不足による）

表21-6 ダンピング症候群の種類と特徴

	早期ダンピング症候群	後期ダンピング症候群
時期	食後30分以内	食後2～3時間
病態	胃の貯留機能の低下により，高張な食物が急速に小腸内に入ることが原因．体液の腸管内への移行，さらにセロトニン，ブラジキニン，ヒスタミンなどが放出され，腸管運動亢進，循環血液量の減少をきたす	大量の食物が急速に小腸に流れ込むと血糖が急激に上昇し，この一過性の高血糖に対するインスリンの過剰分泌により，**低血糖**症状をきたす
症状	動悸，発汗などの全身症状と，腹痛，嘔吐などの腹部症状	低血糖症状として，動悸，冷汗，めまい，手のふるえ
対処	食事療法（1回の食事量を減らし，食事回数を1日5～6回）	低血糖症状に対して糖分の経口摂取食事療法（早期ダンピングと同じ）

3 栄養ケア

- **低栄養を改善し，病状に合わせた栄養補給および栄養管理が重要である**
- 胃切除術後は，翌日飲水から始め，流動食から粥，軟菜，固形食へと1週間ほどかけて食事を開始する．
- 絶食する期間が短期間であれば経鼻経管栄養法，長期にわたる場合は消化管瘻栄養法を用い，吻合部から漏出する場合は中心静脈栄養（TPN）を行う．
- 食事摂取開始後は，**ダンピング症候群**，逆流性食道炎，貧血，下痢などを起こさないよう**少量頻回食**から始める．
- 食品・料理等の調整 消化のよい食事として，低残渣食，低脂肪食とし，時間をかけてゆっくりよく噛んで食べる．
- 生食，刺激物，甘味や塩味の強い食品，熱いもの，冷たいものは避ける．
- 必要に応じて，鉄やカルシウムの強化食品を利用する．

C 小腸，大腸

1 概要

- 手術療法の適応となる主な疾患は，腸ではイレウス，炎症性腸疾患（クローン病など）や腫瘍など，大腸では大腸癌である．
- 小腸の手術では小腸切除が多い．大腸癌に対する手術では，がんを含む大腸切除とリンパ節郭清の後，吻合により再建する．直腸癌などでは**人工肛門［ストーマ（stoma）］**造設が必要な場合がある．
- 大腸癌の術後早期の主な合併症は，縫合不全と創感染である．直腸癌手術では，自律神経の損傷により排尿障害や性機能障害がみられることがある（表21-7）．

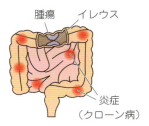

表 21-7 小腸と大腸癌の手術の特徴

	小　腸	大腸癌
手術方法	1. 小腸切除と再建（吻合） 　イレウスによる腸管壊死や腫瘍などが適応 2. 癒着剥離 　癒着性イレウスの場合	1. 癌を含む大腸切除，結腸部分切除など 2. リンパ節郭清 3. 再建（腸の断端同士の吻合） 4. 人工肛門造設 　直腸癌手術の場合など
主な術後合併症・後遺症	1. 短腸症候群（大量の小腸切除の場合，下痢と栄養吸収障害をきたす）	1. 縫合不全 2. 創感染 3. 排尿障害・性機能障害（直腸癌手術の場合）

❷ 栄養アセスメント

● **食事摂取状況を把握し，エネルギー，たんぱく質を中心に電解質に留意し，低栄養またはそのリスクを有していないか正確に把握する**

- 切除部位を確認し，腸管の安静が必要か把握する．
- 胃液の分泌亢進，膵液や胆汁酸の分泌低下，吸収障害などにより，低栄養状態に加え，脂肪性下痢およびビタミンの欠乏症について評価する．
- 大腸切除術後は，腹部膨満感など腸の蠕動運動の回復を確認する．

❸ 栄養ケア

● **低栄養を改善し，病状に合わせた栄養補給および栄養管理が重要である**

- 絶食する期間が短期間であれば経鼻経管栄養法，長期にわたる場合は消化管瘻栄養法を用い，腸管の長期安静が必要な場合は中心静脈栄養（TPN）を行う．
- 術後は，腸の蠕動運動を確認後水分摂取から開始し，可能な限り早期（24～48時間以内）に，経口摂取または経腸栄養を開始する．
- 特にTPNを行う際は，糖質の大量投与によるビタミンB_1の不足が起こっていないかなど，エネルギー補給に併せて，十分なビタミン，ミネラルを補給する．
- 食品・料理等の調整　消化のよい食事として，低残渣食，低脂肪食とし，時間をかけてゆっくりよく噛んで食べる．
- 生食，刺激物，甘味や塩味の強い食品，熱いもの，冷たいものは避ける．

D　消化管以外の術前，術後

❶ 概　要

- 消化管以外の消化器系臓器に対する手術療法には，例えば肝臓癌や膵臓癌に対するものがある．
- 肝臓癌の手術では肝切除が行われる．膵臓癌に対する手術では，体部また

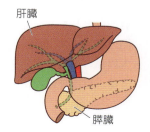

D 消化管以外の術前，術後　255

表 21-8 肝臓癌と膵臓癌の手術の特徴

	肝臓癌	膵臓癌
手術方法	1. 肝切除 　系統的切除：葉切除，区域切除など 　非系統的切除：部分切除など	1. 膵切除 　膵体尾部切除，膵頭十二指腸切除 2. リンパ節郭清 3. 再建（腸の断端同士の吻合） 　膵体尾部切除→不要 　膵頭十二指腸切除→ Child（チャイルド）法（膵，胆管，胃の順に各断端を空腸と吻合）
主な術後合併症・後遺症	1. 出血 2. 胆汁漏 3. 肝不全	1. 出血 2. 縫合不全 3. 膵液漏 4. インスリンと膵酵素の不足（切除範囲が大きい場合）

は尾部の場合の**膵体尾部切除術**，頭部の場合の**膵頭十二指腸切除術**がある．
- 肝臓癌手術の主な合併症は，出血，胆汁漏，肝不全である．膵臓癌手術の主な合併症は，出血，縫合不全，膵液漏である（表 21-8）．

❷ 栄養アセスメント

●**食事摂取状況を把握し，エネルギー，たんぱく質を中心に電解質に留意し，低栄養またはそのリスクを有していないか正確に把握する**
- 肝臓癌の場合，肝機能が著しく低下し栄養代謝が障害されるため，低栄養状態の評価が特に重要である．
- 肝硬変でないか評価するために，肝性脳症，腹水，総ビリルビン（T-Bil），アルブミン（Alb），プロトロンビン時間から Child-Pugh 分類によって肝障害の程度を評価する．
- 出血が認められる場合は，赤血球数（RBC），ヘモグロビン（Hb），ヘマトクリット値（Ht）を確認し，貧血の評価を行う．
- 膵頭十二指腸切除術後は，消化液の分泌が障害されているため消化吸収障害の有無を確認し，下痢や脂肪便および食欲不振を確認する．

❸ 栄養ケア

●**低栄養を改善するために，栄養補給および栄養管理が重要である**
- 食事開始後は少量頻回とする．
- 肝硬変の場合は肝硬変の食事療法に準ずる（➡ p.124）．
- 膵臓の術後は，膵疾患の食事療法に準じ，低脂肪食とし，アルコールを禁止し，刺激物を控える（➡ p.132）．
- 膵頭十二指腸切除術後は，**消化態栄養剤**や**成分栄養剤**を選択する．
- 膵臓癌によりインスリン分泌が障害されている，あるいは膵臓（特に膵体尾部）を切除した場合は，血糖値をモニタリングしながら，栄養補給後の血糖上昇を起こさないようにインスリンを投与する．

第22章 クリティカルケア

❶ クリティカルケア（集中治療）

- 患者の呼吸，循環，神経，肝・腎，血液などの主要な機能の急激な低下に対して，生命を維持し機能を回復させることを目的として総合的・集中的に治療・ケアすることをいう（表 22-1）．

❷ クリティカルケアが必要な主な病態

- ショックや**全身性炎症反応症候群（SIRS）**などの患者に対して，さらに重篤な状態である**敗血症（sepsis）**や**DIC（播種性血管内凝固症候群）**，さらには MODS（多臓器機能不全症候群）・MOF（多臓器不全）に陥ることを防止することが大切である（表 22-2，表 22-3，図 22-1）．

SIRS : systemic inflammatory response syndrome
DIC : disseminated intravascular coagulation
MODS : multiple organ dysfunction syndrome
MOF : multiple organ failure

表 22-1 クリティカルケアにおける特殊治療

1. **人工呼吸**
   急性呼吸不全などにより自発呼吸では不十分な場合に，人工呼吸器を用いて代行あるいはサポートする．
2. **循環補助**
   急性心不全などにより循環が維持できない場合に，大動脈内バルーンパンピングや経皮的心肺補助を用いて，循環補助を行う．
3. **血液浄化**
   急性腎不全や急性肝不全などにより余剰な水分や老廃物が排泄できない場合に，血液を体外に導き出し，血液中のさまざまな不要物質を除去する．

表 22-2 クリティカルケアが必要な主な病態

1. ショック（急性循環不全）
重要臓器機能や細胞機能を維持するのに十分な血液循環が供給されない状態

2. SIRS（全身性炎症反応症候群）
外傷や感染などの過大な侵襲に対する生体反応として，体温，心拍数，呼吸数と白血球数の増大などを呈する病態．
侵襲に対して過剰に分泌されたサイトカインが主たる原因

3. 敗血症
感染症を伴う SIRS の状態．臓器障害を伴うものを重症敗血症，さらに低血圧が持続する場合は敗血症性ショックとよばれる

4. DIC（播種性血管内凝固症候群）
ショックや重症病態の遷延により凝固機能の亢進を呈し，全身の微小血管に血栓が生じる状態．血栓による末梢微小循環障害による組織・細胞障害をきたし，さらに凝固系の消費により重篤な出血傾向を呈するようになる

5. MODS（多臓器機能不全症候群）・MOF（多臓器不全）
複数の重要臓器（腎，肺，肝）あるいは系（循環器系，中枢神経系，消化器系，血液凝固系など）の機能障害が同時に発生している状態．
侵襲による SIRS が遷延して生体防御が破綻すると，ショックや MODS・MOF の状態に陥る

表 22-3 ショック（急性循環不全）の種類

1. 循環血液量減少性ショック	
	循環血液量の減少により血圧低下をきたす．大量出血，体液量減少によるものも含む
2. 心原性ショック	
	心拍出量の減少により血圧低下をきたす心筋梗塞などの心筋異常，大動脈弁狭窄症などの弁不全，不整脈など
3. 心外閉塞・拘束性ショック	
	心拍出量の減少により血圧低下をきたす心タンポナーデ，肺血栓塞栓症，緊張性気胸など
4. 血液分布異常性ショック	
	血管抵抗が減少することにより血圧低下をきたす．重症感染，アナフィラキシー，脊髄損傷など

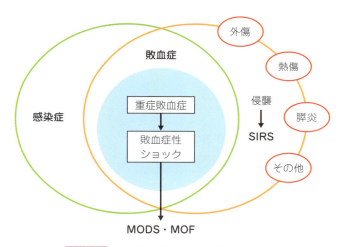

図 22-1 SIRS，敗血症，MODS・MOF

A 外傷

1 疾患の概要

- 重症外傷患者の診療では，生命危機の病態を迅速に把握し，生命危機を回避する治療が最優先に行われる（表22-4, 表22-5）．

2 栄養アセスメント

● **毎日のモニタリングにより，急速な栄養状態の変化に対応する**

- 損傷部位や重症度，循環動態や呼吸状態など，病態・安静度を正確に把握する．
- 安静度の制限により身体計測が困難な場合，浮腫や脱水などにより体重の把握がむずかしい場合には，受傷前の状態を確認する．身体の一部を切断・欠損している場合，身体各部位の割合を用いて体重の推定を行う（表22-6）．
- 受傷までの経緯やADL，栄養摂取状況について把握する．
- 高血糖状態に陥りやすいため，血糖値をモニタリングする．

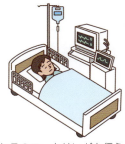

毎日のモニタリングを行う．

表22-4 救急搬送における外傷の重症度判断基準

第1段階　生理学的評価
意識：JCS（Japan Coma Scale：3-3-9度方式）100以上 呼吸：10回/分未満または30回/分以上，呼吸音の左右差，異常呼吸 脈拍：120回/分以上または50回/分未満 血圧：収縮期血圧90 mmHg未満または収縮期血圧200 mmHg以上 SpO₂：90%未満 その他：ショック症状
第2段階　解剖学的評価
・顔面骨骨折　　　　　　　　・頸部または胸部の皮下気腫 ・外頸静脈の著しい怒張　　　・胸郭の動揺，フレイルチェスト ・腹部膨隆，腹壁緊張　　　　・骨盤骨折（骨盤の動揺，圧痛，下肢長差） （ほかの7項目省略）
第3段階　受傷機転
・同乗者の死亡　　　　　　　・車に轢かれた ・自動車が歩行者・自転車に衝突　・機械器具に巻き込まれた ・5 m以上跳ね飛ばされた　　・高所墜落 （ほかの6項目省略）

［厚生労働省：救急搬送における重症度・緊急度判断基準作成委員会報告書2004「外傷の重症度・緊急度判断基準」より作成］

表22-5 重症外傷に対する救急処置

1. 気道確保（気管挿管など）と頸椎保護 2. 呼吸と致命的胸部外傷（緊張性気胸，動揺胸郭，大量血胸，開放性気胸）の処置 3. 循環維持（輸液・輸血など）と止血 4. 中枢神経系傷害（脳ヘルニアは切迫状態）の評価 5. 体温管理（低体温は出血傾向増大，代謝性アシドーシス，凝固系異常をきたす）

表 22-6 身体各部位の割合と体重の推定式

部　位	%体重
頭部	8%
胴体	50%
上肢	5%
上腕	2.7%
前腕	1.6%
手	0.7%
下肢	16%
大腿	10.1%
下腿	4.4%
足	1.5%

切断後の推定体重（kg）＝［（100－切断部位の割合）/100］×切断前の体重（kg）
［The A.S.P.E.N Nutrition Support Practice Manual, 2nd ed, p19, ASPEN, 2005 より作成］

3 栄養ケア

- ● 病態の変化に応じた必要栄養量の確認・再設定を行う
- 可能な限り経腸栄養を選択するが，循環動態が安定するまで静脈栄養で管理する．
- 必要エネルギー量は，Harris-Benedict の式から求めた基礎代謝量に活動係数とストレス係数を乗じ，侵襲の程度に応じて算出する．
- たんぱく質の異化が亢進しており，たんぱく質投与量は 1.2〜2.0 g/kg/日を基準とし，NPC/N 比*は 100 を目安とする．
- 重症病態では，血糖値を 180 mg/dL 以下で管理する．
- 食品・料理等の調整　安静臥床が必要な場合は逆流のリスクが高いため，静脈栄養を検討する．
- 咀嚼が不十分または困難である場合，食塊の形成がしやすい食形態の提案や咀嚼の必要のない液体やゼリー状の食事の提供を行う．

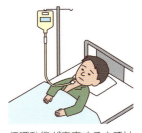

循環動態が安定するまでは静脈栄養で管理する．

- NPC/N 比：非たんぱく質カロリー／窒素比．アミノ酸が効率よくたんぱく質合成に利用されるかをみる指標．

B 熱　傷

1 疾患の概要

- 定義　熱傷は，さまざまな熱源（熱湯，火炎，発熱物質など）による皮膚の傷害である．
- 病態　水疱やびらんを形成するⅡ度以上の熱傷では，水分が漏出し，易感染性となる．組織の炎症反応により，局所では浮腫をきたす．広範囲熱傷では，強い炎症反応による SIRS，水分の大量漏出による循環血液量減少性ショック，感染による敗血症などをきたす場合がある（表 22-7，図 22-2）．

表 22-7 熱傷の深度分類と特徴

	熱傷深度	所見	症状	経過
Ⅰ度	表皮層	発赤, 紅斑	疼痛	5日以内に治癒, 瘢痕を残さない
Ⅱ度浅達性	真皮浅層	水疱＋発赤	強い疼痛	1〜2週間で治癒, 瘢痕を残さない
Ⅱ度深達性	真皮深層	水疱（白色調）＋びらん	知覚鈍麻	3〜4週間を要して治癒, 瘢痕の可能性あり
Ⅲ度	皮下組織（皮膚全層壊死）	白色皮革様	無痛, 無感覚	治癒に数ヵ月を要し, 瘢痕拘縮をきたす

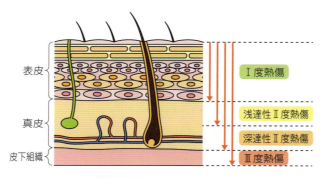

図 22-2 熱傷の深度分類

表 22-8 救急搬送における熱傷の重症度判断基準

第1段階　生理学的評価
意識：JCS（Japan Coma Scale：3-3-9度方式）100以上 呼吸：10回/分未満または30回/分以上，呼吸音の左右差，異常呼吸 脈拍：120回/分以上または50回/分未満 血圧：収縮期血圧90 mmHg未満または収縮期血圧200 mmHg以上 SpO₂：90%未満 その他：ショック症状
第2段階　熱傷の程度等
・Ⅱ度熱傷20%以上（小児・高齢者では10%以上） ・Ⅲ度熱傷10%以上（小児・高齢者では5%以上） ・化学熱傷　　　　　　　　　・電撃傷 ・気道熱傷　　　　　　　　　・顔, 手, 足, 陰部, 関節の熱傷 ・他の外傷を合併する熱傷

［厚生労働省：救急搬送における重症度・緊急度判断基準作成委員会報告書2004「熱傷の重症度・緊急度判断基準」より作成］

- **治療** 熱傷局所には, まず応急処置として冷却が最優先である. 局所治療として, 抗菌薬外用, 浅い熱傷ではステロイド外用が行われる. 深い熱傷では植皮が必要となることが多い. 重症熱傷の患者に対しては, 呼吸と循環の管理や栄養管理を含むクリティカルケアが必要である（表22-8）.

表22-9 成人熱傷患者の投与エネルギー量算出式

Harris-Benedictの式	BEE × IF × AF
Toronto formula	－4,343＋(10.5×%TBSA)＋(0.23×エネルギー摂取量)＋(0.84×EBEE)＋(114×体温)－(4.5×熱傷後日数)
Xieの計算式	1,000×m²(体表面積)＋25×%TBSA
Curreri formula	25×体重(kg)＋40×%TBSA

BEE：基礎エネルギー消費量，IF：傷害係数，AF：活動係数，%TBSA：熱傷面積，EBEE：Harris-Benedictの式から算出した基礎エネルギー消費量．
[日本熱傷学会学術委員会：熱傷診療ガイドライン，改訂第3版．熱傷47 Supplement：S60-62，2021より作成]

2 栄養アセスメント

- **急性期には，循環動態，バイタルサイン，尿量などを評価する**
- 熱傷面積や深達度など病態を把握する．
- 体液貯留や創部からの喪失量など水分出納を評価し，**適切な水分量を検討**する．
- 体重把握がむずかしい場合は，受傷前の状態を確認する．
- 受傷までの経緯やADL，栄養摂取状況を把握する．
- 高血糖状態に陥りやすいため，血糖値をモニタリングする．
- 血液生化学検査で病態の変化を評価する．

3 栄養ケア

- **侵襲の程度に応じた十分なエネルギー量とたんぱく質の投与が重要である**
- **経口摂取が基本**であり，可能な限り経腸栄養を選択する．
- 表22-9に示した計算式を用いてエネルギー必要量を算出する．**定期的に投与エネルギー量の確認および再設定を行い，病態の変化に対応する**．
- 異化亢進や創傷部からの蛋白喪失により，**たんぱく質必要量は増加**している．NPC/N比は100を目安とする．
- 食品・料理等の調整 気道熱傷がなく，消化管に異常がなければ，経口摂取を行う．
- ギャッチアップが困難な場合には逆流のリスクを回避するため，経腸栄養の持続投与や静脈栄養法の検討も必要である．
- 必要栄養量が満たせない場合は，経腸栄養法や静脈栄養法を併用する．

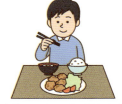

十分なエネルギー量とたんぱく質を摂取する．

第23章 摂食機能障害

- 摂食は，咀嚼・嚥下の機能と消化器の機能とが十分に働くことで成り立っている．
- 下顎の動きと舌の動きとを駆使して，歯牙で食物（主に固形物）を細かくする行為を**咀嚼**という．硬口蓋と舌で押しつぶす動作も広い意味では咀嚼である．
- 咀嚼は唾液に含まれる消化酵素が働くために重要である．また，その後の消化器における消化吸収を助ける．
- 離乳食が始まる頃から咀嚼は始まるが，特に高齢者における**歯牙欠損**は咀嚼機能を妨げるだけではなく，さまざまな疾患の原因（例えば認知機能の低下なども含まれる）となりうる．
- 食物が口腔から咽頭，食道を介して胃まで送られることを**嚥下**という．
- 嚥下は随意運動と不随意運動（反射）とが連動して起こることが重要であり，**口腔期**，**咽頭期**，**食道期**に分けることができる（図23-1）．
- さまざまな理由で嚥下は障害されるが，リハビリテーションにより回復するものもあれば，不可逆的であり，生命予後を規定してしまうものもある（表23-1）．

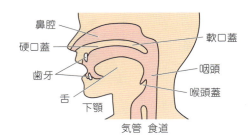

随意運動（口腔期）にかかわる神経：
三叉神経，顔面神経，副神経
不随意運動（咽頭期）にかかわる神経：
上喉頭神経，舌咽神経

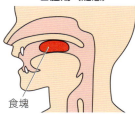

口腔期（随意）
- 食塊を作る
- 舌により食塊を咽頭に送り込む

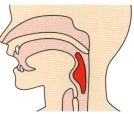

咽頭期（不随意）
- 軟口蓋が鼻腔をふさぐ
- 喉頭蓋が気管をふさぐ
- 食塊を食道へ送り込む

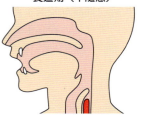

食道期（不随意）
- 食塊を胃に送り込む（食道の蠕動運動による）

図23-1 嚥下

障害される機能	主な疾患
随意運動機能	意識障害（脳血管障害，頭部外傷など），精神疾患（うつ病，神経性食欲不振症など），認知症　など
口腔機能	う歯・義歯不整，歯周病，口腔内乾燥（シェーグレン症候群など），悪性腫瘍（舌がんなど），口蓋裂，舌炎，口内炎　など
嚥下機能	脳血管障害（球麻痺，仮性球麻痺など），パーキンソン症候群，悪性腫瘍（頭頸部がんなど），薬剤性（統合失調症治療薬など），扁桃炎，咽頭炎，重症筋無力症，加齢・サルコペニア　など
消化器機能	食道異物，食道裂肛ヘルニア，胃食道逆流症・食道潰瘍，アカラシア，悪性腫瘍（食道がん，胃がんなど），強皮症，全身性エリテマトーデス（SLE），食道炎　など

表 23-1　摂食機能を障害する疾患

- 年齢ごとに主な原因が異なっており，小児では**食道異物**，若年者では**食道機能障害**（アカラシアなど），壮年以上では**悪性腫瘍**などを考える．高齢者においてはこのほかに，**脳血管障害**や**認知症**，さらには加齢による反射の低下などを考えるべきである．また，認知機能低下がある場合，**義歯や薬剤の包装シート（PTP）**などの誤飲も念頭に置くべきである．

PTP：press through package

- 消化管の通過障害や吸収障害も摂食機能障害に含まれる．消化器の疾患については第 9 章（➡ p.98）を参照されたい．
- 器質的な疾患による摂食機能障害のほか，心因性の摂食障害も鑑別に含めるべきである（摂食障害については第 14 章（➡ p.190）で詳しく述べている）．

column

オーラルフレイル

　栄養障害や加齢などによる筋力低下に端を発し，全身の機能が低下していくことをフレイルとよぶ［詳しくは第 27 章 B（➡ p.300）を参照］が，口腔機能の低下に焦点を当てたのがオーラルフレイルである．オーラルフレイルの原因は筋力低下のほかに歯牙の問題（歯周病や歯牙欠損，さらには入れ歯の不具合など）が多く含まれており，歯科分野でも近年注目されているだけでなく，管理栄養士もその対策に関与している．オーラルフレイルがあると，硬いものが食べられなくなり，食事のバリエーションが低下する．これにより低栄養からオーラルフレイルが進行し，食べられないものが増え，やがて嚥下障害が合併してくる――と，オーラルフレイルは全身のフレイルの入り口であるともいえる．このため，オーラルフレイル対策はすなわち，全身のフレイル対策であると考えられる．では，オーラルフレイル対策とはどのようなことをするのか．例えば，歯牙の問題であれば歯科領域となるが，その前段階として，口腔ケアの励行が大事であるといわれている．同じように，栄養面でも，嫌いなものや食べられないものの増加にオーラルフレイルが関与しているのではないかと考える視点が重要である．

A 咀嚼・嚥下障害

1 疾患の概要

- 食物を咀嚼し，嚥下することは摂食の基本である．しかしながら，特に**嚥下はとても複雑な過程**であり，さまざまな理由により嚥下障害が起こる．
- 原因疾患によるが，基本的には**全年齢**に発症しうる．しかしながら，やはり症例が多いのは高齢者，特に**後期高齢者**である．
- 定義 器質的または機能的に食物が噛めない・飲み込めない状態である．
- 原因 咀嚼や嚥下を妨げる疾患は数多い．**脳血管障害**のように，神経機能低下による反射・筋収縮両方の問題で咀嚼・嚥下が障害されることもあれば，**頭頸部がんや舌がん**のような**悪性腫瘍**（物理的な障害のほかに，反回神経麻痺などによる）も原因の1つとなりうる．
- 超高齢社会の日本ではさらに，**老化に伴う嚥下障害**（脳血管障害だけでなく，**認知症**や反射の低下による）の増加も懸念される．
- 歯牙欠損による咀嚼障害は，義歯の使用により改善するが，義歯の不整があれば，かえって咀嚼できないこともある．
- 疫学 さまざまな疾患により咀嚼・嚥下障害が引き起こされるため，有病率は決して低くない．後期高齢者で認知症を合併するなどした場合は，特に有病率が高いと考えるべきである．
- 病態生理・症状 基礎疾患の重症度により，食形態を工夫すればなんとか咀嚼・嚥下できるものから，全く咀嚼・嚥下できないものまでさまざまである．
- 咀嚼の障害はしばしば，嚥下機能が十分な場合に見落とされやすい．特に認知症を合併した高齢者や精神疾患を合併している症例において「丸呑み」していることもある．
- 嚥下障害がある場合，まずは「**食事の際にむせる**」という症状がみられる．
- 嚥下障害が悪化すると，食物の誤嚥による**誤嚥性肺炎**がみられることがある．
- 高齢者においては，特にむせることもなく誤嚥していることもある．これを**不顕性誤嚥**という．原因不明の発熱を繰り返す場合，不顕性誤嚥を繰り返すことによる慢性的な誤嚥性肺炎を発症していることもある（「なんとなく元気がない」高齢者で不顕性誤嚥による肺炎がみられることもある）．
- 嚥下障害を発見するポイントとして**嗄声**（声のかすれ）がある．高齢者において活舌がわるくなるなどの症状がみられたときは嚥下機能低下を疑うべきである．
- 診断 水飲みテストやフードテストは簡便であり，言語聴覚士などと協力してベッドサイドで簡便に行うことのできる検査である（表23-2，表23-3）．
- 嚥下内視鏡（VE），嚥下造影（VF）は医師により実施される検査である

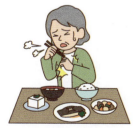

嚥下障害があると食事の際にむせることがある．

VF：video fluoroscopic examination of swallowing
VE：video endoscopic examination of swallowing

| 表23-2 主な嚥下機能検査 |

検査名	方法・特徴
反復唾液嚥下テスト	30秒間に空嚥下が何回できるか．2回以下で誤嚥を疑う．簡便
改訂水飲みテスト・フードテスト	3 mLの水，または4 gの検査用フード（ゼリーやプリンのようなもの）を嚥下させ，むせ等を評価する（表23-3も参照）．直接的であり，比較的簡便だが，座位保持が必要
嚥下反射潜時測定	口蓋垂まで垂らした経鼻カテーテルから蒸留水を注入する．正常であれば注入から3秒以内に嚥下反射が起こる
嚥下内視鏡	気管支内視鏡を用い，嚥下時の気道への食物の流入などを直接観察する．意識がない患者でもある程度施行可能だが，微量な誤嚥や口腔期の評価はできない．梨状窩の唾液・食物貯留や悪性腫瘍の有無などは直接目視できる
嚥下造影	X線透視を行いながら，造影剤を混ぜた食物を摂取させる．口腔期から食道期まですべての段階を評価できるほか，微量な誤嚥でも造影剤によって発見することができる．また，食形態（粥が食べられるか，ペースト食でないとダメかなど）の評価もできる．梨状窩への食物の貯留や嚥下反射の速さなども評価でき，詳細な検証ができる．比較的長時間座位保持が必要で，認知症など精神面で協力が期待できない症例などでも施行できない

このほか，チェックシートを用いたmann assessment of swallowing ability（MASA）などもある．

| 表23-3 改訂水飲みテスト・フードテストの判定基準 |

評点	症状
1点	嚥下なし，むせる and/or 呼吸切迫
2点	嚥下あり，呼吸切迫
3点	嚥下あり，呼吸良好，むせる and/or 湿性嗄声，口腔内残留中等度
4点	嚥下あり，呼吸良好，むせなし，口腔内残留ほぼなし
5点	4に加え，反復嚥下が30秒以内に2回可能

反復唾液嚥下テストと併用する．3点以下では誤嚥のリスクがあるため，吸引ができる条件で行うことが望ましい．

が，具体的な症状・重症度の診断には効果的である．
- 嚥下障害を認める場合，胸部X線，胸部CTなどにより，肺炎の有無を診断するべきである．
- 治療 原疾患の治療および口腔ケアを行う．
- 嚥下リハビリテーション（言語聴覚士による）を併用する．
- 食形態を工夫する（➡3. 栄養ケア）．

② 栄養アセスメント

● 摂食嚥下機能の状態や病歴を把握する
- 嚥下障害の原因となりうる病歴（脳卒中，頭頸部・食道などの手術歴，放射線治療など）の有無を聞き取る．
- 摂食嚥下状態を確認し，障害の程度を把握する．
- 不顕性誤嚥の場合もあるため，意識障害，発熱，咳の有無や，摂食行動（むせ，食事内容，一口量，口からのこぼれ，食事時間など）を確認する．
- 嚥下スクリーニングテスト（反復唾液嚥下テスト，改訂水飲みテストや

表 23-4 適切な食環境整備のポイント

・食事に集中できる環境か
・安定した姿勢調整ができているか
・食べ物の配置は適切か
・テーブルや摂食用具は適切か
・安全で効果的な食事介助となっているか
　一口量は多すぎないか
　摂食ペース配分は適切か
　食べているときに話しかけていないか
　食後の体位は適切か

フードテストなど）の結果に応じて，段階的に食形態の調整を行う．詳細に嚥下機能を評価する場合は，嚥下造影（VF）や嚥下内視鏡（VE）が行われる．

- 低栄養を防止するため，体重を定期的に測り，エネルギーの充足を評価する．
- 脱水，浮腫，水分摂取の過不足を把握するために，水分の in と out を評価する．

3 栄養ケア

● 嚥下障害の程度に合わせた適切な食事形態の提供および栄養補給法の提案を行う

- 必要エネルギー量は，Harris-Benedict の式（→表 3-2，p.27）から求めた基礎代謝量に活動係数とストレス係数を乗じて算出する．低栄養を予防・改善させるために，エネルギー摂取不足を防ぐ．
- 経口からの摂取栄養量で不十分な場合は，その他の栄養投与ルート（経腸，静脈栄養）を併用する．
- 水分必要量は，30 mL/kg BW，または 1 mL/kcal を目安とする．
- 適宜，嚥下障害の評価や食事形態の調整を医師や言語聴覚士と連携しながら進める．
- 食品・料理等の調整 付着性・凝集性・かたさ・均一性に配慮し，嚥下障害の程度に配慮した食事形態を提供する．
- 食事分類の基準として，日本摂食嚥下リハビリテーション学会から発表された「嚥下調整食分類 2021」がある（→表 10-14，p.150）．嚥下ピラミッドやユニバーサルデザインフードなど，他にもいくつかの分類が存在する．
- 小児や発達期に摂食嚥下機能に障害をきたした症例に対しては，「発達期摂食嚥下障害児（者）のための嚥下調整食分類 2018」が発表された．
- 食事を安全においしく食べるためには，表 23-4 に示すような食環境の整備が必要である．

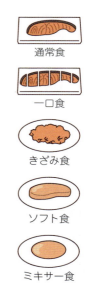

通常食
一口食
きざみ食
ソフト食
ミキサー食

食事形態の調整を行う（例：魚）．

B 口腔・食道障害

1 疾患の概要

- 定義 口腔や食道の疾患によって生じる障害である（表23-5）．
- 本項では咀嚼（→A．咀嚼・嚥下障害）以外の口腔の疾患および食道の疾患について論じる．
- 原因 食道では器質的疾患，機能的疾患が原因となるほか，**精神的な要因**が原因となることもある．
- 疫学 それぞれの疾患の頻度による．
- 病態生理・症状 口腔の**運動障害**，**疼痛**，**唾液分泌障害**，**悪性腫瘍**などが摂食障害の原因となる．
- 咀嚼障害や嚥下障害が症状としてみられる．
- 嚥下障害を伴う場合は誤嚥も起こりうる．
- 食道の物理的な狭窄・閉塞の場合，不消化の食物が**食直後に嘔吐**として逆流してくる．この場合，しばしば，胃液等の体液を含まないことが多い．
- **乳児の噴水状嘔吐は先天的な食道狭窄・閉塞を疑う**べきであり，速やかな外科的治療を含めた対応が必要である．
- 診断 口腔内の器質的疾患は判別がしやすい．咀嚼や嚥下に問題があるとき，表23-5にあげるような疾患の鑑別も必要である．
- 食道の疾患は通常の診察では判別しにくいことがあり，内視鏡検査などを併用する必要がある．
- 治療 それぞれの原疾患の治療を行う．
- 必要に応じて補助的栄養療法（静脈栄養，経鼻経管栄養）も併用する．

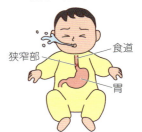

乳児の噴水状嘔吐

先天的な食道狭窄・閉塞を疑う．

表23-5 口腔・食道の疾患

部位	分類	主な疾患
口腔	運動障害	口唇裂，口蓋裂，顔面神経麻痺，球麻痺，脊髄空洞症，後下小脳動脈閉塞症候群，側索硬化症，多発性硬化症，重症筋無力症，多発筋炎　など
	疼痛	舌炎，口内炎，急性咽喉頭炎，扁桃炎　など
	唾液分泌障害	シェーグレン症候群
	悪性腫瘍	舌がん，喉頭がん，中下咽頭腫　など
食道	器質的疾患	食道がん，甲状腺がん，転移性がん（リンパ節による圧迫），食道異物（義歯，玩具，PTPなど），逆流性食道炎，食道がん術後・放射線照射後狭窄，腐食性食道炎，プランマー・ビンソン症候群　など
	機能的疾患	アカラシア，びまん性食道痙攣，強皮症，アミロイドーシス　など
	精神的要因	ヒステリー球（器質的・機能的疾患がないにもかかわらず，患者はつかえ感を強く訴える．嚥下障害等はないが，心因により喫食量は低下することが多い）

> **column**
>
> **球麻痺**
>
> 　球麻痺とは，延髄にある第Ⅸ～Ⅻ脳神経核が障害され，口腔機能が低下する症状である．具体的には構音障害や嚥下障害（主に第Ⅸ，Ⅺ，Ⅻ脳神経の障害による），呼吸・循環の障害（主に第Ⅹ脳神経の障害による）などが起こる．この症候を学ぶと，構音と嚥下がいかに近しい機能であるかということがおわかりいただけるかと思う（だから，嚥下訓練は言語聴覚士が行う）．似たような言葉で仮性球麻痺という症候があるが，これは，延髄より上位の中枢が障害され，球麻痺と似たような症状を起こすものである．この球麻痺の「球」であるが，これは，延髄を外側から見るとボールのように丸い形をしており，球（bulbus）ともよぶことに由来する．

> **column**
>
> **アカラシア**
>
> 　アカラシアは食道筋層神経叢の神経節が脱落して発症する．食道蠕動障害や下部食道括約筋の弛緩不全により嚥下障害がみられ，数ヵ月から数年かけて緩徐に進行する．原因は不明とされているが，ウイルス説や自己免疫説などがある．また，食道癌などの腫瘍によりアカラシアの症状が引き起こされることもある．この場合は，腫瘍そのものとアカラシアによる嚥下障害が合併するため，体重減少などの症状が急速に進行するといわれている．胃に到達できない食物が逆流するため，アカラシアは誤嚥性肺炎の原因にもなる．治療としては，外科的に下部食道括約部を広げることを行う．食道が狭窄する全身性強皮症との鑑別が必要である．

❷ 栄養アセスメント

●口腔状態および摂食嚥下機能の状態，病歴を把握する

- 口腔・食道障害の原因（口内炎，脳卒中，がん化学療法，放射線治療など）を聞き取る．
- 口腔内の状態（清潔度や炎症度，う歯，残存歯数，義歯の有無など），咀嚼・嚥下能力を把握する．
- 必要栄養量を摂取できているか，食事形態は適切かを把握するために，食事場面の観察および摂取量のモニタリングを行う．
- 体重の変化や血液生化学データの推移を観察し，低栄養を防ぐ．
- 化学療法や放射線治療などがん治療の副作用として，口内炎や口腔乾燥，口腔咽頭痛，嚥下痛などの症状があげられる．副作用が予測できる場合は，**治療開始前から適切な栄養療法をプランニングする**．

3 栄養ケア

- **低栄養状態を予防・改善することが重要である**
- 痛みや炎症の程度，嚥下障害により経口摂取が困難な場合は，経腸栄養および静脈栄養を選択する．
- 必要栄養量は，基本的には「日本人の食事摂取基準」に準じる．ただし，基礎疾患がある場合はそれぞれの疾患の食事療法に準じる．
- 低栄養を防止するため，**十分なエネルギーを補給**する．
- うがいや歯磨きなどを行い，**口腔内衛生を保つ**ことが重要である．また，義歯が合わず経口摂取量が低下する場合もあるため，歯科医師や歯科衛生士と連携し，義歯調整も検討する．
- 嚥下機能の評価や食事形態の調整を行う際には，主治医や言語聴覚士と連携しながら進めていく．
- 食品・料理等の調整　嚥下障害がある場合は，飲み込みやすい食事形態とし，**症状の改善とともに食事形態を適宜調整**する．
- 摂取エネルギー量が不十分な場合は，栄養補助食品の利用を検討する．
- つかえ感がある場合は，一口量を少なくする．
- 口内炎がある場合は，①刺激物（熱いもの，味の濃いもの，塩辛いもの，香辛料，酸味の強いもの，硬いものなど）の摂取を控える，②やわらかく口当たりのよいものを摂取する，③細かく刻む，ミキサーにかけるなど調理法を工夫する．

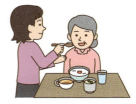

食事形態は症状の改善とともに適宜調整する．

C　消化管通過障害

1 疾患の概要

- 消化器は口腔に始まり肛門に終わる管状の構造を取っており，食道以下の消化管の通過障害によっても摂食機能障害は起こりうる（図23-2）．詳しくは第9章（➡ p.98）と第20章（➡ p.240）を参照いただきたい．
- 定義　物理的な狭窄・閉塞により食物が消化管を移動できない状態を指す．
- 原因　悪性腫瘍，**イレウス**，術後狭窄などがあげられる．
- 疫学　それぞれの疾患の頻度に同じ．
- 病態生理・症状　通過障害が起こる部位にもよるが，基本的には食欲不振，嘔吐，排便減少としての便秘がある．狭窄の場合，液状のものが通過するため，便秘にはならず下痢がみられることもある．
- 狭窄部位が上部の場合には食後比較的早期に嘔吐がみられる．
- 慢性の経過をたどる場合は栄養不足に伴うやせ，貧血，低アルブミン血症等の症状がみられる．狭窄・閉塞の原因が悪性腫瘍の場合は，より顕著である．
- 診断　内視鏡検査が直接的，かつ診断価値が高いが，イレウスなどでは腹

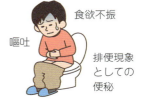

食欲不振
嘔吐
排便現象としての便秘

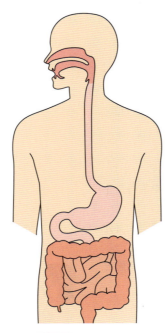

図 23-2　消化管通過障害の原因となる疾患・状態

- 口腔
  - 悪性腫瘍（舌がんなど）
- 咽頭・食道
  - 悪性腫瘍（頭頸部がん，食道がんなど）
  - 術後狭窄など
  - 食道異物（義歯，PTPなど）
- 胃十二指腸
  - 悪性腫瘍（胃がん，十二指腸がん，胆管がん，膵臓がんなど）
  - 術後狭窄など
- 大腸
  - 悪性腫瘍（結腸がん，直腸がんなど）
  - イレウス
  - 術後狭窄など

部単純 X 線撮影で速やかに診断がつくことが多い．
- 腹部 CT は簡便であるが，造影を行わない場合，診断的価値は限定的である．
- 腫瘍を疑う場合には血液検査も有効だが，CEA や CA19-9 などの腫瘍マーカーの特異性は低い．
- 治療　それぞれの原疾患の治療を行う．
- 必要に応じて静脈栄養を行うが，経鼻経管栄養は無効なことも少なくない．

❷ 栄養アセスメント

● 消化管通過障害の位置・程度を把握し，栄養補給法を決定する
- 原因となりうる疾患（胃・十二指腸潰瘍，炎症性腸疾患，食道癌・大腸癌，イレウスなど）を聞き取る．
- **消化管が使用できる**か，通過障害の程度を把握する．
- 症状に応じた栄養投与ルートを選択する．
- 経過をモニタリングし，問題が解決されたら，徐々に食事を再開する．
- 食事開始後には，摂取状況や消化器症状の有無を確認する．
- 低栄養を防止するため，体重を定期的に測り，エネルギーの充足を評価する．
- 閉塞した場合，嘔吐や循環障害から脱水を引き起こすため，水分の in と out を評価する．
- 血液生化学データで病態の変化を評価する．

3 栄養ケア

- **症状に合わせて栄養補給方法・内容を変更する**
- **消化管の安静が必要な場合は絶食**とし，静脈栄養法による栄養管理を行う．
- 静脈栄養法が長期にわたる場合は，末梢静脈栄養ではなく中心静脈栄養法を検討する．必須脂肪酸欠乏を防止するため**脂肪乳剤の投与**を行う．
- 症状の改善に応じて，徐々に経腸栄養法および経口摂取に移行する．
- 経口摂取が安定するまでは，静脈または経腸栄養法を併用する．
- 必要栄養量は基礎疾患ごとの食事療法に準じる．
- 食道癌など，上部消化管通過障害があり経口摂取が不可能だが，消化管機能を有している場合には，胃瘻や空腸瘻を利用した経腸栄養管理を行う場合がある．
- 食品・料理等の調整 経口摂取再開時には，消化管に負担のかからない**低残渣・低刺激な食事**から開始し，徐々に食事内容や量を変更する．
- 避けるべき刺激物には，①化学的刺激（香辛料，アルコール飲料，カフェインなど），②物理的刺激（味の濃いもの，熱すぎる・冷たすぎるもの，酸味・苦みの強すぎるものなど），③機械的刺激（食物繊維の多いもの，硬い食品，炭酸飲料など）がある．
- 嚥下障害がみられる症例には，**付着性・凝集性・硬さ・均一性**に配慮し，嚥下障害の程度に配慮した食事形態を提供する．

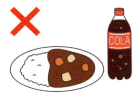

香辛料，味の濃いもの，熱いもの，炭酸飲料などを避ける．

column
胃瘻，腸瘻の使い分け

　胃癌などを理由に胃瘻の設置がむずかしい患者や，胃瘻を施行した際に，嘔吐や誤嚥，流動食が漏れてしまうなどの原因が生じる，または生じる可能性があるときに，腸瘻へ切り替えることがある．腸瘻のメリットとして，肺炎・誤嚥のリスクを軽減できることや，栄養剤の逆流を防ぐこともできる．ただし，胃瘻のカテーテル交換は在宅でも可能であるが，腸瘻のカテーテル交換は，在宅ではできないことがデメリットである．

第24章 身体・知的障害

- 先天的・後天的に身体機能，知的機能に不具合があり，その結果，**社会生活を営むうえで困難がある状態を身体・知的障害**と定義する．
- 日本ではこれまで特に，差別的な表現として身体・知的障害を捉える風潮もあった．また，障害を「障がい」などと表現しパフォーマンス的に差別をしていないような体で済ませてしまい，本質的な議論ができていないという指摘もある．
- 本章に含まれている精神障害も含め，**後天的なものは誰もが将来的に当事者になる可能性がある**ものである．ゆえに，特別な疾患群として考えるべきではない．
- 「障害」の定義は社会生活を営むうえで困難な状態を指しているため，一見，他者から見て障害があるとしても，本人およびその周辺の人が問題なく生活できているのであれば，障害とは言えないと考えるべきである．
- したがって本章を学ぶにあたっては，社会的生活を営むうえでの障害をいかに「**障害でなくしていくか**」ということを主眼に置いていただければ幸いである．
- 本章で示す精神障害は本来，精神科疾患として別項で論じることが適切であるが，本書では**障害者総合支援法**により公的支援が受けられる制度である**身体障害者手帳**，**精神障害者保健福祉手帳**を論じるため，同一の章で扱う（表24-1）．それぞれの手帳は都道府県または政令指定都市（身体障害者手帳は中核市も含む）の首長の認定により発行される．
- 知的障害はかつて精神遅滞などともいわれていたが，近年はただ単にIQが低いだけで判断するのではなく，社会生活が困難かどうかを主軸に診断するようになってきている．
- 身体障害者手帳は四肢の障害に加えて，一部の内科的疾患でも発行され，

IQ：intelligence quotient

表24-1 **身体障害者手帳，精神障害者保健福祉手帳および療育手帳の特徴**

	身体障害者手帳	精神障害者保健福祉手帳	療育手帳 （市町村によって別名称あり）
対象となる疾患	肢体不自由（四肢の障害），視覚障害，聴覚または平衡機能の障害，音声機能・言語機能または咀嚼機能の障害，心臓・腎臓または呼吸器の機能の障害，膀胱または直腸の機能の障害，小腸の機能の障害，ヒト免疫不全ウイルスによる免疫の機能の障害，肝臓の機能の障害	統合失調症，気分障害（うつ病など），てんかん，薬物やアルコールによる急性中毒またはその依存症，高次脳機能障害，発達障害（自閉症，学習障害，注意欠陥多動性障害など），その他の精神疾患（ストレス関連障害など）	知的障害
区　分	1級〜6級（条件により7級）	1級〜3級	A，B級（市町村によって別区分あり）
医療補助の有無	あり	なし（別に自立支援医療制度がある）	助成制度あり

障害の程度により1級から6級まで段階が分けられている（条件付きで7級もある）。

- 精神障害者保健福祉手帳も市町村レベルで申請を行うものである。症状の程度により1級から3級まで段階が分かれている。

- 知的障害に対して発行される**療育手帳**制度もあるが，他の手帳とは異なり，市町村ごとに細かい部分で制度の内容（助成の範囲など）が異なっている。

- いずれの手帳も，認定要件としては**永続的な身体的・精神的疾患および後遺症により社会生活に障害があること**が必須事項となっている（症状が固定していることは要件に含まれないため，症状が改善する可能性がある場合でも認定されることがある）。このため，特に精神障害者保健福祉手帳では，初診日から長期間（初診日から6ヵ月以降）経過していることが申請の要件に含まれる。

- いずれの手帳も，所持していることによりさまざまな公的サポートが得られるしくみになっている。身体障害者手帳が医療制度の補助も含まれた制度であるのに対し，精神疾患においては，医療補助の制度として別に**自立支援医療制度**がある（身体障害者手帳と異なり，精神障害者保健福祉手帳がなくても利用できるサービスであることに注意）。

column

発達障害

　近年，自閉症スペクトラム障害やADHDなど発達障害が「増えている」という声がある。確かに外来診療でなんらかの発達障害と診断するケースや，診断に至らないまでも疑わしい症状を呈するケースは多い。あるいは小学校で，筆者（40代半ば）が子どもの頃は40人学級の中で疑わしい児童が1〜2名いた気がするが，自身の子どもの授業参観で見てみると25人学級の中で疑わしい児童が2〜3名いる印象である。割合で見れば「増えている」といえる。実際に，罹患率が増えているという報告もある。一方で，発達障害の認知度が増しており，受診に至る（＝診断される）ケースが増えているだけという話もある。ウェブ等でよく見る「○○診断」を使えば，誰しもが1つくらいは当てはまる症状があるであろう（しかし，当てはまる＝発達障害，ではない）。では，これらの発達障害は「なくすべきもの」なのだろうか？治療すべきものであることは間違いない。適切な治療により，社会生活に支障をなくすことが重要である。では，根絶するべきものだろうか。歴史の偉人や近代の著名人の中にも発達障害と知られているケースや公言しているケースもある。発達障害も個性として受け止めていく必要があるのかもしれない。

ADHD：attention deficit hyperactivity disorder

A 身体障害

1 疾患の概要

- 主には四肢の不自由による障害を対象としているが，内科的疾患等でも身体障害に含める．先天的要因によるものも含まれるが，多くは後天的な疾患・事故によるものである．
- 定義 身体的な疾患により永続的に社会生活を営むうえで困難がある状態をいう．
- 原因 先天性疾患（**四肢の欠損**など）や後天性疾患（**脳血管障害**など），**交通事故**等で四肢の機能が低下する，あるいは，内科的疾患（ペースメーカ埋め込みなどを要する**心疾患**，人工透析を要するような**腎不全**，**肝機能障害**，**免疫不全**など）や感覚器の疾患（**視覚障害**，**聴覚障害**）などによる．
- 疫学 2022年時点で身体障害者手帳を交付されているのはおよそ5万人である．老年期の疾患に伴う身体機能の障害も認定対象になることがあるため，今後増加することが予想される．
- 病態生理・症状 軽度の四肢欠損・麻痺（片手の指の一部，利き手ではない上肢など）では簡易的な補助（歩行や食事をする際の装具など）で社会生活に支障がなくなることも多い．
- 両下肢の障害などにより自分で移動することが困難な場合には，車いすへの移乗などでなんらかの介助が常に必要となる．最も重篤な場合，24時間なんらかの医療・介護（人工呼吸器の使用，痰吸引など）が必要になることもある．
- 診断 身体障害者手帳は既定の書式に基づき，専門の医師（認定を受けようとする疾患に最もふさわしい診療科の医師）の診断書を添えて申請する（図24-1）．このため，身体障害の診断は，この書式にある項目を診察・検査することが基本である．
- 治療 原疾患の治療を行うことはもちろんであるが，**日常生活のサポートを中心とした療養**を行うことが大切である．

2 栄養アセスメント

● エネルギー出納のバランスを評価する

- 身体計測により，身長，体重，皮下脂肪厚，上腕周囲長，下腿周囲長などを評価する．
- 立位や仰臥位が保持できない場合の身長の計測には，分割法や膝高計を用いる．
- 栄養状態および咀嚼・嚥下機能を評価する．
- 身体活動低下によるエネルギー消費量の減少，栄養摂取量の過剰または不足がないか評価する．
- 筋緊張の変動するアテトーゼ主体型の麻痺では，消費エネルギーが高い傾

肢体不自由の状況および所見

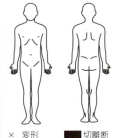
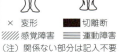

図 24-1 身体障害者手帳の申請に必要な診断書・意見書の例(一部抜粋)

[東京都心身障害者福祉センター:身体障害者手帳診断書・意見書.〔https://www.fukushi.metro.tokyo.lg.jp/shinsho/shinshou_techou/sindansyo.files/shitai2023.pdf〕(最終確認:2024年11月12日)より]

向にある.
- 動きの少ない痙直型主体型の麻痺では消費エネルギーは低い傾向にある.

3 栄養ケア

●個人に応じた栄養管理を行う
- 経口摂取困難で栄養障害をきたすことが多いため,適切な栄養管理が必要である.
- 活動強度に応じたエネルギー量を考慮する.
- 可能であれば,間接熱量測定によりエネルギー投与量を決定することが望ましい.
- 重症心身障害児では,多くの場合,摂食・嚥下障害を合併していることを考慮する.
- 経口摂取だけでは十分でない場合は,経腸栄養剤を併用する.
- 経口摂取がむずかしい症例では,経管栄養法を選択する.
- 長期間にわたる経管栄養では,胃瘻の適応となる.
- 筋緊張が強く,側弯などの身体の変型により胃食道逆流症を合併している場合は,誤嚥性肺炎に十分注意する.
- 消化管全体の機能が低下している場合は,静脈栄養の適応となる.
- 食材に触れたりにおいをかいだりして,食品を知る機会をつくる.
- **食品・料理等の調整** 自力で摂食できない場合は,自助具を利用する.
- 健常者に比較して消化管の機能が弱いため,消化・吸収のよい食品を選択

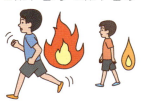

活動強度に応じたエネルギー量を考慮する.

する.
- 一口大の大きさにする,荒く刻むなど食形態を工夫する.
- 腹筋の未発達や身体活動の低下,食事量減少により便秘になる場合が多い.栄養素量とともに水分補給量を調整して,便秘を予防する.

B 知的障害

1 疾患の概要

- **該当年齢に比べ知的な水準が劣る**(言葉や運動の発達が遅れる,成人期に自立した社会活動ができないなど)状態である.軽度の障害であれば軽作業での就労は可能だが,最重度になると言語理解の著しい遅れに加え,運動機能発達の遅れにより寝たきりとなることもある.
- 定義 臨床的に標準化された知能検査で評価される知能が欠損しており,**社会的な自立度が社会文化的基準に比べ低い**(成人が1人で買い物ができないなど)ために社会的責任が果たせない状態である.
- 一度獲得された知能が後天的に低下する認知症は**別の疾患**であり区別される.
- 原因 さまざまな疾患が知的障害の要因となることが知られている(表24-2).一部疾患は新生児マススクリーニングにより早期診断し,速やかに治療することで,障害を予防することができる.
- 疫学 2022年時点で療育手帳を受けているのはおよそ120万人である.

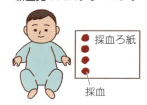

新生児マススクリーニング

生後4〜6日目の新生児を対象に,かかとから少量の血液を採取して検査を行う.

表 24-2 知的障害の原因となる主な疾患

染色体異常	ターナー症候群,クラインフェルター症候群,脆弱X染色体異常症候群,ダウン症候群,猫鳴き症候群,プラダー・ウィリー症候群
先天性代謝障害	アミノ酸代謝異常:フェニルケトン尿症,メープルシロップ尿症,ホモシスチン尿症 糖代謝異常:ガラクトース血症 ムコ多糖類代謝異常:ハーラー症候群,ハンター症候群 有機酸代謝異常:メチルマロン酸血症 脂質代謝異常:タイ・サックス病,ゴーシェ病,ファブリー病,ニーマン・ピック病,白質ジストロフィー 核酸代謝異常:レッシュ・ナイハン症候群 銅代謝異常:ウィルソン病 その他:ミトコンドリア脳筋症
神経皮膚症候群	結節硬化症,神経線維腫症,スタージ・ウェーバー症候群
感染症	先天梅毒,風疹,トキソプラズマ症,HIV感染症,サイトメガロウイルス感染症,日本脳炎,ヘルペス脳炎
内分泌障害	クレチン症,副甲状腺機能低下症
痙攣性疾患	レノックス・ガストー症候群
中毒	胎児性アルコール症候群,胎児性水俣病

青字は新生児マススクリーニング対象疾患.

IQ は正規分布をするため，知的水準が劣る（標準偏差で下位 2.5％以下程度）と考えられる人口は 2〜3％であるが，実際の有病率は 1％程度といわれている．

- 病態生理・症状　知能検査で推し量られる知的水準が低下している．特に**言語理解**や**作業記憶（ワーキングメモリー）**，**抽象的思考**などを議論することが多い．
- 知的障害の上位の診断カテゴリーは発達障害であり，近年，さまざまな病態があることがわかってきている．軽度の知的障害とその他の発達障害の疾患との鑑別は困難なことが多い．
- 診断　田中ビネー検査，ウィスク（WICS）検査，ウェイス（WAIS）検査などの知能検査の結果を利用するが，IQ の数値にとらわれず，生活のさまざまな場面における適応力から総合的に判断することが望ましい．
- 治療　新生児マススクリーニング対象疾患以外では根治療法はむずかしく，対症療法として療養医療の導入や特別支援学級での指導など社会的サポートを充実させる必要がある．
- 1 歳 6 ヵ月児健診や 3 歳児健診で発見されることも多く，保護者の育児相談にのるなど，本人のみならず家族とのコミュニケーションをとることも重要である．

2 栄養アセスメント

● 食行動の問題点と低栄養または過栄養状態のリスクを把握する

- 知的障害だけでなく身体面の発達にも障害がみられる場合が多い．
- 過食，早食い，偏食，拒食，異食などの食行動を把握する．
- 咀嚼・嚥下機能を評価する．

3 栄養ケア

● 個人に応じた栄養管理を行う

- 発達遅滞がみられる場合は，体格に応じた栄養必要量を算出する．
- 発育のために必要なエネルギー量とたんぱく質摂取量を確保する．
- カルシウムを十分摂れるようにする．
- 食中枢の働きに障害がある場合は，食行動の異常を改善しようとするよりも，栄養上の問題が発生しないような配慮が必要である．

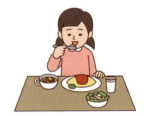

個人に応じた栄養管理を行い，発育に必要な栄養を確保する．

C 精神障害

1 疾患の概要

- 脳の器質的疾患を伴わない機能障害により，精神的な症状が発症する（表24-3）．あるいは，器質的障害（頭部外傷など）の後遺症として機能障害が起こり，精神症状がみられることもある．多彩な精神症状により社会的

表 24-3 主な精神疾患と症状の特徴と治療法（他の章で取り上げたものを除く）

	主な症状	治療法
統合失調症	【陽性症状】幻覚・妄想，思考奪取・思考伝播（考えていることが奪われるという感覚，あるいは他人に伝わってしまうという感覚），妄想知覚，させられ体験（感情，欲動，意思すべてにおいて，誰かに「操られている，やらされている」という感覚），連合弛緩（会話，思考における文脈の喪失） 【陰性症状】感情の鈍麻・平坦化，思考・会話の貧困，自発性減退，社会的引きこもり	・非定型抗精神病薬（内服薬に加え，2〜4週に一度の注射で効果のある時効性注射剤，舌下錠や貼付剤もでてきている） ・精神療法 ・電気けいれん療法（麻酔下に行う修正型が主流である） ・作業療法，社会生活技能訓練など →不眠と便秘は頻繁にみられる症状であり，適宜，睡眠薬や便秘治療薬を併用する
（大）うつ病	抑うつ気分，興味・関心や喜びの消失，体重・食欲の変化（食欲が亢進することもある），不眠（入眠困難，中途覚醒，早朝覚醒のいずれも起こる），精神運動性の焦燥または抑制，疲労感・気力減退，自責感，思考・集中の持続困難，希死念慮・自殺企図	・選択的セロトニン再取り込み阻害薬（SSRI），セロトニン・ノルアドレナリン再取り込み阻害薬（SNRI）など ・電気けいれん療法 ・（不眠に対して）ベンゾジアゼピン系抗不安薬，睡眠導入剤
双極性障害（躁うつ病）	うつ病の症状のほかに，気分高揚，易怒性，過度な自尊心・誇大思想，多弁，注意散漫などがみられる	・炭酸リチウム，バルプロ酸ナトリウム
不安症	限局した対象（動物，針など）への不安（薬物療法は用いないことが多い），社交不安（注視されるかもしれないという不安），パニック（強い不安・恐怖の高まり），広場恐怖　など	・認知行動療法 ・SSRI，SNRI，ベンゾジアゼピン系抗不安薬
強迫症	強迫行為（ひたすら手を洗い続けるなど），醜形恐怖，ため込み（価値のないものを捨てられない），抜毛（頭髪などを自分で抜く）　など	・SSRI ・認知行動療法（ただし，強迫行為以外の症状では効果が乏しいともいわれている）
睡眠障害（不眠症）	入眠困難，中途覚醒，早朝覚醒のいずれか，または複数 →不眠の原因となる不安があることが多い	・認知行動療法（不眠の不安を取り除くだけでなく，睡眠にまつわる習慣の見直しをする） ・睡眠導入剤（ベンゾジアゼピン系，非ベンゾジアゼピン系）
てんかん	単純部分発作（五感の異常や発声，認知機能の異常などが起こる），複雑部分発作（状況にそぐわない無目的な行動をとる．例えば，舌なめずりをしたり，自分の身体や服などを無意味に触る，うろうろ歩き回るなど），全般発作（いわゆる痙攣として認知される強直間代発作，硬直だけの強直発作，弛緩だけの間代発作など，意識消失がみられる欠神発作，転倒を伴う脱力発作など）	・抗てんかん薬（新世代とよばれるものがでてきている） ・外科療法（難治性の側頭葉てんかんに対して行うことがある） ・その他（抗不安薬，抗うつ薬，抗精神病薬などを併用することがある）
依存症	非合法的な薬物（覚醒剤，麻薬など）のみならず，合法的なもの（アルコール，市販薬など）や行為（ギャンブルなど）を繰り返し使用・遂行する（複数のものに依存を示すことも多い），乱用により社会生活が著しく障害されているにもかかわらず中止できない，身体的障害ができているにもかかわらず中止できない	・断酒薬などは存在するが，基本は認知行動療法である ・互助会による集団精神療法的手法もある． （いずれも，難治．再発しやすく，しばし，悪化していく）
自閉症（自閉症スペクトラム障害）	社会的コミュニケーション・対人関係の異常，行動・興味・活動が限局した情動的・反復的パターン（こだわり），感覚過敏または鈍麻，視覚有意（口頭で説明してもわからないが，文字や写真などにすると理解できる）	・環境調整（構造化：雑音を排除し，提示する情報を限局する．場所と目的を1対1対応させるなど）
注意欠如多動性障害	集中困難，多動性，衝動性	・環境調整（生活の目標を「完璧を求めすぎないこと」とするなど） ・ドパミン刺激薬，選択的ノルアドレナリン再取り込み阻害薬，選択的α_{2A}アドレナリン受容体作動薬
学習障害	読むこと，書くこと，算数のいずれか，または複数の学力獲得に障害がある（他の知能水準は良好である）	スモールステップでの課題提供や学習補助具（電卓など）の利用など，合理的配慮をする

生活はしばしば障害される.
- 定義 脳の機能的障害により，意識，知覚，記憶，見当識，睡眠，知能，言語，思考，感情，意欲・行動，情動機能，認知機能，自我意識，人格に異常をきたす症候である．
- 原因 外傷性のものや中毒性のもの以外では，明確な原因はわかっていない．一部，遺伝的要因や養育環境，社会環境などが病因として指摘されることもあるが，1つの因子だけで発症するのではなく，複数の因子が相乗的に影響することで発症する．
- 疫学 2020年の調査ではすべての精神疾患の患者数はおよそ586万人とされている．このうち，認知症患者は93万人程度，統合失調症患者は74万人程度，気分障害（うつ病，躁うつ病など）患者は169万人程度である．精神障害者保健福祉手帳を受けているのは2020年でおよそ118万人である．
- 病態生理・症状 多くの疾患が慢性的に経過し，経過中によくなったりわるくなったりを繰り返す．このため，精神疾患では治癒といわず寛解という表現を使うことが多い．
- 診断 てんかんでは脳波に異常がでるため脳波検査を行う．認知症では画像診断を用いることもあり，統合失調症やうつ病においても画像診断技術が発達してきているが，基本的には心理検査と精神科医による問診によって診断する．
- 治療 薬物療法が基本的であるが，それ以外に精神療法（精神科医による診察および助言・指導を中心とした心理的治療法．認知行動療法なども含まれる）や作業療法，さらには電気けいれん療法なども行う．
- 治療の主眼は寛解の長期維持であり，さらに，社会的機能（患者が社会の一員として生き生きと生活できること）の回復のための社会福祉的サポートが重要である．

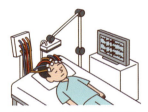

脳波検査

脳の活動により発生する微弱な電気活動を計測する．

❷ 栄養アセスメント

● 食行動の問題点と栄養状態を評価する
- 過食，早食い，偏食，拒食，異食などの食行動を把握する．
- うつ状態や躁状態による食欲や栄養素摂取量の変化を確認する．
- やせまたは肥満の有無を評価する．

❸ 栄養ケア

● 安心して食事ができる環境を整える
- 日常生活にストレスを感じることが多いため，安心して食事ができる食環境を整えることが重要である．
- 食事量低下による，低血糖やたんぱく質摂取不足を予防する．
- 食事量が減少すると微量元素も不足する．鉄欠乏では，易疲労感や貧血を生じる．
- n-3系多価不飽和脂肪酸の摂取は，うつ症状の改善に有効とされる．

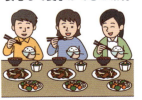

安心して食事ができる環境

第25章 乳幼児・小児疾患

- 小児疾患として消化不良症，周期性嘔吐症，小児肥満，先天性代謝異常，内分泌疾患，糖質代謝異常を取り上げる．それぞれの病態を理解したうえで，食事療法などの対応が必要である．
- 乳児とは満1歳に満たない者，幼児とは満1歳から小学校就学期に達するまでの者，児童とは小学校入学期から16歳前後の者である．
- 乳幼児・小児は成人と異なり発育・発達の途上にある．そのため，生理学的にも多くの点で成人と異なり，例えば低年齢であるほど呼吸数・脈拍数は多く，血圧は低い（表25-1）．
- これまでの新生児スクリーニングの手法は1項目1疾患の6疾患を対象とした検査であった．現在ではタンデム型質量分析計を用いたタンデム・マススクリーニングにより20種類の疾患に対する検査が可能となった（表25-2）．

表 25-1 小児の呼吸数，脈拍数，血圧

	呼吸数（1分間）	脈拍数（1分間）	血圧（mmHg）	
			収縮期	拡張期
新生児	40〜50	120〜140	60〜80	35〜55
乳児	30〜40	120〜130	80〜90	45〜65
幼児	20〜30	100〜110	90〜100	60〜65
学童	20	80〜90	110〜120	60〜70
成人	16	70	110〜130	60〜80

〔中川竜二：3. 小児の生理．最新育児小児病学（黒田泰弘 監，香美祥二ほか編），第7版，p25，南江堂，2018 より許諾を得て転載〕

表 25-2 新生児マススクリーニングの対象疾患

分類		疾患名
先天性代謝異常症	アミノ酸代謝異常症	フェニルケトン尿症，メープルシロップ尿症，ホモシスチン尿症，シトルリン血症1型，アルギニノコハク酸尿症
	有機酸代謝異常症	メチルマロン酸血症，プロピオン酸血症，イソ吉草酸血症，メチルクロトニルグリシン血症，ヒドロキシメチルグルタル酸血症，複合カルボキシラーゼ欠損症，グルタル酸血症1型
	脂肪酸代謝異常症	中鎖アシルCoA脱水素酵素欠損症，極長鎖アシルCoA脱水素酵素欠損症，三頭酵素欠損症，カルチニンパルミトイルトランスフェラーゼ-1欠損症，カルチニンパルミトイルトランスフェラーゼ-2欠損症[*]
	糖質代謝異常症	ガラクトース血症
先天性甲状腺機能低下症（クレチン病）		
先天性副腎過形成症		

赤字で示した疾患は以前の検査（6種）の対象疾患．
青字で示した疾患はタンデムマス法が導入された2012年度より追加された疾患．
[*]カルチニンパルミトイルトランスフェラーゼ-2欠損症は2018年より追加．
〔公益財団法人東京都予防医学協会：新生児の健診〔https://www.yobouigaku-tokyo.or.jp/baby/public_index.html〕（最終確認：2024年11月12日）より作成〕

A 消化不良症

① 疾患の概要

- 乳幼児や小児の消化器は機能がまだ未熟なために，感染症などにより胃や腸などの消化器系の機能が低下し，下痢や嘔吐を起こす．
- 原因 乳幼児の下痢や嘔吐の主な原因は細菌とウイルスによるものがほとんどである．ウイルス性胃腸炎ではロタウイルスとノロウイルス，細菌性胃腸炎ではサルモネラ菌，カンピロバクター菌，病原性大腸菌が原因となることが多い．
- 診断 周囲に嘔吐や下痢の患者がいないかどうか，食べた食品などから原因を予測する．確定診断には細菌性胃腸炎においては患者の便や腸液内の細菌の検出，ウイルス性胃腸炎においては患者の便や吐瀉物中のウイルスを同定する．
- 治療 嘔吐や下痢による脱水症状に対して経口または静脈輸液を行う．

② 栄養アセスメント

● 脱水と低栄養状態の評価が重要である

- 身長・体重の変化，体重と年齢基準値との比較，血液検査値，栄養素等摂取量調査などにより，脱水や栄養状態の評価を行う．
- 血液検査では，ナトリウムやカリウムなどの電解質，ヘモグロビン，アルブミン，RTP，鉄，血糖などを確認する．

③ 栄養ケア

● 脱水と低栄養状態の改善を行う

- 脱水に注意し，輸液で水分，電解質の補給を行う．
- 静脈栄養，経腸栄養，経口栄養を選択または組合せて，症状に合わせた栄養管理を行う．
- 急性期は絶食とし，輸液による栄養管理を行う．
- 経口摂取が可能になったら，脂質の少ない流動食から常食へと移行させる．
- ビタミン・ミネラルの欠乏に注意する．
- 乳糖不耐症の場合は，乳糖を含まない特殊ミルクや乳糖分解乳を与える．
- 食品・調理等の調整 湯冷ましやスープなどによる水分補給を行い，脱水を予防する．
- 砂糖水は下痢を助長するので控えるよう指導する．

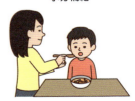

湯冷まし，スープなどによる水分補給

B　周期性嘔吐症

1　疾患の概要

- 定義　ケトン血性嘔吐症または自家中毒症ともいわれる．数日間または数時間，激しい嘔吐を繰り返す小児の病気である．
- 原因　脂肪を分解してエネルギーを補う際に出てくるアセトンが血液中に過剰に増えることが原因であるが，アセトンが増加する原因は不明である．
- ストレスや疲労も誘因となる．
- 治療　嘔吐が治まるまでは絶飲・絶食とする．その後，輸液から経口補液に切り換えていく．

2　栄養アセスメント

●適切な体重増加が重要である

- 本症例の患者はやせていることが多い．症状の改善とともに体重も増加する．
- 嘔吐期間，体重減少率，脱水，血中・尿中ケトン体，電解質，血糖値などから栄養状態を評価する．
- ケトン体高値では，脱力感や食欲不振，意識障害につながる．
- 電解質異常や脱水に注意する．

3　栄養ケア

●脱水やケトアシドーシスを改善する

- 嘔吐発生時は絶食とする．
- 回復期は少量の砂糖水，経口補水液などから開始し，軟食から常食へと移行する．
- 長期間にわたり空腹にならないように注意する．
- 発作を誘発しやすい食品の摂取を控える．
- ストレスや疲労を溜めないようにライフスタイルを見直す．
- 食品・調理等の調整　発作を誘発するチョコレート，チーズ，柑橘類，高脂肪食，グルタミン酸の摂取を控える．
- スープ，粥，パン，煮込みうどん，豆腐，白身魚，柑橘類以外の果物，ゼリー，アイスクリームなどを少量頻回で与える．

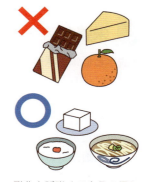

発作を誘発する食品の摂取を控え，消化のよいものを与える．

C　小児肥満

❶ 疾患の概要

- 定義 小児の肥満は，日本では肥満度により評価する．
- 幼児では，肥満度15％以上は太りぎみ，20％以上はやや太りすぎ，30％以上は太りすぎとされる．
- 学童では肥満度20％以上は軽度肥満，30％以上は中等度肥満，50％以上は高度肥満である．
- 原因 小児の肥満はほとんどが**原発性肥満**であり，過食などの食習慣，睡眠不足などの生活習慣，遺伝的要因があげられる．
- **小児肥満症**の診断は**表25-3**に示した診断基準により行う．
- 治療 体重と内臓脂肪の減少のため，運動療法と食事療法を行う．

❷ 栄養アセスメント

● 成長曲線と肥満度曲線で身長と体重のバランスを確認する

- 身長，体重，体脂肪率，腹囲を定期的に測定し，成長曲線を参考に評価する．
- 糖尿病，脂質異常症，脂肪肝などの合併症に関連した検査値を評価する．

表25-3 小児肥満症診断基準 2017年版

肥満小児の定義	肥満度が＋20％以上，かつ体脂肪率が有意に増加した状態． 有意な体脂肪率の増加とは，男児：年齢を問わず25％以上，女児：11歳未満は30％以上，11歳以上は35％以上
肥満症の定義	肥満に起因ないし関連する健康障害（医学的異常）を合併するか，その合併が予測される場合で，医学的に肥満を軽減する必要がある状態をいい，疾患単位として取り扱う
適用年齢	6歳から18歳未満
肥満症診断	（1）A項目を1つ以上有するもの （2）肥満度が＋50％以上でB項目の1つ以上を満たすもの （3）肥満度が＋50％未満でB項目の2つ以上を満たすもの 　　（参考項目は2つ以上で，B項目1つと同等とする）
診断基準に含まれる肥満に伴う健康障害	**A項目**（肥満治療を必要とする医学的異常）： 1）高血圧 2）睡眠時無呼吸症候群など換気障害 3）2型糖尿病・耐糖能障害 4）内臓脂肪型肥満 5）早期動脈硬化 **B項目**（肥満と関連が深い代謝異常）： 1）非アルコール性脂肪性肝疾患（NAFLD） 2）高インスリン血症 かつ/または 黒色表皮症 3）高コレステロール血症 かつ/または 高non-HDL-C血症 4）高トリグリセリド血症 かつ/または 低HDL-C血症 5）高尿酸血症　　　　　　　　　　　　　**参考項目**（身体的因子や生活面の問題）： 　　　　　　　　　　　　　　　　　　　　1）皮膚線条などの皮膚所見 　　　　　　　　　　　　　　　　　　　　2）肥満に起因する運動器機能障害 　　　　　　　　　　　　　　　　　　　　3）月経異常 　　　　　　　　　　　　　　　　　　　　4）肥満に起因する不登校，いじめ等 　　　　　　　　　　　　　　　　　　　　5）低出生体重児または高出生体重児

日本肥満学会編．小児肥満症診療ガイドライン2017．より作表

［日本肥満学会：肥満症診療ガイドライン2022，p94，表7-2，ライフサイエンス出版，2022より許諾を得て転載］

- 食事摂取量，食事時間，間食の有無，間食の内容を確認する．
- 減量目標を決め，一般的には3ヵ月で5～6 kgの減量を目標とする．
- 認知行動療法として，グラフ化体重日記と生活自己管理チェックリストを記入し，定期的に評価する．

3 栄養ケア

●食事療法と運動療法が基本となる

- 3食規則的な食事とする．
- 夜食・間食はできるだけ控える．
- 目標エネルギーおよび必要栄養素量は「日本人の食事摂取基準」に準じる．
- たんぱく質エネルギー比率20％，脂質エネルギー比率25～30％，炭水化物エネルギー比率50～55％を目安とする．
- カルシウム，鉄，ビタミンB群が不足しないようにする．
- 肥満度15％程度の軽度肥満であれば厳重な食事制限は不要である．
- 厳密なエネルギー制限は成長の障害や，食行動の異常を招くことがあるため注意する．
- 小児では超低エネルギー食（VLCD）や極端な低糖質ダイエットは行わない．
- よく噛んで，ゆっくり食べるように指導する．
- 大皿盛りではなく個別に盛りつけ，食べすぎを予防する．
- 家族そろって楽しい雰囲気の中で食事ができるようにする．
- 身体活動量が低い小児には運動指導も行う．
- 食品・調理等の調整 野菜，海藻などエネルギーの少ないものを献立に入れる．
- 糖質の多いお菓子やジュースの摂りすぎに注意する．
- 給食の牛乳（200 mL）以外はお茶などエネルギーのない飲料にする．
- 牛乳や乳製品は低脂肪タイプのものを選ぶ．
- 加工食品，インスタント食品，ファストフードは油脂類，食塩が多く含まれているため，できるだけ避ける．

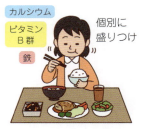

よく噛んでゆっくり食べる．

VLCD：very low calorie diet

D 先天性代謝異常

1 疾患の概要

- 定義 生まれつき特定の酵素の欠損や異常により，代謝産物が欠損したり過剰になったりするためにさまざまな症状を起こす疾患である（図25-1）．

1）アミノ酸代謝異常

- フェニルケトン尿症：フェニルアラニン水酸化酵素の活性が低下するため，フェニルアラニン（Phe）をチロシン（Tyr）に変換ができないために血

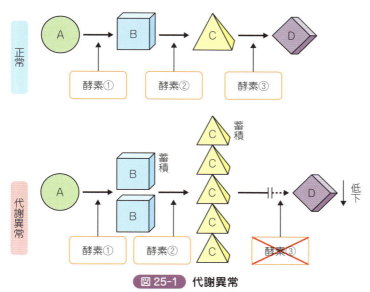

図 25-1　代謝異常

例えば C を代謝する酵素③に欠損があると，代謝の流れが止まってしまう．物質 C が蓄積し，物質 D が産生されなくなる．

清中の Phe 濃度が上昇する．そのため**精神発達の遅延**が起こる．
- **ホモシスチン尿症**：ホモシステインからシスタチオニンに変換するシスタチオニン合成酵素の活性低下により，**ホモシステイン**が蓄積し尿中における**ホモシスチン**が検出される．**精神遅滞**，マルファン症候群様体型，水晶体亜脱臼，血栓症などが症状としてあげられる．
- **メープルシロップ尿症**：**分枝アミノ酸**（ロイシン，イソロイシン，バリン）の代謝に関与する分枝ケト酸脱水素酵素の欠損により，分枝ケト酸と分枝アミノ酸の血中濃度が上昇する．ロイシンの上昇により意識障害，筋緊張低下などが出現する．

2）糖質代謝異常
- **ガラクトース血症**：ガラクトースをグルコースに変換する酵素が遺伝学的に欠乏することによって引き起こされる．出生後，ラクトースを含む人工乳を摂取すると数日で黄疸，食欲不振が起こる．

3）内分泌疾患
- **先天性甲状腺機能低下症（クレチン病）**：なんらかの原因により，甲状腺ホルモンの産生が不足，またはその作用の不全をきたすことにより黄疸，便秘，臍ヘルニア，体重増加不良，小泉門拡大などが非特異的に認められる．特異的症状として甲状腺腫脹が認められることもある．
- **先天性副腎過形成**：コルチゾールおよびアルドステロン，またはどちらか一方の産生障害を起こす疾患の総称であり，**副腎皮質ホルモン合成酵素の欠損**が原因である．

2 栄養アセスメント

● 発育遅延が生じていないかを評価する

- 代謝異常により体内に蓄積する物質（制限物質）の治療基準に基づき，血液検査データから食事療法の効果判定を行う．
- 定期的に身体計測や知能発達検査を行い，発育・成長に遅延がないか確認する．
- フェニルケトン尿症では，血中 Phe 値が妊婦を含む全年齢で 2〜6 mg/dL に維持されていることを確認する．
- メープルシロップ尿症では，血中ロイシン値が 2〜5 mg/dL に維持されていることを確認する．

3 栄養ケア

● 成長段階に応じた個人に合わせた栄養管理が必要である

- 「日本人の食事摂取基準」に準じ，1日の必要エネルギー量は同年齢の健康小児と等しくする．
- 疾患に応じた特殊ミルクや除去食品を利用する．特殊ミルクは，患児において発育に必要な窒素源となる．
- たんぱく質摂取量は，「日本人の食事摂取基準」より同年齢の健常児におけるたんぱく質推奨量を算出し，たんぱく質源となる特殊ミルクの摂取量を定める．
- フェニルケトン尿症での特殊ミルクの投与量の目安は，乳児期：60〜100 g/日，幼児期前半（1〜2歳）：100〜120 g/日，幼児期後半（3〜5歳）：120〜150 g/日，学童期前半（6〜9歳）：150〜200 g/日，学童期後半およびそれ以降：200〜250 g/日とする．
- 尿素サイクル異常症（シトルリン血症1型，アルギノコハク酸尿症）においては，総窒素量を制限する．不足するエネルギーは炭水化物から摂取する．
- ガラクトース尿症では，乳糖・ガラクトースの摂取を制限する．それ以外の栄養素は「日本人の食事摂取基準」に準じる．
- 食事制限は生涯にわたり必要となる．食事の管理は多くの場合，養育者である母親に大きな負担がかかる．養育者への心理的，社会的な支援が必要である．
- 食品・調理等の調整 アミノ酸制限が必要な疾患では，少なくても2歳までは特殊ミルクが食事の中心となる．
- 離乳食も野菜，果物，いも類が中心となる．制限しなければならなくなる食品の味を覚えさせないようにすることが大切である．
- 人工甘味料の1つである**アスパルテーム**にはフェニルアラニンが多く含まれる．フェニルケトン尿症では摂取を避ける．

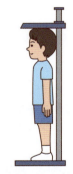

発育・成長に遅延がないか定期的に確認する．

> **column**
> **特殊ミルク**
>
> 　先天性代謝異常の治療のために使用されるミルクである．公費で助成されるため，患者の経費負担はない．

E　小児糖尿病

① 疾患の概要

- **定義** 膵臓のβ細胞から分泌されるインスリンは血糖値を下げる．インスリンの働きの低下により血糖値が上昇する疾患である．
- **原因** 1型糖尿病と2型糖尿病に分類される．
- 1型糖尿病：膵臓のβ細胞の破壊により内因性のインスリンが不足することにより発症する．
- 2型糖尿病：肥満を伴う小児2型糖尿病では，内臓脂肪が蓄積し，その脂肪細胞においてアディポサイトカインの分泌異常が起き，インスリン抵抗性が高まることによると考えられている．
- **診断** 高血糖の判定基準および糖尿病の診断は成人と同じである（➡第8章B「糖尿病」，p.76）．
- 1型糖尿病の鑑別にはGAD抗体，IA-2抗体，C-ペプチドなどの測定が有用である．
- **治療** 小児糖尿病の治療目標は，非糖尿病児と同等の発育ならびにQOLを確保することである．
- 1型糖尿病はインスリン分泌不足が原因であるため，皮下注射などにより体外よりインスリンを補う．
- 2型糖尿病では食事と運動療法が基本となる．改善しない場合はインスリン療法も考慮に入れる．

② 栄養アセスメント

- **血糖管理とともに，成長曲線から大きく外れていないか発育の指標を確認する**
- 血糖値（空腹時，食後2時間），HbA1c，自己血糖測定値などから血糖管理状況を確認する．
- 身長，体重が身体発育の標準値から逸脱していないか評価する．
- 食事摂取量，食事時間，間食の有無，食事環境，活動量などを確認する．
- インスリン不足によりケトアシドーシスを起こすことがある．体重減少がみられるときや**シックデイ***には尿中ケトン体の有無を確認する．

> ・**シックデイ**：糖尿病患者が治療中に，発熱，下痢，嘔吐，食欲不振などで食事が摂れない状況のことをいう．

3 栄養ケア

● 成長に十分なエネルギーを摂取し，バランスのよい食事を摂取する

- 成長発育を考え，「日本人の食事摂取基準」に準じた適正なエネルギーを摂取する．2型糖尿病で肥満を伴う場合は，目標体重エネルギーの90〜95％とする．
- 炭水化物エネルギー比率50〜60％，たんぱく質エネルギー比率20％未満，残りを脂質で摂取する．
- カーボカウントやグリセミックインデックス（GI）を利用する（➡ p.88）．
- 低血糖は認知機能障害をもたらす可能性があるので，低血糖対策のために補食を取り入れる．
- 1型糖尿病の子どもたちを対象にした糖尿病サマーキャンプは，同じ糖尿病の仲間や先輩との交流の場となり，治療をしていくうえでの励みになる．
- 2型糖尿病では，体重減少を目的に有酸素運動を中心に行い，身体活動量を増やすことで消費エネルギーを増加させる．食生活と運動習慣を改善することにより，インスリン抵抗性と糖代謝を改善し，血糖管理の正常化が期待できる．
- 食品・調理等の調整 たんぱく質，脂質は動物性食品に偏らないようにする．
- 野菜，きのこ類，海藻類を十分に摂取し，食物繊維が不足しないようにする．
- 糖質源は多糖類を中心とする．単糖類や二糖類は血糖値の上昇が速いため，摂りすぎないように注意する．

> **column**
>
> **糖尿病サマーキャンプ**
>
> 同じ病気をもつ仲間とボランティア学生，医療従事者で数日間一緒に生活することで，糖尿病に関する知識を深め，実践的に自己管理できるようになることを目的とした内容となっている．全国各地で毎年，1型糖尿病の子どもたちを対象に開催されている．糖尿病と付き合いながら自立した社会人として生きていくための大きな力となる．

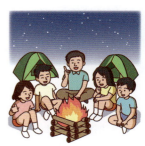

糖尿病サマーキャンプでは子どもたちが集団生活を送り，仲間を見つけて自立していく大きな力となる．

F 腎疾患

1 疾患の概要

- 小児によくみられる腎疾患として，**先天性腎尿路異常**（CAKUT），囊胞性腎疾患，尿細管障害などがある．
- ここでは先天性腎尿路異常のみを扱う［その他の腎疾患は第11章（➡

CAKUT：congenital anomalies of the kidney and urinary tract

p.152）を参照］.
- 先天性腎尿路異常とは腎尿路系における発生，奇形，機能など多様な腎尿路の異常の一群であり，小児慢性腎臓病（小児 CKD）の最も重要な原疾患である.

2 栄養アセスメント

● **身長，体重，腎機能検査値を定期的にモニタリングする**
- 身長・体重と浮腫を考慮し，発育・発達の状態を評価する.
- 血清アルブミン，血清尿素窒素，血清クレアチニン，蛋白尿や血尿，推定 GFR（eGFR）から CKD ステージや栄養状態を評価する.
- たんぱく質や食塩の摂取量は 24 時間蓄尿から評価する.
- 食生活状況から，食事摂取量，間食の有無，栄養素のバランスに偏りがないかを確認する.

3 栄養ケア

● **発育に必要な栄養素量を確保し，発育障害を最小限にとどめる**
- 小児期では，成人のような極端なたんぱく質制限を行った場合，低栄養状態に陥る可能性が高い.
- 成長期であることを最優先し，小児の身体的・精神的発達を妨げないよう考慮する.
- エネルギー摂取量は身体活動レベルを考慮して設定する.
- エネルギー不足は，高窒素血症や高カリウム血症を引き起こすので注意する.
- 小児 CKD に対してたんぱく質制限は行わない.
- 腎機能低下があってもたんぱく質の過剰摂取を避け，「日本人の食事摂取基準」の推奨量に合わせることを基本とする.
- たんぱく質はアミノ酸価の高いものが望ましい.
- カリウム摂取量は「日本人の食事摂取基準」に準じるが，高カリウム血症がある場合は，カリウム制限を行う.
- 食塩摂取量は「日本人の食事摂取基準」を目安とし，病態とナトリウムの尿中排泄量なども考慮して決定する.

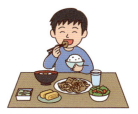

小児 CKD に対してたんぱく質制限は行わない.

第26章 妊産婦・授乳婦疾患

- 非妊娠時に「肥満」か「やせ」かにより，妊娠時のリスク（図26-1）と推奨体重増加量が変わってくる．
- 妊娠期は妊娠初期（～13週6日），妊娠中期（14週0日～27週6日），妊娠後期（28週0日～）の3区分としている．
- 胎児の**神経管閉鎖障害**（二分脊椎症など）（図26-2）のリスクを低減させるために，付加的に400 μg/日のプテロイルモノグルタミン酸の摂取が望まれる．
- 妊娠時には血液量が増加する．そのため血液が薄められ生理的な貧血状態となる．さらに腎機能の低下により，血液の濾過作用が低下すると尿蛋白や高血圧を引き起こす．
- また，妊娠時は胎児に糖（グルコース）を送ることを母体が優先するためにインスリンの働きがわるくなる．そのため血糖値のチェックが重要である．
- **TORCH症候群**という母体感染により引き起こされる新生児の健康障害がある（表26-1，表26-2）．

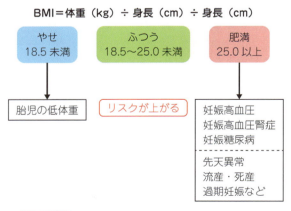

図26-1 非妊娠時の体形による妊娠時のリスク

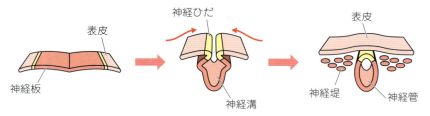

図 26-2 神経管閉鎖障害

神経管とは，新生児の脳や脊髄の元となる重要な管状の器官で，妊娠初期（妊娠 4〜12 週目頃）に作られる．神経管は，形成し始めるときに神経溝といわれる溝の構造をしており，溝の両側の神経ひだが内側に折りたたまれて接合することで正常な神経管が作られるが，閉鎖されないことによって起こるのが神経管閉鎖障害である．

表 26-1 TORCH 症候群とは

新生児期に重篤な先天感染症を起こす疾患

T：Toxoplasma（トキソプラズマ）
O：Other（梅毒など）
R：Rubella（風疹）
C：Cytomegalovirus（サイトメガロウイルス）
H：Herpes simplex（単純性ヘルペスウイルス）

表 26-2 主な周産期に禁止または控えるべき嗜好品

・大きい魚（メチル水銀が多く含まれる）
・タバコ
・アルコール
・カフェイン：200 mg/日まで

A 妊娠糖尿病，糖尿病合併妊娠

1 疾患の概要

- **定義** 妊娠中に発症または発見し糖尿病には至らない糖代謝異常を **妊娠糖尿病**（GDM）という（➡第8章 B-1-c「妊娠糖尿病」，p.84）．
- 糖尿病の人が妊娠した状態を **糖尿病合併妊娠**（pregestational diabetes mellitus）という．
- **診断** スクリーニングとして妊娠のできるだけ早い時期および妊娠24〜28週に随時血糖値，グルコースチャレンジテストを行うことが望ましい．
- これまで学会ごとに基準が異なっていたが，日本糖尿病学会と日本糖尿病・妊娠学会との間で診断基準が統一された（表26-3）．
- **治療** 妊娠糖尿病の治療は，血糖管理をするための食事療法が基本となる（➡3．栄養ケア）．

GDM : gestational diabetes mellitus

2 栄養アセスメント

- **妊娠中の血糖管理は母体や児の合併症を予防するために厳格に行う**
- 妊娠前の体重とBMI，妊娠中の体重変化などを評価する．

グルコースチャレンジテスト（糖負荷検査）

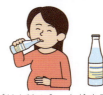

ブドウ糖の入った検査用のサイダーを飲んで，1時間後に血糖値を測定する．

表26-3 診断基準

1）妊娠糖尿病（gestational diabetes mellitus：GDM）
75 g OGTTにおいて次の基準の1点以上を満たした場合に診断する． ①空腹時血糖値≧ 92 mg/dL（5.1 mmol/L） ②1時間値≧ 180 mg/dL（10.0 mmol/L） ③2時間値≧ 153 mg/dL（8.5 mmol/L）
2）妊娠中の明らかな糖尿病（overt diabetes in pregnancy[注1]）
以下のいずれかを満たした場合に診断する． ①空腹時血糖値≧ 126 mg/dL ② HbA1c値≧ 6.5% ＊随時血糖値≧ 200 mg/dL あるいは 75 g OGTTで2時間値≧ 200 mg/dL の場合は，妊娠中の明らかな糖尿病の存在を念頭に置き，①または②の基準を満たすかどうか確認する．[注2]
3）糖尿病合併妊娠（pregestational diabetes mellitus）
①妊娠前にすでに診断されている糖尿病 ②確実な糖尿病網膜症があるもの

注1）妊娠中の明らかな糖尿病には，妊娠前に見逃されていた糖尿病と，妊娠中の糖代謝の変化の影響を受けた糖代謝異常，および妊娠中に発症した1型糖尿病が含まれる．いずれも分娩後は診断の再確認が必要である．
注2）妊娠中，特に妊娠後期は妊娠による生理的なインスリン抵抗性の増大を反映して糖負荷後血糖値は非妊時よりも高値を示す．そのため，随時血糖値や75 g OGTT負荷後血糖値は非妊時の糖尿病診断基準をそのまま当てはめることはできない．
これらは妊娠中の基準であり，出産後は改めて非妊時の「糖尿病の診断基準」に基づき再評価することが必要である．
[日本糖尿病・妊娠学会と日本糖尿病学会との合同委員会：妊娠中の糖代謝異常と診断基準の統一化について．糖尿病 58：802，2015 より許諾を得て転載]

- 妊娠中の**血糖管理**は，**朝食前血糖値 95 mg/dL**，**食後 1 時間値 140 mg/dL 未満**または食後 2 時間値 120 mg/dL 未満，HbA1c は 6.0〜6.5% 未満を目標として，1 日 6 回の自己血糖測定が望ましい．
- 妊婦の体重増加量は，非妊娠時 BMI が 18.5 未満で 12〜15 kg，BMI 18.5〜25 未満で 10〜13 kg，BMI 25〜30 未満で 7〜10 kg，BMI 30 以上で個別対応（上限 5 kg までが目安）を参考に，過度な体重の変化がないようにする．
- 食事調査により，エネルギー，たんぱく質，鉄，葉酸，食塩などの摂取状況を確認する．
- 耐糖能異常がある妊婦では**ケトアシドーシス**を生じやすいため，エネルギー制限を行っている場合は特に注意する．

3 栄養ケア

● **胎児の健全な発育と母体の厳格な血糖管理および適正な体重増加を目指す**

- エネルギーは，**標準体重（BMI 22）× 30 kcal ＋エネルギー付加量**とする．
- 非肥満妊婦の付加量は，**妊娠初期 50 kcal**，**中期 250 kcal**，**後期 450 kcal** とする．あるいは，妊娠期間を通して一律 200 kcal とすることもある．
- 肥満妊婦に対しては，標準体重（BMI 22）× 30 kcal を基本とし，**エネルギー付加は行わない**．
- たんぱく質は，「日本人の食事摂取基準」に準じた推奨量＋付加量とし，初期 50 g，中期 60 g，後期 75 g を目安に病態に応じ調整する．
- 糖質制限はケトアシドーシスのリスクがあるので勧められない．
- 各栄養素の過不足を確認し，葉酸や鉄が不足しないようにする．
- 1 日 3 回の食事で血糖管理がむずかしい場合は，**4〜6 回の分割食**を勧めて，空腹時の低血糖と食後高血糖を改善する．分割食は朝食，間食（10 時），昼食，間食（15 時），夕食，夜食などにして総エネルギー量を控える．
- 適切な食事療法でも血糖管理が困難な場合は，**インスリン療法**を行う．
- 食品・調理等の調整 たんぱく質として，魚や脂身の少ない肉類，卵類などが勧められる．
- 脂質は飽和脂肪酸よりも多価不飽和脂肪酸を多く含む魚類を中心に摂取する．
- なるべく食物繊維の多い食品から摂取し，食後高血糖を予防する．

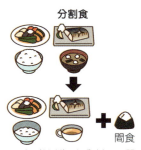

分割食

主食（糖質）を分割して間食にまわす．

B 妊娠高血圧症候群

1 疾患の概要

- **定義と診断** 妊娠高血圧症候群（PIH）とは，妊娠時に高血圧を発症した場合である．
- 高血圧合併妊娠とは妊娠前から高血圧を認める場合，もしくは妊娠20週までに高血圧を認める場合である．
- 妊娠高血圧症とは妊娠20週以降に高血圧のみ発症する場合であり，高血圧と蛋白尿の両方を認める場合は妊娠高血圧腎症と分類される．
- 2018年以降の定義では，蛋白尿を認めなくても肝機能障害，腎機能障害，神経障害，血液凝固障害，胎児の発育不良があれば，妊娠高血圧腎症に分類される．
- **治療** 安静，薬物療法，食事療法を基本とし，胎児の発育が不良にならないように注意する．

PIH：pregnancy-induced hypertension

2 栄養アセスメント

● 母体の適切な体重増加が重要である

- 妊婦の**体重増加量**は，非妊娠時BMIが18.5未満で12〜15 kg，BMI 18.5〜25未満で10〜13 kg，BMI 25〜30未満で7〜10 kg，BMI 30以上で個別対応（上限5 kgまでが目安）を参考に，過度な体重変化がないようにする．
- **家庭血圧測定**は血圧変動を把握するのに適している．
- 食事調査により，エネルギー，たんぱく質，鉄，カルシウム，食塩などの摂取量を評価する．
- **1日尿中ナトリウム排泄量**を測定して食塩摂取量を推定する．
- 過度のエネルギー制限は，胎児の発育不全の原因となる．
- 将来，高血圧，脳血管障害，虚血性心疾患，糖尿病，脂質異常症，慢性腎臓病などを発症しやすいとされる．適正な体重や生活習慣の維持と血圧値や空腹時血糖値，血清脂質などを定期的に評価する必要がある．

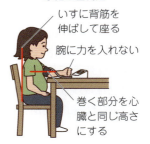

家庭血圧測定
- いすに背筋を伸ばして座る
- 腕に力を入れない
- 巻く部分を心臓と同じ高さにする

3 栄養ケア

● 適正なエネルギー摂取による体重管理，食塩制限を行う

- 非肥満妊婦のエネルギー摂取量は，標準体重（BMI 22）× 30 kcal + 付加量200 kcalとする．
- 肥満妊婦に対しては，標準体重（BMI 22）× 30 kcalを基本とし，エネルギー付加は行わない．
- 7〜8 g/日の**食塩制限**を行う．
- 極端な水分摂取制限は循環血液量を減少させるため行わない．
- たんぱく質は「日本人の食事摂取基準」に準じた推奨量+付加量とし，初

期 50 g, 中期 60 g, 後期 75 g を目安に病態に応じ調整する.
- 飽和脂肪酸よりも n-3 系多価不飽和脂肪酸を多く含む食品の摂取が推奨される.
- **食品・調理等の調整** 減塩の工夫として, ①漬け物や干物などの加工食品の利用を極力控える, ②汁物の摂取量を減らす, ③しょうゆ・ソースなどは上からかけるのではなく, 小皿にとる, ④減塩調味料を利用する, ⑤麺類の汁は飲まない, ⑥インスタント食品は控える, ⑦料理すべてを薄味にするのではなく重点的な味つけにする, ⑧香味野菜や香辛料, 酢を利用する, などを勧める.

> **column**
> **食塩制限**
> 　高血圧症で行われる 6 g/日未満の食塩制限は, 妊娠高血圧症候群では推奨されない. 一般に, 妊娠により循環血液量は減少する. そこに厳しい食塩制限を行うと, さらに循環血液量を減少させて胎盤血流量や腎血流量の減少を引き起こすとされている.

> **column**
> **つわり**
> 　つわりの原因とは何か不明である. まだ科学的には証明されていない. ある人が最初の妊娠時には男の子を出産した. 2 回目の妊娠時は女の子であったが, 最初のときと違っていたのは大好きなコーヒーの香りを全く受けつけなかったことだ. 嗅細胞で何か起こっていたのだろうか？　その原因として考えられるのは, もしかしたら胎児が放出している未知の分子なのかもしれない. 嘔気, 嘔吐, 食欲不振がつわりの主症状であるが, 妊娠中に限られるわけであるから胎児が原因であるのは間違いない. またコーヒーの件から, 胎児の男女差でも放出される何かが異なっているのかもしれない. 胎児から母親に何かを伝えるメッセージであることには違いないのであろう.

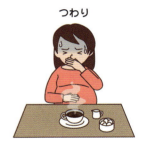

つわり

第27章 老年症候群

- 老年症候群（geriatric syndrome）に明確な定義は存在せず，成書によって内容が異なることがある.
- 一般的な共通認識として老年症候群とは「**高齢者にみられる症状であり，放置することにより生活の質（QOL）や日常生活動作（ADL）の低下を招く症候**」である.
- 特に後期高齢者でみられる老年症候群においては，原疾患の治療もさることながら，日常生活の継続を目標とした対応（**介護主体の対応**）が必要になることが多い．このため，**介護保険制度**の利用や地域のサポート体制との連携，必要に応じて**老人保健福祉施設**などの利用も念頭に診療にあたる必要がある.
- 老年症候群の分類法はさまざまであるが，おおよそ，①**若年者でもみられるが高齢者で特別な配慮が必要な症候**と②**高齢者で増加する，または特有の症候**とに分けることができる.
- ①の例としては，気分障害，栄養障害（ここでは広く，栄養過剰と栄養不足とを含んでいる），睡眠障害，感染症，悪性腫瘍などである.
- ②の例としては，認知行動障害，歩行障害・動作緩慢，転倒・骨折，口腔機能・嚥下障害，排尿・排便障害，慢性疼痛，褥瘡，サルコペニア，フレイルなどである.
- 前期高齢者までに行われていた複数の内科的疾患等の治療が漫然と行われた結果，後期高齢者になってさまざまな症候を増悪させる因子となることがある（**多剤薬物療法の弊害**）.
- 高齢者は時に，複数の症状があるにもかかわらず，1番気になる症状しか訴えないことがある．老年症候群においては，それぞれの症候が密接に関連しており，1つの症候が他の症候の悪化因子にも改善因子にもなることがある．このため，複数の症候を見落とすことなく，適切なタイミングで早期に治療・対応することが望ましい（**図27-1**）.
- 高齢者に限らず日本では1つの病院で自分の納得する治療がなされなかった場合に，自由に他の病院を受診することができる（紹介状なしの初回受診は高額であるが，禁止ではない）．この際，前医での治療経過や処方薬について患者自身が言わないことがある．このため，薬剤が重複投与されたり，かえって本疾患がわるくなったりすることもある．このような不適切な多剤薬物療法の影響は老年症候群では特に増悪因子として働く.
- 重複処方防止のため「お薬手帳」の制度もあるが，そもそも患者が紛失してしまったり，提示しなかったりすれば機能しない（本書執筆の時点で，お薬手帳の保険証との紐づけ等の対策はとられていない）.
- 高齢者医療においてもう1つの重大な問題は**飲み忘れ**である（自宅が薬局の倉庫のようになっている高齢者をよく見かける）．特に食前薬や昼薬は

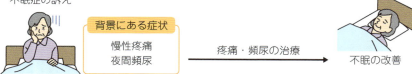
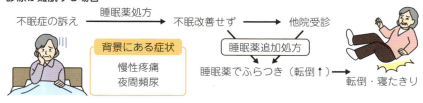

図 27-1 老年症候群における診察（一例）

忘れてしまうことが多く，このため，外来診療で「予想と異なり治療効果がでていない」状況にしばしば直面する．経験の浅い医師はそこで薬剤の増量・追加を行いがちであるが，該当患者が入院した際に処方通りに飲む（あるいは在宅においてたまたま家族等が管理しているときに処方通りに飲む）ことにより「効きすぎる」ことが起こってくる．

- このため，老年症候群対策のもう1つのポイントは**服薬管理**である．認知機能低下等により自己管理がむずかしいのであれば，家族や**訪問看護師**などの助力を仰ぐべきであり，その範囲において服薬可能な薬剤（なるべく**1日1回**のもの，あるいは少ない数）を選択するべきである．

column

多剤薬物療法

多剤薬物療法（ポリファーマシー）は老年医療における大きな問題である．例えば，5剤以上の内服があると転倒するケースが増加するというような報告もあり，ポリファーマシーは避けなくてはならない．そのためのお薬手帳であるが，それも十分に活用されているとは言いがたい．ICTで上手に連携してくれればよいが，まだまだハードルは高いようである．日本においては，誰でも，どこでも，病院にかかり処方を受けることができるため，しばしば，過剰診療が起こる．例えば，A病院で頭痛薬をもらったとする．薬の副作用で胃痛が生じたとき，A病院ではなく消化器専門のB病院に行き，胃腸薬をもらう．この胃腸薬と頭痛薬の併用による副作用で蕁麻疹がでた場合，皮膚科専門のC病院に行き……と，かなりオーバーに書いているが，このようなことが日常的に起きている．薬の作用は実に複雑で，複数が絡み合ってしまえば「何が起こるかわからない」のである．

ICT：information and communication technology

A 誤嚥，転倒，失禁，褥瘡

1 疾患の概要

- 老年症候群の中でも特に多い症候である．それぞれの症候が連動して悪化することもある．
- 定義 嚥下機能障害により食物等が気道に入ってしまうものを**誤嚥**という［疾患の概要は第23章A「咀嚼・嚥下障害」（→ p.264）を参照のこと］．
- 長期臥床などにより仙骨部（骨が体表に近い）等の皮膚に生じた潰瘍・壊死を**褥瘡**（bedsore）という（図27-2）．
- 原因 老化に伴うさまざまな機能低下による．次項に示す**フレイル**も一因である．
- 疫学 褥瘡の有病率は施設によって大きく異なるが，おおむね1〜3％の範囲である．
- 転倒や失禁，誤嚥は受診に至らないものも含め日常的に発生している．
- 病態生理・症状 高齢者はどこでも転倒する．かかとが固定されない**スリッパ**，床に固定されていない**敷物**なども原因となる．転倒による**骨折（特に大腿骨近位）**で寝たきりになることがある．1ヵ月程度遅れて**慢性硬膜下血腫**により失禁や再転倒，認知機能低下がみられることもある．薬剤の影響も考慮するべきである．
- 寝たきりの高齢者は**自力で寝返りを打てない**ことがある．このため，同じ

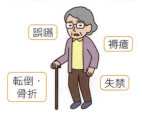
老年症候群でよくみられる症候

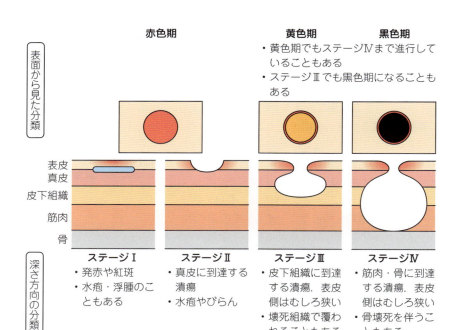

図 27-2 褥瘡の重症度分類

場所が圧迫されて褥瘡ができる．シーツ等で擦れることも褥瘡の原因となる．低栄養や失禁による不衛生が合併すると難治性となる．
- **失禁**は機能的なもの（膀胱直腸障害など）と2次的なもの（認知機能低下など）とがある．認知機能低下により「トイレに行くこと」を忘れていることや，歩行障害によりトイレに間に合わないことがある．このために飲水を控えて，脱水の原因となることがある．
- 診断 褥瘡ができやすい部分はしばしば着衣の下であり，入浴や清拭の際に早期の褥瘡を見落とさないことが大切である．
- 転倒では，局所の骨折の有無に加えて，慢性硬膜下血腫を念頭に，転倒直後とおおむね1ヵ月後に頭部CT検査を行う．
- 失禁の診断は容易だが，飲水を控えていて尿失禁が不顕性化している可能性を考慮する．
- 治療 褥瘡のステージⅢまたは黄色期以降は外科的治療を考慮する．
- 転倒は筋力維持を目指したリハビリテーションを行うほか，環境調整（転びやすい靴を履かないなど）や内服調整を行う．
- 失禁は，高齢者の自尊心を損なわない配慮をしつつ，紙パンツやおむつを上手に使うべきである．

2 栄養アセスメント

● **低栄養を予防・改善するために，体重や食事摂取状況を把握する**
- 体重減少率や食事摂取量，GLIM基準（➡ p.18）などの栄養評価ツールを用いて，低栄養を評価する．
- 基礎疾患の有無を確認する．
- 誤嚥では，必要に応じて嚥下造影検査や嚥下内視鏡検査を行い，嚥下機能を評価する．
- 失禁では，水分・食物繊維の摂取量を把握する．
- 転倒では，栄養・身体機能の低下の有無を評価する．
- 褥瘡では，褥瘡の進達度・滲出液の有無・感染の状況を把握する．

3 栄養ケア

● **身体機能に合わせた必要栄養量と食形態の検討が重要である**
- **低栄養を回避**するため，**十分なエネルギーを補給**する．
- 必要量に見合ったたんぱく質を補給するが，併存疾患の治療に準ずる．
- 褥瘡患者の栄養必要量を表27-1に示す．蛋白異化の亢進や滲出液からの

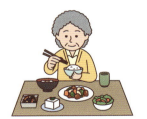

十分なエネルギーを補給する．

表27-1 褥瘡患者の栄養必要量

必要エネルギー量（kcal）	たんぱく質（g）	備　考
・基礎エネルギー消費量×1.5倍以上 ・30〜35 kcal/kg/日	・必要に見合った量 ・1.25〜1.5 g/kg/日	適切な栄養管理を実施したうえで，亜鉛，アスコルビン酸，アルギニン，L-カルノシン，n-3系多価不飽和脂肪酸，コラーゲン加水分解物など創傷治癒にかかわる栄養素を，疾患を考慮したうえで補給してもよい

漏出により，**十分なたんぱく質投与が必要**である．
- 食品・料理等の調整 栄養素の過不足が生じないよう，バランスのとれた食事を心がける．
- 嚥下機能に応じた**適切な食事形態**の食事を，**適切な姿勢**で摂取させる．
- エネルギー摂取が不十分な場合，経腸栄養剤やゼリーなどの栄養補助食品を補助的に追加する．
- 失禁では，**十分な水分と食物繊維の摂取**を促す．カフェインは利尿作用があり，過剰摂取は控える．

B フレイル

1 疾患の概要

- 定義 フレイル（flailty）とは，加齢に伴い**予備力（生体恒常性を維持するためのすべての機能）が低下**することで，さまざまな疾患が発症しやすい状態をいう．**要介護状態になる前段階**と考えられている一方，**適切な介入で健康を取り戻すことができる**といわれている（図 27-3）．
- 身体機能のみならず，**意欲低下や社会的機能の低下も含まれた概念である**（図 27-4）．
- 原因 加齢に端を発し，食欲不振による低栄養，筋力低下，意欲低下による社会的引きこもりなどが積み重なり，悪循環となって徐々に脆弱になっていく．
- 疫学 平均年齢 71 歳の高齢者集団でみたフレイルの有病率は 11.3％であった．別の報告では 75 歳以上の有病率は 20〜30％であるとされている．
- 病態生理・症状 **体重減少**や**筋力低下**がみられる．また，意欲低下のため他者との交流が減少したり，活気のある生活を送っていなかったりする．

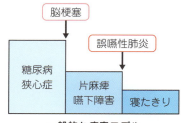
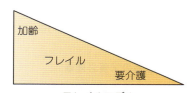

図 27-3 一般的な疾患とフレイルの違い

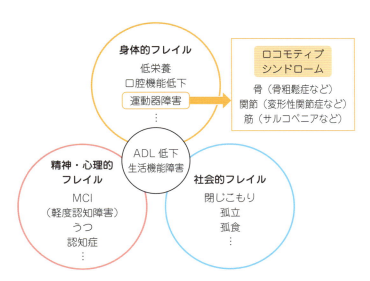

図 27-4 フレイルの構成要素

[鈴木隆雄：介護予防とフレイル．アンチ・エイジング医学 12：27-32, 2016 より作成]

表 27-2 2020 年改定 日本版 CHS 基準（J-CHS 基準）

項　目	評価基準
体重減少	6ヵ月で，2 kg 以上の（意図しない）体重減少（基本チェックリスト #11）
筋力低下	握力：男性＜ 28 kg，女性＜ 18 kg
疲労感	（ここ 2 週間）わけもなく疲れたような感じがする（基本チェックリスト #25）
歩行速度	通常歩行速度＜ 1.0 m/ 秒*
身体活動	①軽い運動・体操をしていますか？ ②定期的な運動・スポーツをしていますか？ 上記の 2 つのいずれも「週に 1 回もしていない」と回答

[判定基準]
3 項目以上に該当：フレイル，1～2 項目に該当：プレフレイル，該当なし：ロバスト（健常）

[Satake S, Arai H: The revised Japanese version of the Cardiovascular Health Study criteria (revised J-CHS criteria). Geriatr Gerontol Int 20（10）：992-993, 2020 より引用]

＊ 1.0 m/ 秒で歩けていれば，歩行者用の信号がある横断歩道を点滅する前に渡りきれる．

- 周辺症状として，食事時のむせや転倒，認知機能低下などがみられる．筋力低下により**歩行速度の低下**や**咀嚼力の低下**もみられる．
- 診断　共通の診断基準は存在しないが，**厚生労働省の基本チェックリスト**（25 項目）や海外のコホート研究である CHS を参考にした**日本版 CHS（J-CHS）基準**が用いられることが多い（表 27-2）．
- 治療　フレイルの原因となりうる疾患の治療（一般的な内科疾患はすべて該当すると考えてよい）を行うことはもちろんのこと，**栄養面での介入**，筋力維持のための**リハビリテーション**の導入，および社会機能維持のための介護保険の利用（**デイサービス等を利用し**，社会参加の場を作る）も進めるべきである．

CHS：cardiovascular health study

2 栄養アセスメント

● 身体機能の低下，体重減少，食欲低下や意欲の低下などを把握する

- 体重減少率や食事摂取量，GLIM 基準など栄養評価ツールを用いて，栄養状態を評価する．
- 栄養摂取状況，摂食嚥下機能を評価する．
- 日常生活活動量，心理的認知的問題や社会的問題点を把握する．
- 病期は可逆的に変化するため，体重を定期的に測り，栄養状態を評価する．

3 栄養ケア

● 体重変動や食欲の変化に注意する

- 老化に伴う機能低下に応じて，栄養投与ルートを選択する．
- 低栄養を防止するため，十分なエネルギーを補給する．
- たんぱく質の摂取不足は骨格筋減少の要因となるため，十分なたんぱく質を補給する．たんぱく質摂取制限が必要な疾患がある場合は，併存疾患の治療に準じる．
- 食品・料理等の調整 バランスのとれた食事を心がける．
- 摂食嚥下機能が低下している場合，食事形態を適切に調整する．
- 食欲低下がある場合，嗜好に合わせた食事の提供や栄養補助食品の使用を検討する．
- 微量栄養素，特に血清ビタミン D 低値がフレイルのリスクとなることや，地中海食*などバランスのとれた食事はフレイルを予防する可能性があるとされているが，エビデンスレベルは低い．

> ・地中海食：イタリア，スペインなど地中海沿岸地域の人々が食べている伝統的な食事．果物，野菜，魚，オリーブオイルやナッツなどを食べる．

索 引

和 文

あ

亜鉛　50, 65
アカラシア　268
悪性腫瘍　240
悪性貧血　207
悪性リンパ腫　214
悪玉アディポカイン　66
アディポカイン　66
アドレナリン　184
アドレナリン皮下注射製剤　227
アナフィラキシーショック　227, 228
アフタ性口内炎　101
アマンタジン塩酸塩　188
アミノ酸スコア　168
アミノ酸代謝異常　284
アミノ酸誘導体　174
アルギノコハク酸尿症　286
アルコール　125
　——の目安量　97
アルコール性肝炎　121
アルコール性脂肪性肝疾患　127
アルツハイマー型認知症　186
アルツハイマー病　186
アルドステロン　153, 176
アレルギー　201
　——の分類　226
アレルギー疾患　226
アロプリノール　51
アンギオテンシンⅡ受容体拮抗薬
　51, 157, 161, 163
アンギオテンシン変換酵素阻害薬
　51, 161, 163
安静時エネルギー消費量　199

い

胃　98
胃潰瘍　105
胃癌　242, 252
易感染性　239
医原性　227, 232
医原性免疫不全　232
維持強化療法　214
胃食道逆流症　102
移植片対宿主病　216
依存症　278
1型糖尿病　76
1秒率　196, 199

1回換気量　196
一価不飽和脂肪酸　141
一般治療食　38
イマチニブ　214
イメグリミン　81
医療・介護関連肺炎　202
医療過誤　11
医療事故　11
医療倫理の4原則　9
イレウス　253
胃瘻　271
陰イオン交換樹脂（製剤）　51, 91
飲酒　133
インスリン　66, 76, 177, 287
　——抵抗性　66
インスリン分泌障害　66
インスリン療法　77, 293
インターフェロン製剤　120
院内感染　239
院内肺炎　202
インフォームド・コンセント
　12, 247
インフルエンザ菌　202

う

ウイルス性胃腸炎　281
ウイルス性食中毒　236
ウイルス肺炎　202
ウエイトサイクリング　74
ウエストヒップ比　92
う歯　192
うつ病　278
運動機能障害　188
運動麻痺　185

え

エイコサペンタエン酸　201
栄養アセスメント　4, 15, 24
　——の5つの項目　16
栄養介入　5, 22
栄養管理プロセス　3
栄養教育　29, 52
栄養教育計画　5, 23
栄養ケア・マネジメント　2
栄養サポートチーム　2, 30
　——加算　53
栄養失調症　61
栄養障害　60
栄養・食物関連の履歴　17

栄養診断　4, 21, 24
　——のコード・用語　6, 21
栄養スクリーニング　14
栄養治療計画　5, 23
栄養に焦点をあてた身体所見　20
栄養補給法　37
栄養補助食品　18
栄養マネジメント強化加算　54, 56
栄養モニタリング　5
　——計画　5, 23
液性免疫　226
エトレチナート　46
エネルギー必要量　26
　——の算出式　27
エピペン　227
嚥下　99, 262
嚥下機能検査　265
嚥下訓練食品　150
嚥下困難　228
嚥下障害　189, 246, 264
　老化に伴う——　264
嚥下スクリーニングテスト　265
嚥下調整食　150
嚥下調整食分類2021　151, 266
嚥下リハビリテーション　265
炎症性腸疾患　110
　——（寛解期）の栄養量目安　113
延髄　184
塩分制限　181

お

黄色ブドウ球菌　235
黄体化ホルモン　176
嘔吐　190, 228
オーラルフレイル　263
オキシトシン　176
悪心　228

か

カーボカウント　87, 288
介護医療院　56
介護福祉施設　56
介護報酬　52, 54
介護保険法　56
介護療養型医療施設　56
介護老人保健施設　56
外傷　258
　——の重症度判断基準　258
咳嗽　198, 200

改訂長谷川式簡易知能評価スケール 187
ガイデッドセルフヘルプ 195
海馬 184
潰瘍性大腸炎 111
外来栄養食事指導料 53, 55
化学療法 241, 245
下気道 196
核酸アナログ製剤 120, 122
学習障害 278
喀痰 198
隠れ食い 190, 194
鵞口瘡 101
過少報告 71
過食 194
過食性障害 190
下垂体ホルモン 174
過大報告 71
褐色細胞腫 177
活性型ビタミンD 218
活動係数 27
合併症 42, 44
　　静脈栄養法による—— 44
　　経腸栄養法による—— 42
家庭血圧 137, 294
カテコールアミン 177
過度な運動 192
過敏性腸症候群 114
下部消化管内視鏡検査 112
下部食道括約筋 103
仮面高血圧 137
ガラクトース血症 285
カリウム 65, 138, 159, 183
カリウムイオン競合型アシッドブロッカー 104
顆粒球 204
カルシウム 65, 218, 220
カルシウム拮抗薬 47, 51, 161
カルシトニン 218
加齢 219, 223
がん 240
癌 240
がん悪液質 247
肝炎 118
　　——の栄養基準 121
寛解 279
寛解導入療法 214
換気障害 197
眼球突出 179
緩下薬等の乱用 190, 192
肝硬変 122
カンジダ菌 101
カンジダ症 232

患者の権利章典に関する宣言 12
患者の権利に関するWMAリスボン宣言 12
肝性脳症 123
関節リウマチ 231
完全寛解 214
完全給食制度 36
感染経路 234
感染症 234
完全除去食 230
感染対策 239
肝臓 98
肝臓癌 243, 244, 254
がん疼痛 246
肝動脈 99
間脳 184
がん病態栄養専門管理栄養士 30
カンピロバクター感染症 235
管理栄養士・栄養士の倫理綱領 9
緩和医療 241
緩和ケア 245

既往歴（個人履歴） 21
気管 196
気管支喘息 200
器質性便秘 116
希死念慮 192
基準給食制度 36
基礎代謝量 60
喫煙 198, 243
基底核 184
気道のリモデリング 200
機能性便秘 116
機能的残気量 196
逆流性食道炎 103
急性胃粘膜病変 105
急性肝炎 118, 120
急性骨髄性白血病 213
急性糸球体腎炎 155
急性腎障害 159
急性腎不全 159
急性膵炎 130
急性白血病 213
急性リンパ性白血病 213
吸入ステロイド 200
球麻痺 268
橋 184
強化インスリン療法 77
狭窄 110
狭心症 142
強迫症 278
強皮症 231

巨赤芽球性貧血 207
居宅療養管理指導 54, 57
禁煙 133
菌血症 128
筋固縮 188
禁酒 121, 122, 128, 132

空気感染 234
薬と栄養・食事の相互作用 46
クッシング症候群 181
クッシング病 181
くも膜下出血 146, 147, 148
クラミジア肺炎 202
クラミドフィラ・ニューモニエ 202
グリア細胞 184
グリセミック・インデックス 88, 288
グリセミック・ロード 88
グリソン鞘 99
クリティカルケア 256
クリニカルパス 10
グリニド薬 80, 82
グルカゴン 177
グルコースチャレンジテスト 292
くる病 221
クレアチニンクリアランス 154
グレープフルーツ 47, 48, 139
クレチン病 179, 285
クローン病 110, 253
クロム 65
クワシオルコル 61

経管栄養法 39, 40
経口栄養法 37
経口感染 234
経口免疫療法 229
軽食 125
経腸栄養剤 40
経腸栄養法 37, 39
　　——による合併症 42
経皮経食道胃管挿入術 40
経皮的冠動脈形成術 142
経皮内視鏡的胃瘻造設術 40, 148
経皮内視鏡的空腸瘻造設術 40
痙攣性便秘 117
外科手術 248
下血 105
血圧低下 228
血液 204
　　——の成分 204
血液凝固因子 211

血液凝固経路　211
血液透析　170
血管性認知症　186
血管の種類　135
血漿　204
血小板　205
血小板凝集　205, 211
血清　204
血糖管理　85, 132, 287, 293
血糖コントロール目標　79
血糖値スパイク　87
血尿　154, 155, 156
血便　235
血友病　212
ケトアシドーシス　293
ケトン血性嘔吐症　282
下痢　50, 214, 232, 235
ゲル・クームス分類　226
減塩　121, 138
肩甲骨下部皮下脂肪厚　189
幻視　187
顕性感染　234
原発性アルドステロン症　178
原発性（先天性）免疫不全症　232
原発性肥満　69
原発性免疫不全症候群　232
減量　69, 73, 127, 223

こ

高γグロブリン血症　215
抗 TNF α 阻害薬　111
降圧目標　136
抗うつ薬　50
好塩基球　204, 205
高カルシウム血症　215
口腔ケア　101
口腔・食道障害　267
口腔内衛生　269
高血圧　136, 155
抗血液凝固薬　48, 144
高血糖高浸透圧状態　44, 83
抗原　226
膠原病　230
高コレステロール血症　89
好酸球　204, 205
甲状腺　176
甲状腺機能亢進症　179
甲状腺機能低下症　179
甲状腺刺激ホルモン　176, 179
甲状腺刺激ホルモン放出ホルモン
　179
甲状腺腫　179

甲状腺ホルモン　179
抗精神病薬　188
抗体　226
好中球　204, 205
後天性免疫不全症候群　227
行動療法　75
高トリグリセリド血症　89
口内炎　101, 112, 214, 246
高尿酸血症　94
抗ヒスタミン薬　229
抗ヒト IL-12/23 阻害薬　111
後負荷　144
後方障害　144
後葉ホルモン　176
抗利尿ホルモン　153
誤嚥　298
誤嚥性肺炎　203, 224, 264, 268
呼吸器疾患　196
呼吸困難　200
呼吸商　26
骨髄　205
骨髄移植　215
骨髄系前駆細胞　213
骨髄性白血病　213
骨髄穿刺　214
骨折　187, 224, 298
骨粗鬆症　219
　——治療薬　47
骨代謝マーカー　220
骨軟化症　221
個別栄養食事指導　52
コルヒチン　51
コレステロール　67, 94

さ

サイアザイド系利尿薬　51
細菌性胃腸炎　281
細菌性食中毒　235
細菌性肺炎　202
最大吸気量　196
在宅栄養専門管理栄養士　30
在宅患者訪問栄養食事指導料　53, 57
在宅酸素療法　199
細胞性免疫　226
サイロキシン（T₄）　176
錯乱　187
嗄声　264
サマリー　34
サルコペニア　223
サルモネラ　235
残気量　196

し

シェーグレン症候群　103, 231
歯牙欠損　262
地固め療法　214
自家中毒症　282
糸球体腎炎　155
糸球体濾過量　160
シクロスポリン　47
歯垢　101
自己血糖測定　85
自己抗体　226, 230
自己免疫疾患　230
自己誘発嘔吐　194
自殺企図　192
脂質　27, 108
脂質異常症　88, 158
　——治療薬　47
歯周病　101
視床　184
視床下部　184
姿勢反射障害　188
持続的血液濾過透析　130
市中肺炎　202
失禁　298
シックデイ　287
失語　185
シトルリン血症 1 型　286
シナプス　184
自閉症　278
自閉症スペクトラム障害　278
脂肪肝　126
脂肪乳剤　271
社会的苦痛　246
集学的治療　245
周期性嘔吐症　282
周術期　248
　——管理　250
集団栄養食事指導　52
十二指腸潰瘍　105
終末期医療　247
主観的包括的栄養評価　104
粥状硬化　139
手術療法　241, 248
出血性疾患　211
術後回復強化　250
腫瘍　240
受容体　174, 184
循環器系　134
消化　99
障害　272
障害者総合支援法　272
消化管　98
　——の壁構造　99

消化管通過障害 269
消化管ホルモン 178
消化態栄養剤 41
消化不良症 281
上気道 196
小球性低色素性貧血 206
常食 38
脂溶性ビタミン 63
小腸コレステロールトランスポーター阻害薬 51, 91
小児疾患 280
小児糖尿病 287
小児肥満（症） 72, 283
小児慢性腎臓病 289
小脳 184
傷病者 52
上部消化管内視鏡検査 103, 106
静脈 135
静脈栄養法 37, 43
　——における合併症 44
上腕三頭筋部皮下脂肪厚 61
上腕周囲長 61
食塩 157
　——制限 294, 295
食行動質問票 72
食行動ダイアグラム 73
食事形態の調整 266
褥瘡 187, 298
　——の重症度分類 298
食中毒 234
食道 98
食道癌 242, 252
食物アレルギー 228
　——の臨床分類 228
食物除去検査 228
食物繊維 108
食欲不振 214
ショックの種類 257
自立支援医療制度 273
自律神経障害 188
新型コロナウイルス感染症 236
心筋梗塞 142
神経回路 184
神経管閉鎖障害 290
神経細胞 184
神経疾患 184
　——の分類 185
神経性過食症 194
神経性食欲不振症 190, 192
神経性大食症 190, 194
神経性やせ症 190, 192
神経伝達物質 184
腎硬化症 166

人工関節置換術 222
人工肛門 253
人工濃厚流動食 41
診察室血圧 137
心室細動 147
心室頻拍 147
侵襲 248
人獣共通感染症 235
浸潤 241
腎小体 152
新生児マススクリーニング 276, 280
腎性貧血 206, 208
振戦 188
腎臓 152
心臓の構造 134
腎臓病病態栄養専門管理栄養士 30
身体活動レベル 26, 60
身体計測 19
身体障害 274
身体障害者手帳 272, 274
身体・知的障害 272
身体的苦痛 246
心不全 144
腎不全 130
心房細動 147
蕁麻疹 228
診療報酬 52, 53

膵炎 130
水腎症 160
膵臓 99, 177
膵臓癌 243, 244, 254
推定エネルギー必要量 60
水分 29
髄膜腫 185
睡眠障害 278
水溶性ビタミン 63
スタチン系製剤 51
ステージ 240
ステロイドホルモン 174
ストーマ 253
ストレス係数 27
スパイロメータ 196
スピリチュアルな苦痛 246
スプーン状爪 206
スマイルケア食 151
スルホニル尿素薬 51, 80, 82

せ

生活習慣病 50
正球性正色素性貧血 206
精神障害 272, 277

精神障害者保健福祉手帳 272
精神的苦痛 246
精神療法 279
生体電気インピーダンス法 223
成長障害 112
成長ホルモン 174
成分栄養剤 41
セイヨウオトギリソウ 47
脊髄 184
絶飲絶食 132
舌炎 101, 112, 206
赤血球 204
節酒 139
絶食 106, 107, 251, 271
摂食嚥下リハビリテーション栄養専門管理栄養士 30
接触感染 234
摂食・嚥下機能障害 148, 262
摂食障害 190
セリアック病 110
セルフヘルプ 195
セレン 65
セロトニン 184
全身性エリテマトーデス 231
全身性炎症反応症候群 249, 256
喘息 200
選択的セロトニン取り込み阻害薬 195
善玉アディポカイン 66
先天性甲状腺機能低下症 285
先天性腎尿路異常 288
先天性代謝異常 284
先天性副腎過形成 285
前頭側頭型認知症 186
セントジョンズワート 47, 48
全肺気量 196
前負荷 144
前方障害 144
喘鳴 198, 200
せん妄 188
専門管理栄養士認定制度 30
前葉ホルモン 175

躁うつ病 278
双極性障害 278
造血幹細胞 213
　——移植 215
相互作用 46
巣状糸球体硬化症 156
搔痒感 228
咀嚼 262
　——障害 264

速効型インスリン分泌促進薬
　　51, 80, 82
ソマトスタチン　177
尊厳死　247

た

ターミナルケア　247
退院支援　55
大球性正色素性貧血　206
代謝異常　285
代謝機能障害関連脂肪肝炎　126
代謝機能障害関連脂肪性肝疾患　126
代謝疾患　66
体循環　134
代償期　122, 131
代償行動　190, 194
大腸　98
大腸癌　242, 253
大脳皮質　184
対標準1秒量　198
多剤耐性緑膿菌　239
多剤薬物療法　297
多臓器機能不全症候群　256
多臓器不全　256
脱水　234, 237
田中ビネー検査　277
多尿　154
タバコ　198
多発性筋炎・皮膚筋炎　231
多発性骨髄腫　215
多量ミネラル　64
単球　204, 205
短時間作用性β_2刺激薬　200
炭水化物　28
胆石症　128
タンニン（酸）　47
胆嚢　99
胆嚢炎　128
たんぱく質　27
たんぱく質・エネルギー栄養障害
　　61
たんぱく質-エネルギー消耗状態
　　167, 171
蛋白尿　154, 156, 158, 215
蛋白漏出性胃腸症　108
ダンピング症候群　243, 244, 252

ち

チアゾリジン薬　51, 80, 81
チアノーゼ　199, 201
地域包括ケアシステム　57
チーム医療　10
地中海食　302

知的障害　276
注意欠如多動性障害　278
中鎖脂肪酸　62, 110, 164, 224
中心静脈栄養法　37, 43
中心性肥満　181
中枢神経系　184
中脳　184
腸炎ビブリオ　235
腸管出血性大腸菌感染症　235
長期酸素療法　199
長時間作用性β_2刺激薬　198, 200
長時間作用性抗コリン薬　198, 200
超低エネルギー食　74, 75, 284
腸瘻　271

つ

通過障害　242, 269
通常時体重比　102
痛風　96
つわり　295

て

低アルブミン血症　158
低カリウム血症　146
低血糖　122
低脂質食　129
低たんぱく質血症　108
低ナトリウム血症　203
テタニー　109
鉄　47, 65
　　──制限　121
　　──を多く含む食品　209
鉄欠乏性貧血　206
鉄剤　47, 206
テネスムス　111
転移　241
電解質コルチコイド　176
てんかん　278
転倒　187, 224, 298
天然濃厚流動食　41

と

銅　65
統合失調症　278
糖質コルチコイド　176, 181, 182
糖質代謝異常　285
透析　162, 169
糖尿病　76
糖尿病合併妊娠　292
糖尿病関連腎臓病　165
糖尿病サマーキャンプ　288
糖尿病性ケトアシドーシス　82
糖尿病性神経障害　83

糖尿病性腎症　83, 84, 162
糖尿病病態栄養専門管理栄養士　30
糖尿病網膜症　76, 83
糖負荷検査　292
動脈　135
動脈血酸素飽和度　196
動脈硬化　89, 139
特殊ミルク　286, 287
特発性血小板減少性紫斑病　211
特別食加算　39
　　──の対象となる治療食の概要
　　40
特別治療食　39
特別養護老人ホーム　56
吐血　105
ドコサヘキサエン酸　201
ドパミン　184
ドパミン受容体刺激薬　188
ドパミン遊離促進薬　188
ドライウェイト　171
トランス脂肪酸　93, 94, 142
トリグリセリド　67, 88
トリヨードサイロニン（T_3）　176
努力性肺活量　196

な

ナイアシン　63
内因子　207
内視鏡的逆行性胆管膵管造影検査
　　99
内臓脂肪　66
内分泌疾患　174, 178, 285
ナトリウム　65
軟菜食　102, 233
軟食　38
難病指定　232

に

2型糖尿病　77
肉腫　240
ニコチン酸系薬　92
二次性高血圧　136
2次性肥満　69
日常生活動作　187
日本人の食事摂取基準　26, 38, 60
日本版CHS（J-CHS）　301
入院栄養食事指導料　53, 55
入院時食事療養制度　37
乳酸アシドーシス　44
乳糖不耐症　281
ニューモシスチス肺炎　232
乳幼児・小児疾患　280
尿細管　152

尿酸生成抑制薬　51
尿酸値　97
尿酸排泄促進薬　51
尿生成　152
尿路結石症　168
妊娠高血圧症候群　294
妊娠高血圧腎症　294
妊娠糖尿病　84, 292
認知行動療法　191, 193, 279
認知症　185, 186
　　──の行動・心理症状　187

熱傷　259
ネフローゼ症候群　156, 158
ネフロン　152

脳下垂体　174
脳幹　184
脳梗塞　146, 147, 148
脳出血　146, 147, 148, 185
脳波検査　279
膿瘍　110
飲み忘れ　296
ノロウイルス　236

パーキンソン症候群　186, 188
パーキンソン病　186, 188
肺　196
肺炎　202
肺炎球菌　202
肺活量　196
肺癌　243, 244
肺気量分画　197
敗血症　128, 238, 256
肺循環　134
白衣高血圧　137
バクテリアルトランスロケーション　39
橋本病　180
播種　241
播種性血管内凝固症候群　130, 212, 256
バセドウ病　179
バソプレシン　153, 176
バソプレシン不適合分泌症候群　203
白血球　204, 205
白血球尿　154
白血病　213
発酵食品　118

発達期摂食嚥下障害児（者）のための嚥下調整食分類2018　266
発達障害　273
ハリス・ベネディクトの式　27
バレット食道　104
ハンカチーフサイン　20
バンコマイシン耐性腸球菌　239
半消化態栄養剤　41
ハンター舌炎　208
パントテン酸　63

ピークフロー　198, 199
ビオチン　63
ビグアナイド薬　51, 80, 81
ヒスタミン（H_2）受容体拮抗薬（H_2ブロッカー）　106
非ステロイド性抗炎症薬　51, 105, 230
非代償期　122, 131
ビタミン　28
　　──過剰症　62
　　──欠乏症　62
ビタミンA　63
ビタミンB_1　63
ビタミンB_2　63
ビタミンB_6　63
ビタミンB_{12}　63, 207, 208, 211
　　──欠乏　207
　　──を多く含む食品　210
ビタミンB群　102
ビタミンC　63
ビタミンD　63, 220
　　──の体内の代謝　222
ビタミンE　63
ビタミンK　49, 50, 63, 146, 211, 220
　　──代謝障害　49
皮膚線条　181
皮膚ツルゴール　20
非ヘム鉄　209
非ホジキンリンパ腫　215
飛沫感染　234
肥満　66, 69
肥満恐怖　190, 194
肥満症　69
ヒヤリ・ハット　11
病期　240
標準化蛋白異化率　171
標準化透析量　171
標準体重比　102
病的骨折　215
日和見感染　239
微量ミネラル　64

ビリルビン　204
頻回食　62, 107
貧血　206
頻脈　179

ファーター乳頭　99
不安症　278
フィッシャー比　125
フィブラート系薬　51, 92
フィブリン　211
フィラデルフィア染色体　214
フードテスト　264
フェニルケトン尿症　284
副甲状腺ホルモン　176
副腎　176
副腎髄質ホルモン　177
副腎皮質刺激ホルモン　174, 181
副腎皮質ステロイド薬　49, 51, 230
副腎皮質ホルモン　153, 176
腹痛　235
腹膜透析　170
服薬管理　297
不顕性感染　234
不顕性誤嚥　264
浮腫　109, 154, 155, 158, 228
不整脈　146, 147
不眠症　278
プラーク　101
プリン体　95, 97
フレイル　300
プレバイオティクス　113, 114
フローシート　34
プロトンポンプ阻害薬　104, 106
プロブコール　91
プロラクチン　176
分割食　293
分枝アミノ酸　42, 224
分枝アミノ酸製剤　124, 125, 126
噴水状嘔吐　267

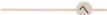

平均赤血球ヘモグロビン濃度　206
平均赤血球容積　206
閉経　219
閉塞性換気障害　199, 200
ペプチドホルモン　174
ヘマトクリット　204
ヘム鉄　209
ヘモグロビン　204, 206
ヘリコバクター・ピロリ（菌）　103, 105, 107
ヘルシーキャリア　118, 119

ヘルペス性口内炎　101
辺縁系　184
変形性関節症　222
ベンス・ジョーンズ蛋白　215
扁桃体　184
便秘　116, 187, 189, 192

放射線治療　245
乏尿　154, 160
飽和脂肪酸　93
ボーマン嚢　152
ホジキンリンパ腫　215
骨のリモデリング　218
ホメオスターシス　174
ホモシスチン尿症　285
ポリファーマシー　297
ホルモン　174
本態性高血圧　136

ま

マイコプラズマ肺炎　202
膜性腎症　156
マグネシウム　65
末梢血液　205
末梢静脈栄養法　37, 43
末梢神経系　184
マラスムス　61
マンガン　65
満月様顔貌　181
慢性炎症性疾患　230
慢性肝炎　118, 121
慢性硬膜下血腫　298
慢性骨髄性白血病　214
慢性糸球体腎炎　156
慢性腎臓病　164
　　──重症度分類　165
慢性腎不全　160
慢性膵炎　131
慢性白血病　213, 214
慢性閉塞性肺疾患　197, 198

味覚障害　50, 112
水飲みテスト　264
ミニメンタルステート検査　187
ミネラル　28
　　──過剰症　64
　　──欠乏症　64

無菌食　214, 217
無動　188

無尿　154, 160

メープルシロップ尿症　285
メタボリックシンドローム　70
メチシリン耐性黄色ブドウ球菌　239
免疫　226
免疫グロブリン　215
免疫賦活経腸栄養剤　42
免疫不全　232
免疫不全症候群　227
免疫抑制薬　47, 230

毛細血管　135
モニタリング　30
モノアミン酸化酵素阻害薬　50, 188
モリブデン　65
問題志向型システム　32
問題志向型診療記録　32
門脈　99
門脈圧亢進症　123

や・ゆ

野牛様肩脂肪沈着　181
薬剤耐性　239
薬物療法　241
遊離脂肪酸　67

よ

要介護者　55
葉酸　63, 211
　　──欠乏　207, 208
　　──を多く含む食品　210
要支援者　55
ヨウ素　65
溶連菌　155
抑うつ　188
予後推定栄養指数　251
予測肺活量　196
予備吸気量　196
予備呼気量　196

ら・り・る

卵胞刺激ホルモン　176
リード・ステルンベルグ細胞　215
リスクマネジメント　11
利尿薬　50
　　──の乱用　192
リフィーディングシンドローム
　　61, 191, 193
リポ蛋白　67, 68
流動食　39, 102, 132, 233, 237

療育手帳　273
良性腫瘍　240
リン　65
リン脂質　67
臨床栄養　2
リンパ球　204, 205
リンパ系前駆細胞　213
リンパ性白血病　213
ループ利尿薬　51

れ

レイノー現象　231
レジオネラ　202
レジスタンス運動　89
レビー小体型認知症　186
レボドパ　47

ろ

ロイコトリエン受容体拮抗薬　200
ロイシン　224
瘻孔　110
老年症候群　296
ロコモティブシンドローム　224
ロコモ度テスト　224

わ

ワルファリン　48, 49, 144, 146
　　──服用時の注意点　146

欧　文

A

α-グルコシダーゼ阻害薬
　　51, 80, 81
α-リノレン酸　201
A 型肝炎　118
A 群β溶血性連鎖球菌　155
AC（arm circumference）　61
ACE 阻害薬　51, 161, 163
ACTH（adrenocorticotropic hormone）　174, 181
ADH（anti-diuretic hormone）　176
ADHD（attention deficit hyperactivity disorder）　273
ADL（activities of daily living）　187
AFLD（alcoholic fatty liver disease）　127
AGML（acute gastric mucosal lesion）　105
AIDS（acquired immunodeficiency syndrome）　227, 232

AKI（acute kidney injury） 159
ALL（acute lymphoid leukemia） 213
AML（acute myelogenous leukemia） 213
anemia 206
angina pectoris 142
anorexia nervosa 190
ARB（angiotensin receptor blocker） 157, 161, 163
arrhythmia 146
arteriosclerosis 139
ASK（anti-streptokinase antibody） 155
ASO（anti-streptolysin O antibody） 155
atherosclerosis 139

β遮断薬 51
B型肝炎 118
B型肝炎ウイルス 119
Basedow病 179
BCAA（branched chain amino acid） 42
──製剤 124, 126
bedsore 298
Bence Jones蛋白 215
BIA（bioelectrical impedance analysis） 223
BMI（body mass index） 4, 69
BPSD（behavioral and psychological symptoms of dementia） 187
buffalo hump 181
bulimia nervosa 194
BUN（blood urea nitrogen） 161

C

C型肝炎 118
C型肝炎ウイルス 119
C反応性蛋白 215
CA19-9（carbohydrate antigen19-9） 106
CAKUT（congenital anomalies of the kidney and urinary tract） 288
Campylobacter jejuni subsp.jejuni 235
cardiac infarction 142
CEA（carcinoembryonic antigen） 106
Celiac病 110
cerebral hemorrhage 147

cerebral infarction 147
CHDF（continuous hemodiafiltration） 130
Chlamydophila pneumoniae 202
cholecystitis 128
cholelithiasis 128
cirrhosis 122
CKD（chronic kidney disease） 164, 289
──重症度分類 165
CLL（chronic lymphocytic leukemia） 214
CML（chronic myelogenous leukemia） 214
constipation 116
CONUT（controlling nutritional status） 14
COPD（chronic obstructive pulmonary disease） 197, 198
Crohn病 110
CRP 215
Cushing disease 181
Cushing syndrome 181

DAA製剤 120, 122
DASH食 139
DHA 201
diabetes mellitus 76
diabetic nephropathy 162
DIC（disseminated intravascular coagulation） 130, 212, 256
DKD（diabetic kidney disease） 165
DPP-4阻害薬 51, 80, 81
duodenal ulcer 105
DXA（dual-energy X-ray absorptiometry） 223
dyslipidemia 88

E

E型肝炎 119
EBM（evidence based medicine） 10
EGD（esophagogastroduodenoscopy） 103
EHEC（entero-hemorrhagic *Escherichia coli*） 235
EN（enteral nutrition） 37
EPA 201
──製剤 92

ERAS（enhanced recovery after surgery） 250
ERCP（endoscopic retrograde cholangiopancreatography） 99
Ex（educational plan） 5, 23

FEV₁（forced expiratory volume in one second） 196
flailty 300
Friedewald式 88
FSH（follicle stimulating hormone） 176
FVC（forced vital capacity） 196

G

GABA（γ aminobutyric acid） 184
gastric ulcer 105
GDM（gestational diabetes mellitus） 292
Gell-Coombs分類 226
GERD（gastroesophageal reflux disease） 103
geriatric syndrome 296
GFR（glomerular filtration rate） 160
GH（growth hormone） 174
GI（glycemic index） 87, 88
GIP/GLP-1受容体作動薬 82
GL（glycemic load） 87, 88
GLIM基準 17, 18
glomerulonephritis 155
glossitis 102
GLP-1受容体作動薬 51, 80, 82
GNRI 171, 172
gout 96
GVHD（graft versus host disease） 216

H₂ブロッカー 106
Harris-Benedictの式 27
HBs抗体 118
HBV（hepatitis B virus） 119
HCV（hepatitis C virus） 119
HD（hemodialysis） 170
HDLコレステロール 67, 88
heart failure 144
Helicobacter pylori 103, 105
hepatitis 118
HMG-CoA還元酵素阻害薬 47, 51, 91
Hodgkinリンパ腫 215

索引 311

HOT（home oxygen therapy） 199
HSV-1 101
Hunter 舌炎 208
hypertension 136
hyperuricemia 94

I

IBD（inflammatory bowel disease） 112
IBS（irritable bowel syndrome） 114
ICS（inhaled corticosteroid） 200
IED（immune-enhancing diet） 42
IF（intrinsic factor） 207
IFN 製剤 120
IgA 腎症 156
IQ（intelligence quotient） 272, 277
ITP（idiopathic thrombocytopenic purpura） 211

L

L-ドパ 188
LABA（long-acting β_2 agonist） 198
LAMA（long-acting muscarinic antagonist） 198
LDL コレステロール 67, 88
Legionella pneumophila 202
LES（late evening snack）食 125, 126
LES（lower esophageal sphincter） 103
leukemia 213
LH（luteinizing hormone） 176
LTOT（long-term oxygen therapy） 199
LTRA（leukotriene receptor antagonist） 200

M

MAO-B 阻害薬 188
MASH（metabolic dysfunction associated steatohepatitis） 126
MASLD（metabolic dysfunction associated steatotic liver disease） 126
MCHC（mean corpuscular hemoglobin concentration） 206
MCT（medium chain triglyceride） 62, 110, 164, 224
MCV（mean corpuscular volume） 206
metabolic syndrome 70

MIS（malnutrition-inflammation score） 171
MMSE（mini-mental state examination） 187
MNA-SF（mini nutritional assessment-short form） 14
MODS（multiple organ dysfunction syndrome） 256
MOF（multiple organ failure） 256
moon face 181
MRSA（methicillin-resistant staphylococcus aureus） 239
MUST（malnutrition universal screening tool） 14
Mx（monitoring plan） 5, 23
Mycoplasma pneumoniae 202

N

n-3 系多価不飽和脂肪酸 93, 113, 141, 188
n-6 系多価不飽和脂肪酸 113
NCP（nutrition care process） 3
——実践の 7 つの Step 24
NERD（non-erosive reflux disease） 103
Norovirus 236
NPC/N 比 259
nPCR 171
NRI-JH（nutritional risk index for Japanese hemodialysis patients） 171
NRS 2002（nutritional risk score） 14
NSAIDs（non-steroidal anti-inflammatory drugs） 51, 105, 230
NST（nutrition support team） 2, 30
——加算 53

O

obesity 69
osteomalacia 221

P・Q

PABA 試験 131
pancreatitis 130
Parkinson's disease 188
Parkinson's syndrome 188
PCR 238
PD（peritoneal dialysis） 170
PEG（percutaneous endoscopic gastrostomy） 40, 149

PEJ（percutaneous endoscopic jejunostomy） 40
PEM（protein energy malnutrition） 61
PES 報告 4, 22, 24
PET（positron emission tomography） 241
PEW（protein-energy wasting） 167, 171
PG-SGA SF（patient-generated subjective global assessment short form） 14
PICC（Peripherally Inserted Central Venous Catheter） 44
PIH（pregnancy-induced hypertension） 294
PN（parenteral nutrition） 37
pneumonia 202
PNI（prognostic nutritional index） 251
POMR（problem-oriented medical record） 32, 33
POS（problem-oriented system） 32
PPI（proton pump inhibitor） 104, 106
PPN（peripheral parenteral nutrition） 37, 43
pregestational diabetes mellitus 292
protein-losing gastroenteropathy 109
PTCA（percutaneous transluminal coronary angioplasty） 142
PTEG（percutaneous transesophageal gastro-tubing） 40
PTH（parathyroid hormone） 176, 218
QOL（quality of life） 8

R

rachitis 221
REE（resting energy expenditure） 199
Reed-Sternberg 細胞 215
RQ（respiratory quotient） 26
RTP（rapid turnover protein） 30, 216

S

Rx（therapeutic plan） 5, 23

SABA（short-acting β_2 agonisit）
　200
Salmonella enterica　235
sarcopenia　223
SARS-COV-2　236
sepsis　238, 256
SGA（subjective global assessment）
　14, 104
SGLT2 阻害薬　51, 80, 81
SIADH　203
SIRS（systemic inflammatory
　response syndrome）　249, 256
Sjögren 症候群　103, 231
SLE（systemic lupus
　erythematosus）　158, 231
SMBG（self monitoring of blood
　glucose）　85
SOAP　33
SSF（subscapular skinfold
　thickness）　189
SSRI（selective serotonin reuptake
　inhibitor）　195

Staphylococcus aureus　235
stomatitis　101
SU 薬　51, 80, 82
subarachnoid hemorrhage　147

T・U

T_3　176
T_4　176
TNM 分類　241, 242
TORCH 症候群　290
TPN（total parenteral nutrition）
　37, 43
TRH（thyrotropin-releasing
　hormone）　179
TSF（triceps skinfold thickness）
　61
TSH（thyroid stimulating hormone）
　176, 179
UC（ulcerative colitis）　111

V

VC（vital capacity）　196

Vibrio parahaemolyticus　235
VLCD（very low calorie diet）
　74, 75, 284
VRE（vancomycin resistant
　enterococci）　239

W・X・Y

WAIS 検査　277
WICS 検査　277
X 染色体連鎖潜性遺伝　212
YAM（young adult mean）　219

記号・数字

% 肺活量　196
%FEV_1　198
%IBW（% ideal body weight）　102
%UBW（% usual body weight）
　102
5-アミノサリチル酸（5-ASA）製剤
　111, 112

これだけはおさえたい！臨床栄養学テキスト

2025年3月20日　発行

編集者　保坂利男，新井英一
発行者　小立健太
発行所　株式会社 南 江 堂
〒113-8410　東京都文京区本郷三丁目42番6号
☎(出版)03-3811-7236　(営業)03-3811-7239
ホームページ https://www.nankodo.co.jp/
印刷／製本 シナノ書籍印刷
組版 明昌堂

Textbook of Clinical Nutrition
© Nankodo Co., Ltd., 2025

定価は表紙に表示してあります．
落丁・乱丁の場合はお取り替えいたします．
ご意見・お問い合わせはホームページまでお寄せください．

Printed and Bound in Japan
ISBN 978-4-524-22852-2

本書の無断複製を禁じます．
[JCOPY] 〈出版者著作権管理機構 委託出版物〉
本書の無断複製は，著作権法上での例外を除き禁じられています．複製される場合は，そのつど事前に，
出版者著作権管理機構（TEL 03-5224-5088，FAX 03-5224-5089，e-mail: info@jcopy.or.jp）の許諾を得
てください．

本書の複製（複写，スキャン，デジタルデータ化等）を無許諾で行う行為は，著作権法上での限られた例
外（「私的使用のための複製」等）を除き禁じられています．大学，病院，企業等の内部において，業務
上使用する目的で上記の行為を行うことは私的使用には該当せず違法です．また私的使用であっても，代
行業者等の第三者に依頼して上記の行為を行うことは違法です．